Dr. med. Jutta Hübner

Diagnose **KREBS**
… was **mir** jetzt hilft

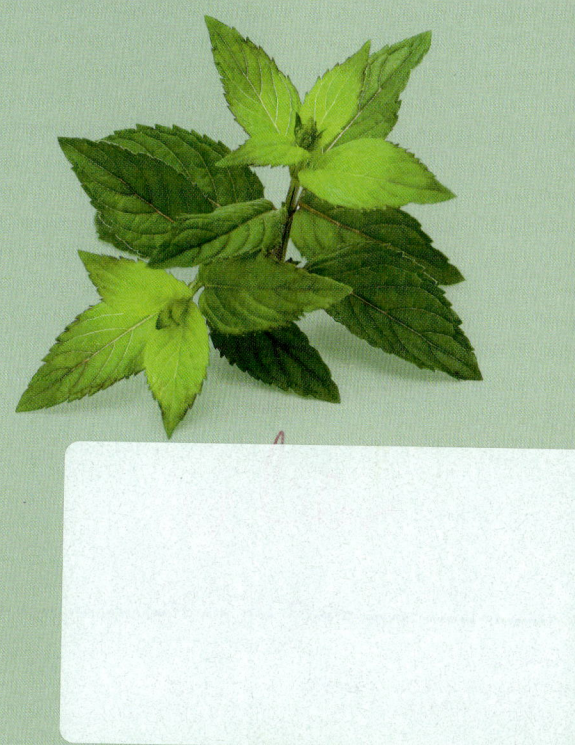

Dr. med. Jutta Hübner

Diagnose KREBS
... was mir jetzt hilft

Komplementäre Therapien sinnvoll nutzen

Mit Geleitworten von

Prof. Werner Hohenberger, Deutsche Krebsgesellschaft

Dr. Rolf-Ulrich Schlenker, BARMER GEK

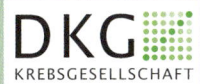 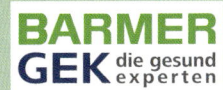

Mit zahlreichen farbigen Abbildungen

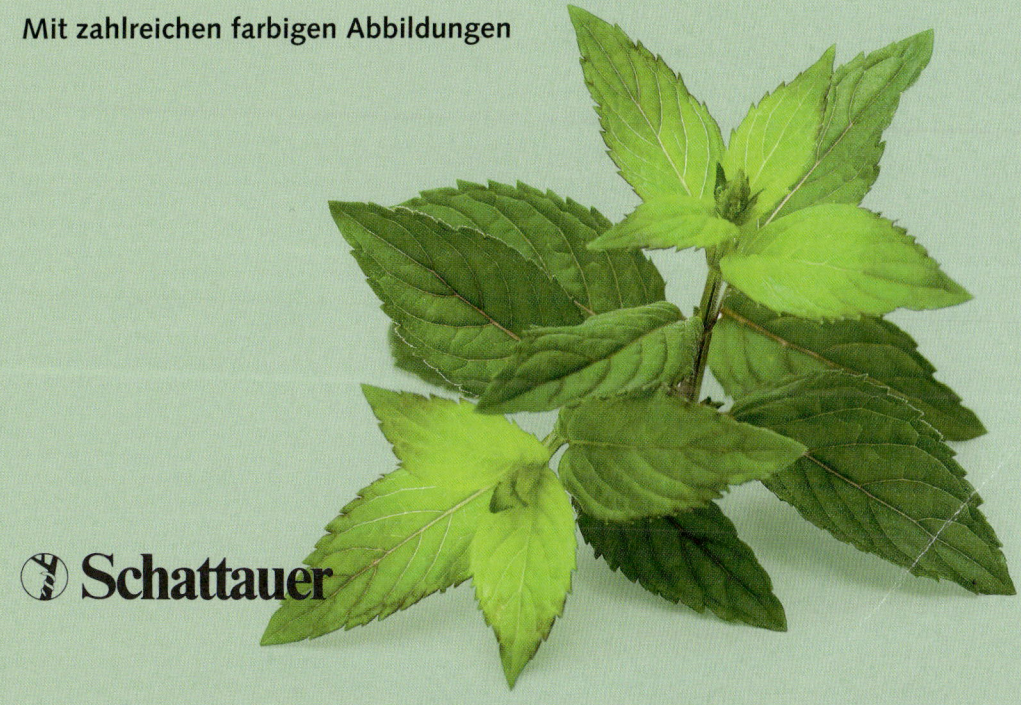

Schattauer

Dr. med. Jutta Hübner
Leiterin der Palliativmedizin, der supportiven
und komplementären Onkologie
am Universitären Centrum für Tumor-
erkrankungen (UCT)
Klinikum der Johann-Wolfgang-Goethe-
Universität Frankfurt
Haus 15A, Strahlentherapie
Theodor-Stern-Kai 7
60590 Frankfurt am Main
E-Mail: Jutta.Huebner@kgu.de

Bibliografische Information der Deutschen Nationalbibliothek
Die Deutsche Nationalbibliothek verzeichnet diese Publikation in der Deutschen Nationalbibliografie; detaillierte bibliografische Daten sind im Internet über http://dnb.d-nb.de abrufbar.

Besonderer Hinweis:
Die Medizin unterliegt einem fortwährenden Entwicklungsprozess, sodass alle Angaben, insbesondere zu diagnostischen und therapeutischen Verfahren, immer nur dem Wissensstand zum Zeitpunkt der Drucklegung des Buches entsprechen können. Hinsichtlich der angegebenen Empfehlungen zur Therapie und der Auswahl sowie Dosierung von Medikamenten wurde die größtmögliche Sorgfalt beachtet. Gleichwohl werden die Benutzer aufgefordert, die Beipackzettel und Fachinformationen der Hersteller zur Kontrolle heranzuziehen und im Zweifelsfall einen Spezialisten zu konsultieren. Fragliche Unstimmigkeiten sollten bitte im allgemeinen Interesse dem Verlag mitgeteilt werden. Der Benutzer selbst bleibt verantwortlich für jede diagnostische oder therapeutische Applikation, Medikation und Dosierung.
In diesem Buch sind eingetragene Warenzeichen (geschützte Warennamen) nicht besonders kenntlich gemacht. Es kann also aus dem Fehlen eines entsprechenden Hinweises nicht geschlossen werden, dass es sich um einen freien Warennamen handelt.

© 2011 by Schattauer GmbH, Hölderlinstraße 3, 70174 Stuttgart, Germany
E-Mail: info@schattauer.de
Internet: www.schattauer.de
Printed in Germany

Projektleitung: Dipl.-Biol. Eva Wallstein
Lektorat: Alexander Rose, M.A.
Umschlagabbildung: »Marble Tiles«; Peter Prins
© www.fotolia.com
Umschlag: Reform-Design, 70565 Stuttgart, www.reform-design.de
Layout: Christa Gnädig, Stuttgart
Satz: Fotosatz H. Buck, 84036 Kumhausen
Druck und Einband: Mayr Miesbach GmbH, Druck · Medien · Verlag, 83714 Miesbach

ISBN 978-3-7945-2830-1

Komplementäre Therapieverfahren richtig einschätzen lernen

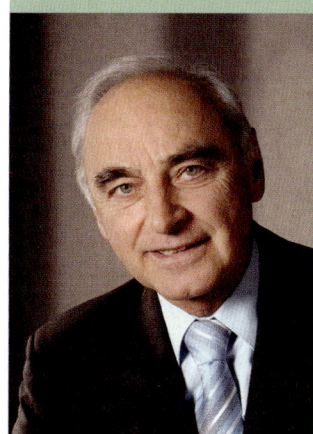

Die Deutsche Krebsgesellschaft engagiert sich seit vielen Jahren für die Verbesserung der Versorgung von Patienten mit Tumorerkrankungen. Forscher- und Studiengruppen in unseren Arbeitsgemeinschaften befassen sich intensiv mit neuen Therapiemöglichkeiten und arbeiten an der Verbesserung der Diagnostik.

Wir wissen, dass viele Patienten neben den Therapien, die ihnen von unseren Experten empfohlen werden, auf der Suche nach begleitenden Möglichkeiten aus Naturheilkunde und Komplementärer Medizin sind. Hier treffen sie auf ein breites Spektrum und brauchen Rat, um hilfreiche von schädlichen Angeboten unterscheiden zu können.

Das vorliegende Buch wurde im Auftrag der Deutschen Krebsgesellschaft geschrieben, um diese Entscheidungshilfen zu geben. Es gibt einen kurzen Überblick über die konventionellen Therapien der einzelnen Krebserkrankungen und beschreibt dann umfassend die Methoden der komplementären Therapie und ordnet diese in den Gesamtzusammenhang einer Tumortherapie ein.

Die Deutsche Krebsgesellschaft begrüßt, dass die Autorin Dr. Jutta Hübner, auf ihrer langjährigen Erfahrung basierend, die Bedürfnisse der Patienten in den Vordergrund gestellt hat. Sie zeigt in den für medizinische Laien gut verständlichen Texten die Möglichkeiten, aber auch Risiken von komplementären Verfahren auf. Auf diesem Wege wird Patienten und ihren Angehörigen die Möglichkeit gegeben, auf Augenhöhe mit dem behandelnden Arzt ergänzende Therapiemöglichkeiten zu verfolgen und sich gleichzeitig vor nicht empfehlenswerten oder gar schädlichen Therapien zu schützen.

Bitte sprechen Sie aber stets alle zusätzlichen Therapien mit Ihrem behandelnden Arzt ab, da es sich hierbei um eine Ergänzung, aber nie um Alternativen zur eigentlichen Behandlung handelt.

Die Deutsche Krebsgesellschaft wünscht diesem Buch eine weite Verbreitung, so dass das vertrauensvolle Arzt-Patienten-Verhältnis mit gemeinsamen Therapieentscheidungen nachhaltig gestärkt wird.

Ihr
Prof. Dr. med. Werner Hohenberger
Präsident der Deutschen Krebsgesellschaft e.V.

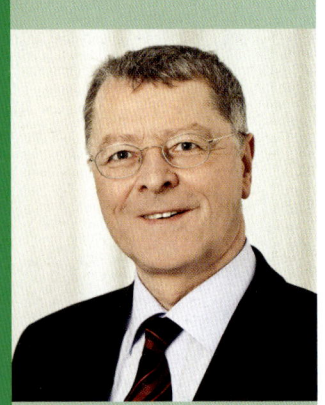

Krebstherapien sinnvoll unterstützen

Können komplementäre oder alternative Therapien die bewährten und anerkannten schulmedizinischen Behandlungsmethoden bei einer Krebserkrankung sinnvoll ergänzen? Und wenn ja, welche dieser Therapien können sinnvoll sein, welche vielleicht sogar schädlich? Diesen und vielen weiteren Fragen widmet sich die Ihnen vorliegende Publikation der Deutschen Krebsgesellschaft. Sie gibt damit in leicht verständlicher Sprache eine umfassende Übersicht über die Methoden und eingesetzten Wirkstoffe der Komplementären Onkologie – nach aktuellem Stand der Wissenschaft.

Diese Übersicht hilft Krebspatientinnen und -patienten bei der Antwort auf die Frage, was sie neben den modernen und bewährten schulmedizinischen Therapien selbst für sich tun können, um den Behandlungsverlauf positiv zu beeinflussen. Oft geht es dabei auch darum, sich selbst zu stärken, um beispielsweise die Nebenwirkungen bestimmter Therapien gering zu halten.

Dabei versteht es sich von selbst, dass nicht jede alternative oder komplementäre Therapie bei jeder Krebsart gleich sinnvoll und für jeden Patienten gleich gut geeignet ist. Hier gilt es, eine entsprechende Orientierung zu geben. Dem wird das vorliegende Patientenbuch gerecht. Es ersetzt aber in keinem Fall die enge Zusammenarbeit und Absprache mit dem behandelnden Arzt, der im-

mer eingebunden werden sollte. Es geht vor allem auch darum, den Betroffenen klar zu machen, dass der Pfad der wissenschaftlich erwiesenen, schulmedizinischen Behandlung nicht aufgrund vielleicht vielversprechender, aber nicht wissenschaftlich erwiesener Alternativen verlassen werden darf.

Die BARMER GEK arbeitet seit vielen Jahren mit der Deutschen Krebsgesellschaft erfolgreich zusammen und unterstützt deren Arbeit aktiv. Das Handbuch »Prävention von Krebs – aktueller Stand und wirksame Strategien« ist hierfür ein Beispiel. Gleichzeitig möchten wir damit in Erinnerung rufen, dass nach Schätzungen von Experten durch einen gesunden Lebensstil bis zu 50 % aller Krebserkrankungen vermeidbar wären. Nutzen Sie daher auch diese Informationen – für ein gesundes und besseres Leben.

Krebserkrankungen sind nach den Herz-Kreislauf-Erkrankungen die zweithäufigste Todesursache in Deutschland. Sie zählen zu den am meisten gefürchteten Erkrankungen überhaupt. Weit über 420000 Menschen erkranken jährlich neu an Krebs – Tendenz steigend. Neue schulmedizinische Behandlungsmethoden, die dank des medizinischen Fortschritts vermehrt zur Verfügung stehen, ermöglichen heute in vielen Fällen gute Heilungschancen. Wenn dies nicht möglich ist, muss die Behandlung darauf abzielen, die Leiden zu lindern und eine möglichst lange

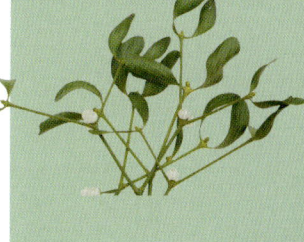

Lebenszeit mit guter Lebensqualität sicherzustellen. Hierbei können bestimmte naturheilkundliche Substanzen, die in der Lage sind, die Selbstheilungskräfte des Körpers zu mobilisieren, helfen und somit die Schulmedizin sinnvoll ergänzen.

Die BARMER GEK setzt sich aktiv dafür ein, das vorhandene medizinische Wissen gezielt zu nutzen und sinnvollen Innovationen den Weg zu bahnen. Hierfür brauchen wir mehr Wissen darüber, bei welchen Erkrankungen, unter welchen Bedingungen und bei welchen Patienten dies einen qualitätsgesicherten Fortschritt in der Therapie bedeutet. Zudem lassen sich viele Krankheitsverläufe mit gezielter Prävention positiv beeinflussen. Für die meisten Tumorarten gilt, dass sich eine gesunde Lebensweise mit ausreichender Bewegung und ausgewogener Ernährung günstig auf den Krankheitsverlauf auswirkt. Dieses Potenzial gilt es zu nutzen. Ich begrü-

ße deshalb sehr, dass sich das Thema Prävention wie ein roter Faden durch dieses Buch zieht.

Ich wünsche den Leserinnen und Lesern, dass die in diesem Buch zusammengetragenen Informationen helfen, sich mit komplementären oder alternativen Therapien kritisch auseinanderzusetzen, um deren Chancen und Risiken sorgfältig – gemeinsam mit dem behandelnden Arzt – abwägen zu können. Patienten, die sich mit ihrer Krankheit und deren Behandlung aktiv auseinandersetzen, können so die Therapie entscheidend positiv beeinflussen. Hierfür wünsche ich Ihnen alles Gute.

Ihr
Dr. Rolf-Ulrich Schlenker
stellvertretender Vorstandsvorsitzender der BARMER GEK

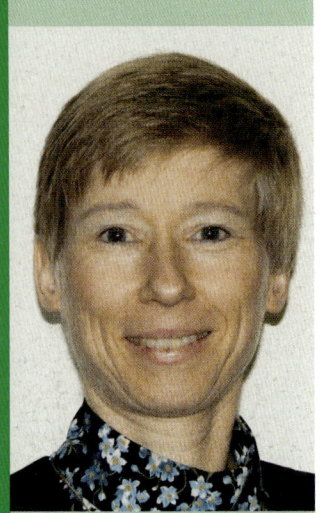

Vorwort

Die Diagnose »Krebs« trifft fast jeden unvorbereitet. Anfangs kann man es kaum glauben: »Das kann nicht sein! Aber ich doch nicht!«

Langsam aber wird es zur Gewissheit. Ärzte, Schwestern und manchmal auch die eigene Familie drängen auf eine Therapieentscheidung.

In dieser ersten Phase haben viele Patienten das Gefühl, nur reagieren zu können – und eigentlich Zeit zu brauchen, die sie nicht haben oder die man ihnen nicht gibt.

Man »funktioniert« – geht von Untersuchung zu Untersuchung, lässt sich operieren, chemotherapieren, strahlentherapieren, schluckt Tabletten, fährt in die Anschlussheilbehandlung ...

Fast jeder Patient fängt im Laufe dieser langen Krankheitsgeschichte an, Fragen zu stellen und Antworten zu suchen: »Wie konnte dies geschehen? Warum gerade ich?«, sind Fragen an die Vergangenheit, für die wir häufig keine Antworten haben.

Nur bei wenigen Patienten können wir erklären, warum es gerade »hier und jetzt« zu einer Krebserkrankung gekommen ist. Hierzu gehören die vergleichsweise seltenen genetisch bedingten, also vererbten Krebserkrankungen oder auch bestimmte Konstellationen, bei denen eindeutig eine schädigende Substanz oder ein gesundheitsgefährdendes Verhalten wie beispielsweise langjähriges Rauchen verantwortlich zu machen sind.

Bei den meisten unserer Patienten lässt sich jedoch solch ein eindeutiger Zusammenhang nicht feststellen.

Umso beängstigender wirkt die Diagnose. Das Vertrauen in den eigenen Körper, das Verständnis über Ursache und Wirkung sind erschüttert.

Die moderne Forschung ermöglicht Wissenschaftlern und Ärzten ein zunehmendes Verständnis für die in der Zelle stattfindenden Prozesse. Die gewonnenen Erkenntnisse geben uns Einblicke, wie aus ganz normalen Zellen Krebszellen entstehen, warum diese wachsen, zu einem Knoten werden und sich irgendwann auch im Körper ausbreiten – sogenannte Metastasen bilden.

Wir haben verstanden, dass es am Anfang zu Veränderungen des Erbguts bei einer einzelnen Zelle kommt. Diese sogenannten Mutationen finden in unserem Körper immer wieder statt, vermutlich 100- und 1000-fach jeden Tag. Die meisten Mutationen sind zum Glück harmlos – die Zelle bleibt also gesund – oder aber so schwerwiegend, dass die Zelle stirbt. Wenn die Zelle mit dieser Mutation jedoch überleben kann, diese Veränderung zusammen mit weiteren im Lauf der Zeit entstehenden Mutationen zu unkontrolliertem Wachstum dieser Zelle führt – dann entsteht eine Krebszelle. Bei den meisten unserer Patienten können wir für diesen Prozess keine direkte Ursache nennen. Krebs ist nicht verschuldet! Krebs ist auch keine Strafe, sondern ein Schicksalsschlag, mit dem wir fertig werden müssen.

Während die Operation, die Chemo- und/oder Strahlentherapie vom Arzt empfohlen, geplant und verordnet werden, stellt sich für unsere Patienten nach der ersten Phase des Erschreckens und Erstarrens die Frage, ob es nicht möglich ist, selbst etwas zum Therapieerfolg beizutragen.

Die Krebserkrankung kostet Kräfte, viele Therapien schwächen unsere Patienten leider auch. Manche sind daher ganz zufrieden, dass sie in dieser Phase die Verantwortung ihrem Arzt übergeben können. Die meisten suchen jedoch nach einer Möglichkeit, wie sie selbst Entscheidungen treffen und selbst Verantwortung übernehmen können.

Während der gesamten Behandlung ist es wichtig, dass Sie als Patientin oder Patient über die einzelnen Schritte informiert sind, die Wirkungen und Nebenwirkungen der Therapie kennen und selbst auch darauf achten, dass es Ihnen möglichst gut bei allen Behandlungsschritten geht.

Ihre aktive Mitarbeit und Aufmerksamkeit können dazu beitragen, dass Nebenwirkungen der Therapie weniger stark ausfallen oder auch rechtzeitig behandelt werden können, um so Gefährdungen zu vermeiden. Ein einfaches Beispiel hierfür ist ein beginnender grippaler Infekt bei Patienten, die während einer Chemotherapie ein geschwächtes Immunsystem haben. Wenn Sie sich in so einem Fall rechtzeitig bei Ihrem Arzt melden

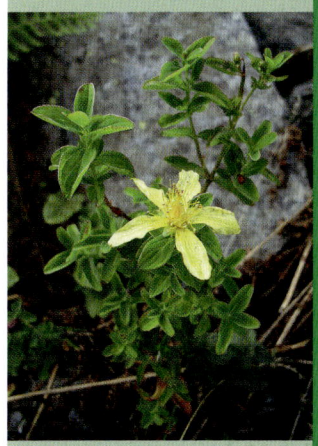

und Ihre Beschwerden schildern, werden Sie wesentlich seltener eine schwerwiegende Infektion bekommen.

Wir wissen auch, dass Patienten, die während der Therapie etwas für sich tun und versuchen, sich selbst zu stärken, weniger unter Nebenwirkungen bei der Behandlung leiden. Vielleicht kann es im Einzelfall so sogar gelingen, dass die Therapie insgesamt erfolgreicher verläuft. Alle diese Maßnahmen, die dazu führen, in Eigenverantwortung die Kräfte des eigenen Körpers zur Selbstheilung zu mobilisieren, werden unter dem Begriff der »Salutogenese« zusammengefasst – es sind Maßnahmen, die Ihrem Gesundwerden dienen.

Die Frage: »Was kann ich selbst tun?«, muss jede Patientin, jeder Patient mit seinen betreuenden Ärzten abstimmen. Dieses Buch soll Ihnen dabei helfen.

Es soll Sie in seinem ersten Teil dabei unterstützen, einen Weg durch den Dschungel der komplementären und alternativen Therapien zu finden. Nach einer kurzen Vorstellung der modernen schulmedizinischen Diagnose- und Therapiemethoden schließt sich ein Kapitel an, das Ihnen allgemeine Hinweise gibt für eine gesunde Lebensführung, speziell bei einer Krebserkrankung: Wie hilfreich ist Bewegung und Sport während und nach einer Erkrankung? Was sollten Sie im Hinblick auf Ihre Ernährung wissen und beachten?

Im zweiten Teil werden die verschiedenen in der Komplementären Onkologie eingesetzten Wirkstoffe und Methoden kurz beschrieben und bewertet.

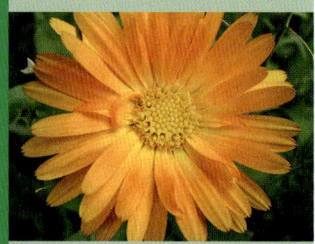

Der dritte Teil fasst die wichtigsten Folgeerscheinungen von Krebserkrankungen wie auch Nebenwirkungen der Therapie zusammen und informiert Sie, welche naturheilkundlichen Substanzen Ihnen nachgewiesenermaßen helfen können.

Im vierten Teil werden die wichtigsten Tumorarten vorgestellt. Sie finden hier jeweils kurze Darstellungen der schulmedizinischen Therapiemöglichkeiten. Diese Darstellungen sind bewusst sehr kurz gehalten, denn die Therapiemethoden stellen immer nur eine »Augenblicksaufnahme« dar, sie werden durch die rasch voranschreitende Forschung immer weiter verbessert, sodass kein Buch hier aktuell sein kann. Das Gespräch mit dem betreuenden Onkologen ist deshalb immer die wichtigste Informationsquelle für Sie und Ihre Angehörigen. Im Anschluss an die schulmedizinische Therapie folgen spezielle Abschnitte zu den Möglichkeiten der komplementären Therapie bei der jeweiligen Krebserkrankung: Sie erfahren hier, ob Sie mit Naturheilkunde vorbeugen oder ob naturheilkundliche Mittel den Verlauf der Erkrankung oder Ihre Beschwerden lindern können. Und Sie erhalten gegebenenfalls Hinweise, welche Therapien nicht empfehlenswert oder sogar schädlich sind.

Im fünften und letzten Teil erfahren Sie, dass der palliative Abschnitt weit mehr als der letzte Lebensabschnitt ist. Was ist überhaupt Palliativmedizin und was ist eine palliative tumorgerichtete Therapie?

Abschließend soll Ihnen eine kleine Zusammenstellung häufig gebrauchter medizinischer Fachbegriffe und wichtiger Kontaktadressen Hilfestellung und nützliche Hinweise geben.

Ihre
Dr. med. Jutta Hübner

Danksagung

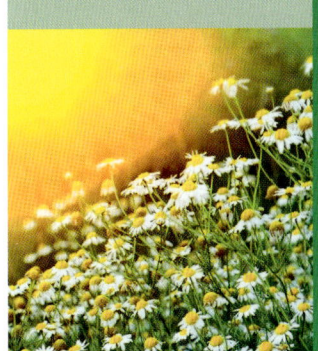

Ich möchte mich bei allen Kolleginnen und Kollegen der Arbeitsgemeinschaft »Prävention und Integrative Onkologie« der Deutschen Krebsgesellschaft sowie bei allen Kollegen der anderen Arbeitsgemeinschaften bedanken, die diese Texte kritisch gelesen und mich mit ihren Verbesserungsvorschlägen unterstützt haben.

Mein Dank gilt insbesondere: Dr. Arends, Freiburg, Prof. Büssing, Witten-Herdecke, Prof. Fasching, Erlangen, PD Dr. Geiges, Berlin, Dr. Gröber, Essen, Dr. Hindenburg, Berlin, Dr. Kirchhoff, Berlin, Prof. Kleeberg, Hamburg, Dr. Kremers, Lebach, Dr. Micke, Bielefeld, Dr. Mücke, Lemgo, Dr. Müller-Stahl, Brannenburg, Prof. Münstedt, Gießen, Dr. Paepke, München, Prof. Prott, Wiesbaden, Dr. Seraphin, Northeim, PD Dr. Steins, Heidelberg, und Dr. Stoll, Bayreuth.

Dieses Buch wäre ohne die Unterstützung durch die Deutsche Krebsgesellschaft, die mit dem Auftrag auf die Bedürfnisse von Patienten und Ärzten nach Orientierungshilfe reagiert hat, und ohne das Engagement der BARMER GEK nicht möglich gewesen.

Dr. med. Jutta Hübner

Inhalt

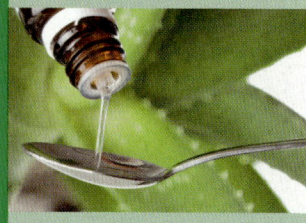

Die »Komplementäre Onkologie« – ein wichtiges Element der modernen Krebsbehandlung

Was ist »Komplementäre Onkologie« eigentlich? _____ 2

Sind sogenannte »alternative« Verfahren in der Krebsbehandlung wirksam? _____ 5

Welche Diagnoseverfahren werden eingesetzt? _____ 6

Was für Behandlungsmöglichkeiten gibt es? _____ 7
Operation _____ 7
Chemotherapie _____ 7
Strahlentherapie _____ 8
Antihormonelle Therapie _____ 9
Zielgerichtete Therapie – die sogenannte targeted therapy _____ 10
Antikörpertherapie _____ 11
Hemmung der Blutversorgung des Tumors _____ 12
Bisphosphonate _____ 13

Ernährung und Sport – während und nach der Erkrankung _____ 15

Krebserkrankungen und ihre Behandlung – komplementäre Wirkstoffe und Methoden im Überblick

Nahrungsergänzungsmittel, Vitamine und Mineralstoffe _____ 22
Carnitin _____ 22
Coenzym Q10 _____ 23
Glutamin _____ 23
Omega-3-Fettsäuren _____ 24
Sekundäre Pflanzenstoffe _____ 25
    Curcumin _____ 25
    Epigallocatechingallat (EGCG) _____ 26
    Isoflavone _____ 27
    Isothiocyanate _____ 28
    Quercetin _____ 29
    Resveratrol _____ 30
Selen _____ 31
Vitamine _____ 33
    Vitamin A und Beta-Carotin _____ 33
    Vitamin C/Ascorbinsäure _____ 35
    Vitamin D _____ 36
    Vitamin E _____ 37
Zink _____ 38

Enzyme _____ 39

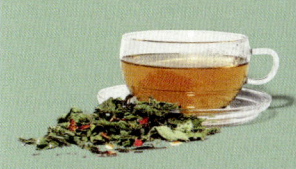

Heilpflanzen — 40

Europäische Pflanzen und ihre Extrakte — 40

Knoblauch — 40
Leinsamen und Leinöl — 41
Mariendistel — 41
Traubenkernöl — 42
Traubensilberkerze — 43
Weißdorn — 44
Zwiebelgewächse — 44

Außereuropäische Pflanzen und ihre Extrakte — 45

Arganöl — 45
Astragalus — 45
Beifuß — 46
Flor essence® — 46
Granatapfel — 47
Katzendorn — 47
Lapacho — 48
Noni — 48
Prostasol® — 49
Rooibos — 50
Scutellaria — 50
Weihrauch — 51
Withania — 52

Heilkräuterlehren — 52

Hildegard von Bingen — 52

Maria von Treben — 53

Immunstimulanzien — 54

Avemar® — 54

Biobran® — 54

Faktor AF2 — 55

Heilpilze — 55

Mistel — 56

Polyerga® — 58

Spirulina — 59
Thymus — 60

Anthroposophische Medizin — 61

Homöopathie — 62

Traditionelle Chinesische Medizin — 65

Ayurveda — 67

Mind-Body-Therapien — 69

Meditation — 70

Qigong — 70

Reiki — 71

Tai Chi — 72

Yoga — 73

Methoden und Substanzen ohne Wirksamkeit bei Krebserkrankungen — 74

Autologe Zytokine — 74

Bach-Blüten — 75

Dendritische Zellen — 76

Edelsteintherapie — 76

Galavit — 77

Germanische Neue Medizin® nach Dr. Hamer — 77

Glutathion — 78

Haifischknorpelextrakt — 78

Ganzkörper- und Elektrohyperthermie — 79

Insulinpotenzierte Therapie — 80

Kohlenhydratarme Kost — 80

Ozon- und Eigenbluttherapie — 81

Redifferenzierungstherapie®
nach Dr. Kremer _____ 82

Schüßler-Salze _____ 83

Tumorimpfung _____ 84

Ukrain _____ 85

Vitamin B_{17} _____ 85

Zapper _____ 86

Zell-Vitalstoff-Therapie
nach Dr. Rath _____ 87

Beschwerden durch die Erkrankung oder Therapie – wie Naturheilkunde helfen kann

Appetitlosigkeit _____ 90

Beschwerden durch Hormonentzug _ 91

Blähungen _____ 94

Depressionen _____ 95

Durchfall _____ 96

Entzündungen der Harnblase _____ 97

Entzündungen der Magen-
schleimhaut _____ 98

Entzündungen der Mund-
schleimhaut _____ 98

Erschöpfung _____ 99

Folgen einer Strahlentherapie _____ 100

Hautveränderungen _____ 101

Hustenreiz _____ 102

Lymphödem _____ 103

Mundtrockenheit _____ 104

Polyneuropathie _____ 104

Schädigung des Herzens _____ 105

Schädigung der Leber _____ 106

Schmerzen _____ 107

Übelkeit und Erbrechen _____ 109

Veränderungen des Blutbilds _____ 110

Verstopfung _____ 112

Die Behandlung der einzelnen Krebserkrankungen

Blut und Immunsystem _____ 116
Leukämien und Lymphome _____ 116

Verdauungstrakt _____ 119
Bauchspeicheldrüsenkrebs _____ 119
Darmkrebs _____ 121
Kopf-Hals-Tumoren _____ 123
Leberzellkrebs _____ 125
Magenkrebs _____ 126
Speiseröhrenkrebs _____ 129

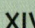

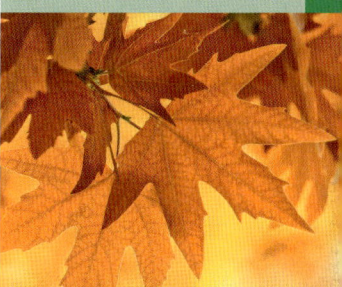

Weibliche Geschlechtsorgane — 130

Brustkrebs — 130

Eierstockkrebs — 136

Gebärmutterhalskrebs — 138

Gebärmutterkörper-
oder Gebärmutterschleimhautkrebs — 140

Männliche Geschlechtsorgane — 142

Hodenkrebs — 142

Prostatakrebs — 143

Harnableitende Organe — 147

Harnblasenkrebs — 147

Nierenzellkrebs — 150

Atemtrakt — 151

Lungenkrebs — 151

Zentrales Nervensystem — 154

Hirntumoren — 154

Binde- und Stützgewebe — 156

Sarkome — 156

Seltene, bisher nicht erwähnte
Krebserkrankungen — 157

Der palliative Abschnitt – weit mehr als nur der letzte Lebensabschnitt

**Welche Möglichkeiten bietet
die Palliativmedizin?** — 160

Anhang

**Kleines Wörterbuch wichtiger
medizinischer Fachbegriffe** — 166

Wichtige Kontaktadressen — 176

Informationsdienste und andere
Quellen für Fachinformationen — 176

Selbsthilfegruppen — 177

Bildnachweise — 179

Die »Komplementäre Onkologie« – ein wichtiges Element der modernen Krebsbehandlung

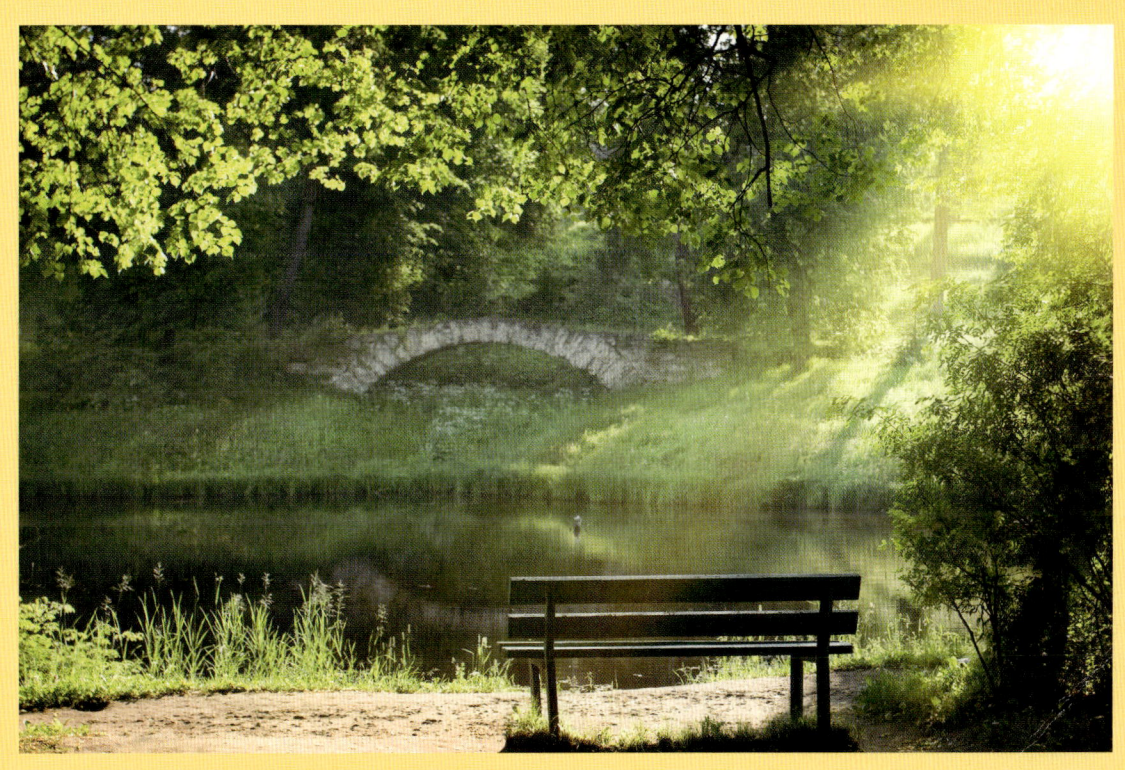

Was ist »Komplementäre Onkologie« eigentlich?

Zunächst einmal ein Begriff, der anscheinend nicht genau definiert ist.

Hierunter fallen ganz verschiedene Therapierichtungen. Diese können aus der Naturheilkunde stammen (Pflanzenheilkunde, Homöopathie, Anthroposophie, Ayurvedische Medizin, Traditionelle Chinesische Medizin mit Akupunktur, Phytotherapie usw.) oder psychologischen Therapieverfahren nahe stehen (z.B. Entspannungsverfahren, Meditation und andere). Hinzu kommen noch eher technisch geprägte Therapierichtungen, wie beispielsweise bestimmte Formen der Hyperthermie.

Allen diesen Therapierichtungen ist gemein, dass sie *komplementär*, das heißt als *Ergänzung* zur sogenannten »Schulmedizin« in der Krebsbehandlung eingesetzt werden.

Die meisten dieser Therapieformen entstammen der sogenannten *Erfahrungsheilkunde*. Dies bedeutet, dass Ärzte – teils über viele Jahrhunderte, zum Teil aber auch erst in den letzten Jahrzehnten oder Jahren – bestimmte Methoden oder Substanzen probeweise einsetzten und anschließend ein positives Therapieergebnis beobachten konnten. Daraufhin wurden weitere Patienten mit der gleichen Therapie behandelt. Diese Erfahrungen wurden an andere Ärzte weitergegeben, von ihnen gleichermaßen angewandt oder auch etwas verändert, um dann zu beobachten, welche Variante sich als besser erwies.

Auch die heutige streng wissenschaftliche Medizin war bis vor kurzem eine *Erfahrungsheilkunde*. Erst in den letzten Jahrzehnten wurde aus dieser Tradition ein wissenschaftlich fundiertes und international akzeptier-

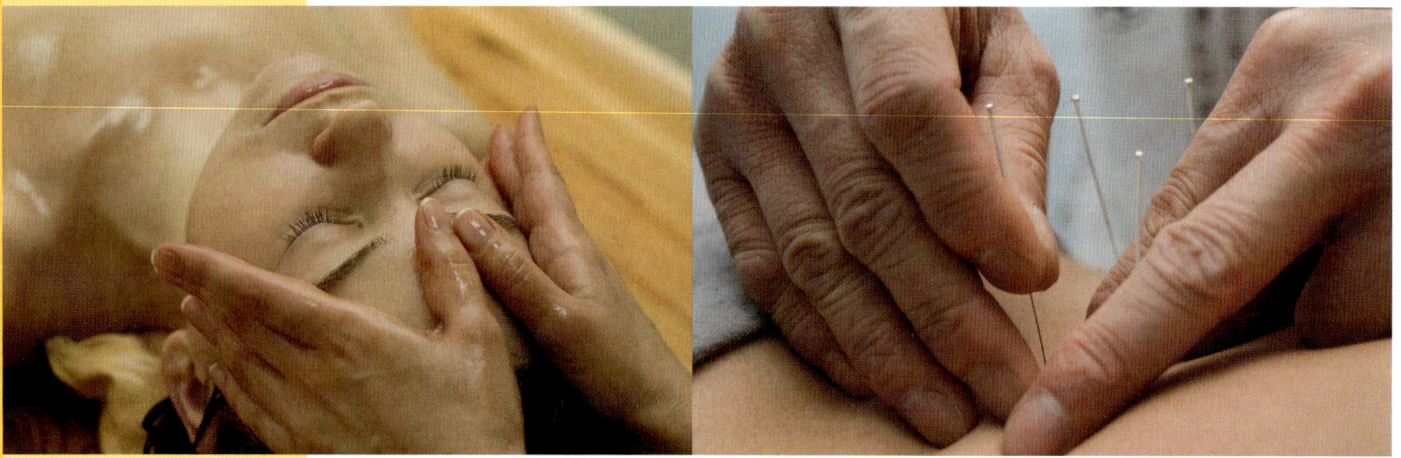

tes System zur Entwicklung und Anwendung neuer Diagnose- und Therapiemethoden.

Die *Erfahrungsheilkunde* führt dieses strenge systematische Vorgehen, wie hier für die Forschung beschrieben, nicht durch, sondern bezieht sich unmittelbar auf die Erfahrungen bei einzelnen Patienten oder kleinen Patientengruppen. Anhänger dieser Methode sehen hierin den entscheidenden Vorteil einer individuellen, patientengerechten Medizin.

Kritisch hierbei ist, dass Erfahrungen immer nur auf kleinen Patientenzahlen und auf der Interpretation des einzelnen Arztes beruhen. Die Interpretation kann durch den starken Wunsch des Arztes oder des Patienten, dass das angewandte Mittel helfen möge, verzerrt, oder auch bewusst verfälscht wer-

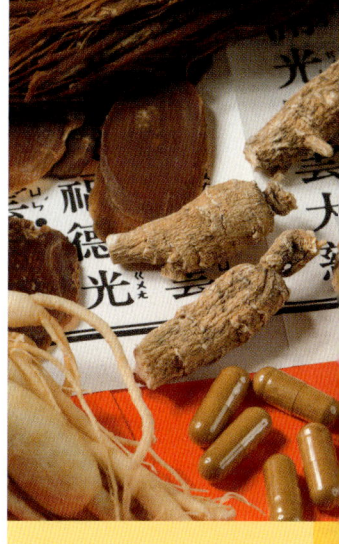

den. Der erste Effekt tritt sicherlich häufiger auf. In der wissenschaftlichen Medizin kennen man z.B. den Placeboeffekt, das heißt, eine (positive) Wirkung tritt ein, obwohl die verwendete Substanz oder Methode eigentlich gar nicht die Ursache dieser Wirkung ist.

»Der Glaube versetzt Berge«, gilt jedoch nicht nur für den Patienten, sondern auch für den Arzt. Gerade engagierte Ärzte, die sich sehr um ihre Patienten bemühen, laufen Gefahr, Beobachtungen falsch zu interpretieren. Ist der Arzt von seiner Methode überzeugt, so wird sie in vielen Fällen zunächst auch dem Patienten helfen, denn unbewusst – durch Wortwahl und Körpersprache – beeinflusst der Arzt auch den Patienten, dass »diese Therapie ihm hilft«.

Am Beispiel eines neuen Medikaments und seiner Entwicklung lässt sich dieses strenge systematische Vorgehen gut darstellen: Die Substanz wird zunächst in verschiedenen Laborexperimenten auf ihre Wirksamkeit getestet, anschließend beim Tier daraufhin untersucht, wobei hier auch bereits mögliche Nebenwirkungen mit betrachtet werden. Dann erst wird eine kleine Gruppe von Versuchspersonen oder Patienten behandelt, um zu sehen, ob die Substanz auch beim Menschen Wirkung zeigt, und um herauszufinden, welche Nebenwirkungen eventuell auftreten können. Diese ersten Untersuchungen werden als sogenannte **Phase-I-Studien** bezeichnet. Anschließend wird eine etwas größere Zahl von Erkrankten mit der Substanz behandelt – man spricht jetzt von **Phase-II-Studien**. Die eigentliche Erprobung, ob das neue Medikament »gut« ist, stellen die sogenannten **Phase-III-Studien** dar, bei denen die bisherige Standardtherapie mit der neuen Therapie verglichen wird. Für diese Phase-III-Studien gibt es wissenschaftlich akzeptierte Regeln, mit denen sichergestellt werden soll, dass ein neues Medikament nur dann in die Routinebehandlung aufgenommen wird, wenn es dem bisherigen Medikament tatsächlich überlegen ist und keine höhere Gefährdung für Patienten darstellt.

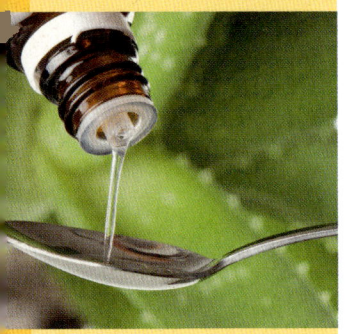

Bei Erkrankungen wie Kopfschmerzen, Husten oder Schnupfen ist dieser Effekt sogar wünschenswert, insbesondere wenn die verwendete Methode keine Nebenwirkungen hat.

> Bei einer so schwerwiegenden Erkrankung wie Krebs sollten Sie sich jedoch nicht auf Medikamente und Methoden verlassen, deren Wirksamkeit nicht bewiesen ist. Placebos wirken nicht auf Krebszellen, können ihr Wachstum nicht stoppen, den Tumor nicht aufhalten.

Patienten wissen, dass ihre Krebserkrankung oft mit stark belastenden Therapien wie Operationen, Chemo- und/oder Strahlentherapie behandelt werden muss. Sie wünschen sich jedoch eine »sanfte« Begleitung, die die körpereigenen Kräfte unterstützt und die Nebenwirkungen der Therapie erträglicher macht. Ihre großen Hoffnungen ruhen daher auf »natürlichen« Arzneimitteln.

Weitere Hoffnungen, die in manch komplementäre Substanzen gesetzt werden, sind, dass sie in der Krebsvorbeugung helfen, oder dass sie die Wirkung der medikamentösen Therapie verstärken, ohne Nebenwirkungen zu zeigen. Um dies jedoch zu erreichen, werden noch große Anstrengungen in der Forschung benötigt.

Die Frage, ob eine dieser Methoden dem Patienten helfen kann und wenn ja, welche, versuchen Wissenschaftler auf der ganzen Welt zu beantworten. In Deutschland haben sie sich in der Deutschen Krebsgesellschaft zur Arbeitsgemeinschaft »Prävention und Integrative Onkologie« zusammengeschlossen.

Spätestens, wenn Schulmedizin und Komplementäre Medizin (ergänzende Naturheilkunde) bei einzelnen Patienten gemeinsam angewendet werden, muss die Beurteilung und Anwendung auf einem gemeinsamen Konzept beruhen. Dies ist die Grundlage der *Integrativen Medizin*.

> Bei komplementären Mitteln muss man nicht nur nach deren Wirkung fragen, sondern auch nach Nebenwirkungen, die zum Beispiel bei pflanzlichen Mitteln erheblich sein können.
> Ein wichtiger Punkt ist außerdem die Frage nach Wechselwirkungen, ob also die verabreichten komplementären Mittel die Wirkung der Chemo- oder Strahlentherapie, der modernen Antikörper oder der »zielgerichteten Therapien« beeinflussen können. Aus diesem Grund gehört die komplementäre Therapie in die Hände des erfahrenen Onkologen oder eines entsprechend ausgebildeten, den Patienten begleitenden Haus- oder Facharztes.

Sind sogenannte »alternative« Verfahren in der Krebsbehandlung wirksam?

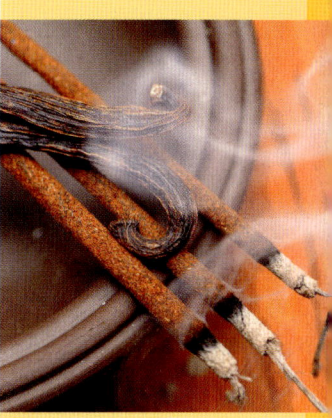

Immer wieder werden Patienten Naturstoffe oder Methoden angeboten, die angeblich den Krebs »viel besser und sanfter heilen« können als die Schulmedizin. Patienten müssen bei solchen Angeboten vorsichtig sein. Kein Onkologe oder onkologisch tätiger Arzt würde eine Methode oder ein Medikament nicht einsetzen, mit dem die Krebserkrankung nebenwirkungsfrei behandelt werden kann. Allerdings muss bei diesen Substanzen ebenfalls ein eindeutiger Wirksamkeitsnachweis vorliegen. Patienten und deren Angehörige werden mit Versprechungen und angeblichen Heilungen von Patienten, die von der Schulmedizin aufgegeben wurden, gelockt. Einer kritischen Überprüfung hält keine dieser Methoden oder Substanzen stand.

Besonders aufmerksam sollten Sie daher sein, wenn:

- Ihnen bei der Anwendung einer solchen Methode dringend von einer gleichzeitigen Chemo- oder Strahlentherapie abgeraten wird,
- Ihnen versprochen wird, dass eine Operation nicht notwendig ist,
- Ihnen geraten wird, über die Methode nicht mit Ihrem behandelnden Onkologen zu sprechen,
- und wenn die Methode mit hohen Kosten verbunden ist.

Schulmedizin und Komplementäre Onkologie sind in erster Linie dem Patienten verpflichtet. Beide wollen dem Krebskranken helfen, die Krankheit möglichst zu überwinden, und wenn dies nicht möglich ist, sein Leiden zu lindern und für ihn eine möglichst lange Lebenszeit mit guter Lebensqualität sicherzustellen. Dies ist eine philosophisch-ethische Grundlage, auf der sich ein wissenschaftliches Fundament errichten lässt. Dieses Fundament beruht auf der Patientenorientierung und der damit verbundenen obersten Forderung nach Ehrlichkeit bei dem, was Ärzte mit einer Therapie versprechen. Deshalb muss eine Substanz oder Methode – völlig unabhängig davon, ob aus der Natur oder der modernen Forschung stammend – auf ihre Wirkung, aber auch auf mögliche von ihr ausgehende Gefahren nach strengen Kriterien bewertet werden.

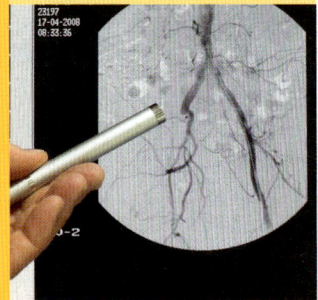

Welche Diagnoseverfahren werden eingesetzt?

Tumorpatienten unterziehen sich bei der Erstdiagnose wie im Verlauf der Erkrankung einer Reihe von Diagnosemaßnahmen, von denen Blutentnahme, Ultraschall oder Röntgen die einfachsten Formen darstellen. Besondere bildgebende Verfahren wie Computertomographie (CT), Kernspintomographie (MRT) oder auch die Kombination aus einem speziellen nuklearmedizinischen Verfahren (PET) mit einer Computertomographie – das sogenannte PET-CT – sind ebenfalls noch verhältnismäßig gut zu bewältigen. Auch die modernen Methoden der Endoskopie, wie Magen- oder Darmspiegelung, werden durch begleitende Maßnahmen, wie zum Beispiel eine Kurznarkose, erträglich. Die Entnahme einer Gewebeprobe ist für manche Patienten schon wesentlich anstrengender, auch wenn häufig durch eine örtliche Betäubung der Schmerz unterdrückt werden kann.

All dies sind jedoch Maßnahmen, bei denen nicht nur die Untersuchungen selbst, sondern oft auch die äußeren Umstände und vor allem das mit Angst verbundene Warten auf das Ergebnis belastend für die Patienten sind.

Umso mehr wünschen sich Patienten alternative diagnostische Möglichkeiten: Zu diesen Methoden gehören beispielsweise Verfahren wie die Irisdiagnostik, aber auch technische Prozeduren wie Bioresonanz, Elektroakupunktur, Thermoregulationsmessungen etc. Häufig werden aus diesen Untersuchungen unmittelbare Therapieempfehlungen abgeleitet, die aus dem naturheilkundlich-alternativen Bereich stammen.

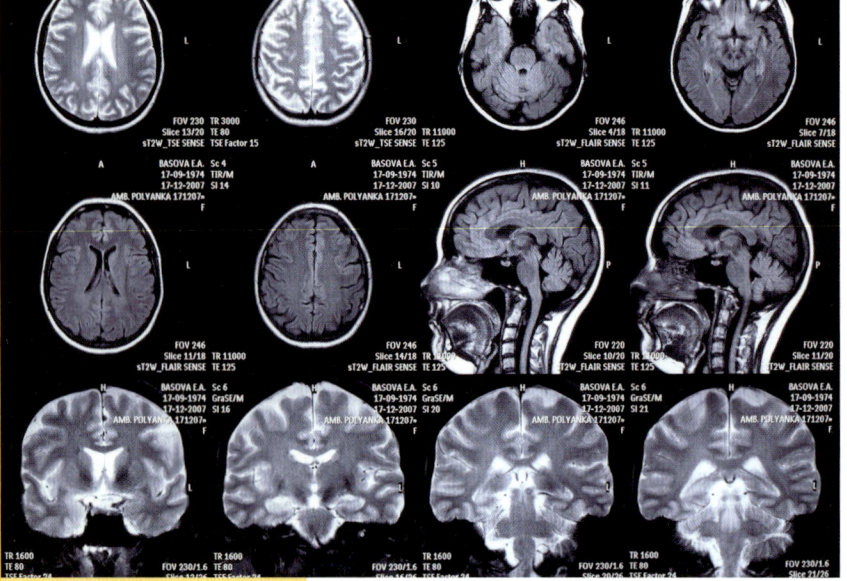

Bisher konnte für keine dieser Diagnosemethoden gezeigt werden, dass sie zuverlässige Aussagen über eine Tumorerkrankung, deren Stadium oder Entwicklung macht. Sie sollten sich daher keinesfalls auf diese Diagnostik verlassen, um Therapieentscheidungen zu treffen, eine Therapie zu beginnen oder zu beenden.

Was für Behandlungsmöglichkeiten gibt es?

Operation

Die beste Möglichkeit, einen Tumor komplett zu entfernen und damit eine Heilung herbeizuführen, ist die Operation. Sie steht in vielen Fällen am Anfang der Behandlung. Ziel der Operation ist es, den gesamten Tumorknoten und möglicherweise ebenfalls befallene umgebende Lymphgefäße, Lymphknoten und Blutbahnen zu entfernen. Die Lage und Größe des Tumors sowie seine Ausdehnung in das umgebende Gewebe entscheiden darüber, ob eine Operation möglich ist.

Durch die Entfernung der Lymphknoten wird gleichzeitig auch überprüft, ob bereits erste Tumorzellen aus dem primären Knoten, also dem ursprünglichen Entstehungsort des Tumors, in die Umgebung ausgewandert sind – diese sogenannte Metastasierung geht mit einem hohen Risiko für einen späteren Rückfall einher. Bei einigen Krebserkrankungen ist es möglich, nur die ersten Lymphknoten, aus denen die Lymphe (Gewebsflüssigkeit) vom Tumorgebiet abfließt, zu entfernen und zu untersuchen.

Sind sie unauffällig, so können die übrigen Lymphknoten belassen werden.

Auch bei geglückter Operation und Entfernung scheinbar aller Krebszellen kann es immer wieder geschehen, dass Tumorzellen verbleiben, die später weiterwachsen und zu einer erneuten Krebsbildung führen können. Aus diesem Grund wird bei einigen Erkrankungen nach der Operation eine Strahlen- und/oder Chemotherapie angeschlossen.

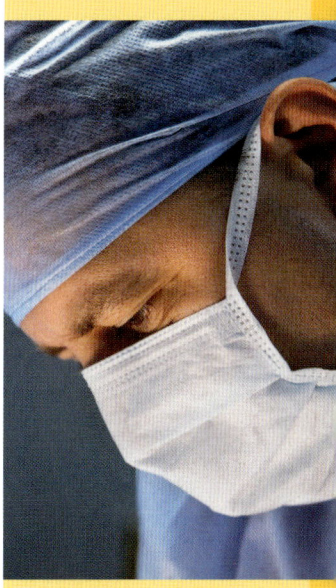

Chemotherapie

Ist zu befürchten, dass sich bereits Krebszellen in die Umgebung oder über Lymph- und Blutbahnen in den Körper ausgebreitet haben, bedarf es einer Therapie, die den gesamten Körper erfasst. Die älteste Form dieser Therapie ist die sogenannte Chemotherapie. Mittlerweile steht hierfür eine ganze Reihe von sehr unterschiedlichen Medikamenten zur Verfügung. Diese Mittel haben verschiedene Wirkungen auf die Krebszelle: Meist wirken sie auf das Wachstum oder die Teilung der Zelle und führen so zu deren Absterben.

Leider greifen diese Medikamente auch die gesunden Zellen an, was zu Nebenwir-

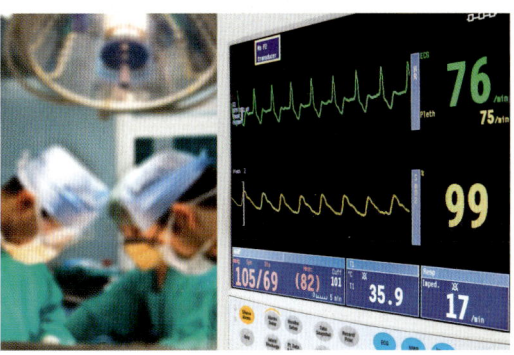

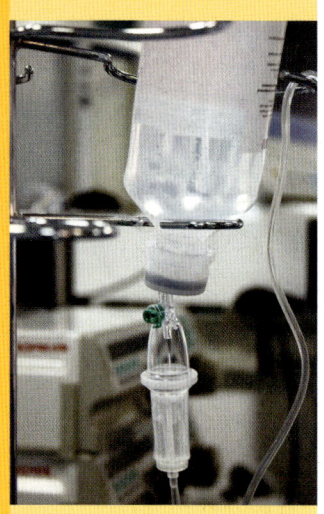

kungen wie Schleimhautentzündung, Durchfall, Übelkeit oder Erbrechen führen kann. Die gesunden Zellen haben jedoch bessere Chancen sich von der Therapie wieder zu erholen als die Krebszellen.

Die Chemotherapie wird häufig als Kombination mehrerer Medikamente durchgeführt. Hierbei werden Medikamente ausgesucht, die sich in ihrer Wirkung auf die Tumorzelle ergänzen und gleichzeitig *unterschiedliche* Nebenwirkungen haben. Dadurch können zwar mehrere Nebenwirkungen nebeneinander auftreten, dafür fallen diese dann aber – einzeln betrachtet – weniger stark aus.

Die Chemotherapie wird meistens in Form von Infusionen verabreicht, seltener in Tablettenform. Die Therapie wird entweder an einem oder mehreren aufeinanderfolgenden Tagen eines sogenannten Zyklus durchgeführt. Die sich daran anschließenden therapiefreien Tage sollen vor allen Dingen eine Erholung der gesunden Zellen ermöglichen. Der nachfolgende Zyklus muss dann so angeschlossen werden, dass die Krebszellen

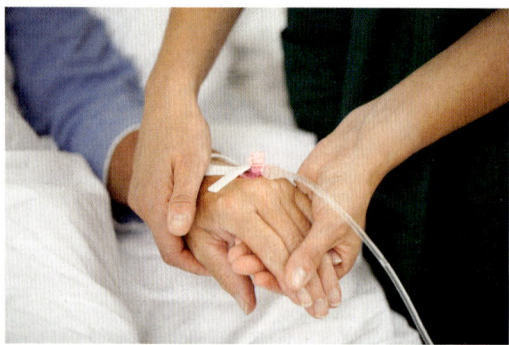

nicht genügend Zeit haben, sich zu erholen. Meist werden 4, 5 oder 6 Zyklen absolviert. Dies ist abhängig von der Krebserkrankung und von verschiedenen individuellen Faktoren des Patienten.

Die moderne Medizin kennt eine Reihe von Möglichkeiten, um die Nebenwirkungen einer Chemotherapie abzuschwächen. Hierzu gehören Medikamente gegen Übelkeit und Erbrechen, gegen Durchfall oder Verstopfung und weitere Beschwerden.

Sie sollten diese Beschwerden daher unbedingt Ihrem Arzt schildern, damit eine optimale Begleittherapie (sog. supportive Therapie) eingeleitet werden kann.

Strahlentherapie

Bei der Strahlentherapie werden energiereiche Strahlen zur Behandlung der Krebserkrankung eingesetzt. Diese Strahlen sind in der Lage, Tumorzellen abzutöten, müssen aber möglichst gezielt platziert werden, da sie auch im gesunden Gewebe Schaden anrichten. Eine präzise Planung der Bestrahlung mit möglichst genauer Definition des Tumorgebiets ist deshalb besonders wichtig. Bei modernen Bestrahlungen werden die Strahlen aus unterschiedlichen Richtungen eingesetzt, so dass sie sich im Zentrum überlagern und hier die maximale Strahlenwirkung entsteht – das umgebende Gewebe somit bestmöglich geschont wird. Durch besondere Techniken ist es insbesondere bei sensiblen Bestrahlungsbereichen im Kopf und in der Nähe des Rückenmarks möglich, fast millimetergenau zu bestrahlen.

Eine besondere Methode der Bestrahlung ist das Einbringen von kleinen radioaktiven Strahlungsquellen in den Körper, die in direktem Kontakt zu dem zu bestrahlenden Gewebe stehen. Dieses Verfahren wird als *Brachytherapie* bezeichnet. Hierzu werden entweder kleinste radioaktiv strahlende Nadeln eingestochen – beispielsweise in die Prostata – oder, im Fall von Hohlorganen, Strahlungsquellen vorsichtig von außen eingeschoben – beispielsweise in den Gebärmutterhals.

Eine weitere Form der Bestrahlung ist die Infusion von radioaktiven Substanzen, die dann mit dem Blut im Körper verteilt werden und Krebszellen da angreifen können, wo diese sich angesiedelt haben. Ein Beispiel hierfür ist die Radiojodtherapie bei Schilddrüsenkrebs.

Strahlentherapien verursachen Nebenwirkungen durch die Schädigung der umliegenden gesunden Zellen, die meist mit einer Entzündung reagieren. An der Haut äußert sich dies durch Rötungen und sonnenbrandähnliche Symptome. Auch bei Schleimhäuten kann es zu Entzündungen kommen. Organe sind häufig sehr strahlenempfindlich und dürfen nicht mit größeren Dosen bestrahlt werden, da sonst anhaltende Organschädigungen, beispielsweise bei der Lunge, auftreten.

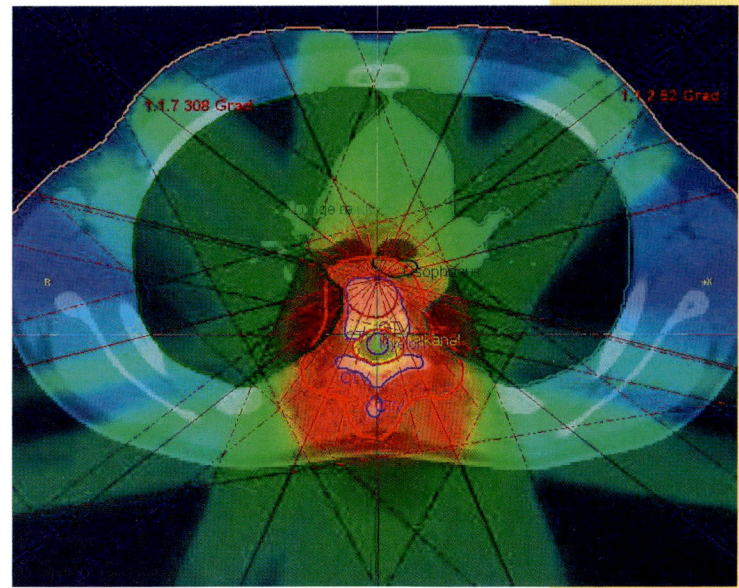

Antihormonelle Therapie

Einige Tumoren stammen von Zellen ab, die normalerweise auf Hormone im Blut reagieren, z.B. Brustdrüsenzellen oder Prostatadrüsenzellen. Falls diese Krebszellen auf ihrer Oberfläche ebenfalls Hormonrezeptoren besitzen, dann können die natürlicherweise vorkommenden Hormone einen Wachstumsreiz ausüben. Die antihormonelle Therapie unterdrückt diesen Wachstumsreiz, indem sie entweder den Hormonspiegel vermindert, oder eine Blockade dieser Rezeptoren bewirkt. Die Patienten spüren als Nebenwirkungen Symptome, wie sie auch in den Wechseljahren vorkommen (s. Abschnitt »Beschwerden durch Hormonentzug«, S. 91).

Zielgerichtete Therapie – die sogenannte *targeted therapy*

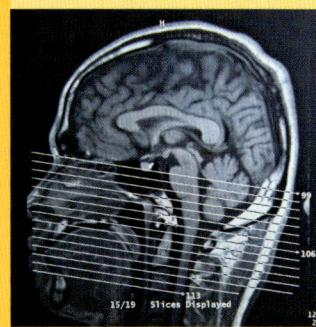

Operation, Strahlen- und Chemotherapie können – wie schon erwähnt – neben dem Tumor auch gesunde Zellen und Organe im Körper angreifen. Daher ist es der Wunsch von Ärzten wie auch Patienten, eine zielgerichtete Therapie zur Verfügung zu haben, die ausschließlich gegen Krebszellen wirkt. Obwohl das Ziel noch nicht erreicht ist, hat die Forschung der letzten Jahre die Krebstherapie auf diesem Weg ein ganzes Stück voran gebracht.

Mit steigendem Verständnis für die Stoffwechselvorgänge in Krebszellen und ihren Unterschieden zu normalen Zellen gelang es, erste Substanzen zu entwickeln, die als Medikamente gezielt gegen Krebszellen eingesetzt werden können. Sie blockieren beispielsweise bestimmte Stoffwechsel- und Wachstumsvorgänge in der Krebszelle oder verhindern das Auswandern von Krebszellen aus dem Tumorknoten in das gesunde Gewebe (Metastasierung).

Die hierfür eingesetzten Substanzen sind sehr unterschiedlich. Zum Teil handelt es sich um »kleine Moleküle« (*small molecules*), die in die Krebszelle eindringen und dort den geregelten »Kommunikationsablauf« im Zellinneren blockieren. Andere Substanzen aktivieren dagegen Stoffwechselschritte in der Krebszelle, die dann zu deren programmiertem Zelltod (Apoptose) führen. Zu den größeren Molekülen gehören Antikörper (s.

Abschnitt »Antikörpertherapie«, S. 11), die Rezeptoren auf der Krebszelle oder bestimmte Signalmoleküle im Blut blockieren.

Ein weiteres Beispiel für zielgerichtete Substanzen sind auch die Medikamente zur Unterdrückung der Gefäßneubildung in Tumoren (s. Abschnitt »Hemmung der Blutversorgung des Tumors«, S. 12).

Alle diese Therapieansätze beruhen aber darauf, dass sich Krebszellen von normalen Zellen durch die Aktivierung beziehungsweise Inaktivierung bestimmter Signalwege in der Zelle *unterscheiden*. Diese Signalwege regulieren das Zellwachstum und die Zellteilung, fördern aber auch das Tumorwachstum und die Ausbreitung von Tumorzellen.

Obwohl die zielgerichteten Medikamente relativ spezifisch Stoffwechselvorgänge in den Krebszellen angreifen, haben die bisherigen Ergebnisse gezeigt, dass diese Stoffwechselvorgänge in gesunden Zellen ebenfalls vorkommen und somit auch bei dieser Therapie Nebenwirkungen auftreten können.

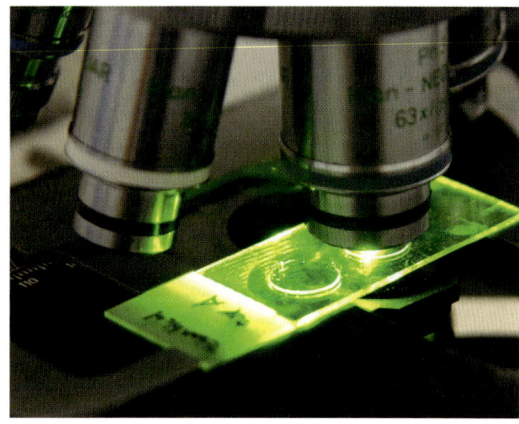

Antikörpertherapie

Antikörper werden vom gesunden Organismus für die Abwehr von Krankheitserregern oder »Fremdstoffen« benötigt und in speziellen Zellen des Abwehrsystems – den sog. B-Lymphozyten – gebildet.

Da sich Krebszellen aus gesunden Zellen entwickeln, ist es für unser Immunsystem schwierig, zwischen gesund und krank zu unterscheiden. Daher versuchen Wissenschaftler seit einigen Jahren Antikörper gentechnisch so herzustellen, dass diese – möglichst maßgeschneidert – bestimmte Merkmale von Krebszellen erkennen. Mittlerweile sind einige dieser Antikörper so weit entwickelt, dass sie bereits in der Therapie beim Patienten eingesetzt werden.

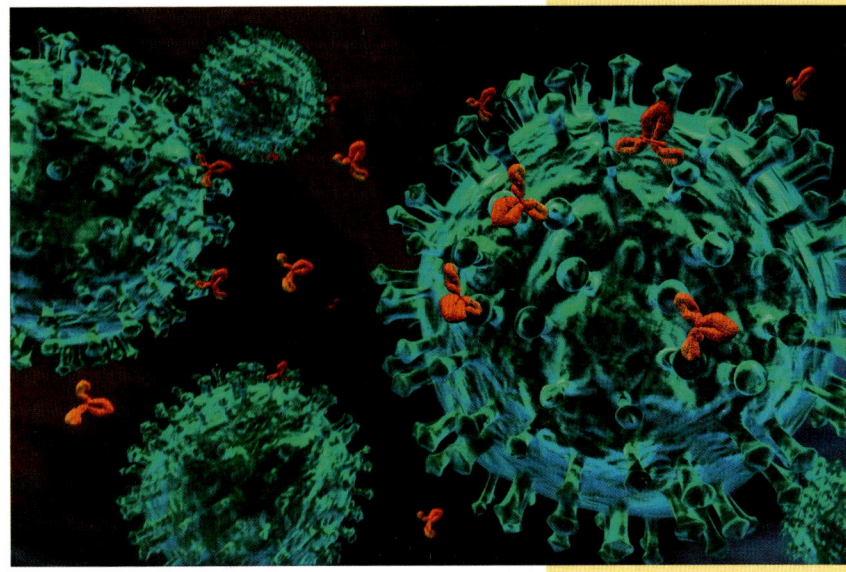

Die bisher entwickelten Antikörper erkennen auf den Krebszellen Oberflächenstrukturen, die auch auf gesunden Zellen

Antikörper sind komplizierte Eiweißmoleküle, die wie ein Y geformt sind. Die beiden kurzen Arme des Y dienen dazu, eine bestimmte Zielstruktur z.B. auf der Oberfläche eines Krankheitserregers zu erkennen, der lange Arm dient unter anderem als Erkennungssignal für körpereigene Abwehrzellen, die den so markierten Eindringling dadurch gezielt angreifen können.

Wie kann man sich das vorstellen? Wie bei einer Abwehrreaktion gegen einen Krankheitserreger bindet sich der Antikörper in diesem Fall an spezielle Strukturen auf der Oberfläche der Krebszelle.

Da der gebundene Antikörper eine Signalwirkung auf das Immunsystem ausübt, kann die körpereigene Abwehr die so kenntlich gemachte Krebszelle gezielt angreifen und abtöten. Dies geschieht über spezielle Eiweißstoffe, sogenannte Komplementfaktoren, und besondere Abwehrzellen (z.B. Killerzellen).

Antikörper können sich jedoch auch an Rezeptoren von Wachstumsfaktoren binden und damit beispielsweise einen Wachstumsreiz unterbinden. Einige neue Antikörper lösen vermutlich auch direkt ein »Selbstmordprogramm« (Apoptose) in den Krebszellen aus, das zum Absterben der Zellen führt.

vorkommen können. Dies führt zu Nebenwirkungen, da so nicht nur die Tumorzellen, sondern auch gesunde Zellen angegriffen werden.

Die Nebenwirkungen der einzelnen Antikörper können leider jedoch nicht immer sicher vorhergesagt werden, sondern sind ganz unterschiedlich und müssen bei jedem neu entwickelten Antikörper in den ersten klinischen Studien erkannt werden. Bei dem Wirkstoff Trastuzumab (Herceptin®) sind z.B. Einschränkungen der Herzfunktion aufgetreten, die man von der eigentlichen Wirkweise des Antikörpers nicht erwartet hätte.

Um die Wirksamkeit der Antikörpertherapie zu verstärken, wird sie in vielen Fällen mit einer Chemotherapie kombiniert. Dabei kann es im Einzelfall sinnvoll sein, beide Therapien gleichzeitig oder nacheinander durchzuführen.

Hemmung der Blutversorgung des Tumors

Die Bildung von Blutgefäßen ist eine wichtige Funktion im gesunden Körper. Auch bösartige »Krebsgeschwüre« müssen bei ihrer Entwicklung Nährstoffe aus der Umgebung aufnehmen. Bei der Entwicklung der ersten Krebszellen kann dies noch aus dem umliegenden Gewebe bzw. aus den bestehenden Blutgefäßen erfolgen. Wächst jedoch aus den Krebszellen ein Tumorknoten heran, so ist es für diesen heranwachsenden Tumor mit seinem hohen Nährstoffbedarf von besonderer Bedeutung, sich seine eigene Blutversorgung zu schaffen. Dies geschieht, indem die Tumorzellen Gefäßwachstumsfaktoren an die Umgebung abgeben und hierdurch gesunde Gefäßzellen dazu anregen, neue Gefäße zu bilden.

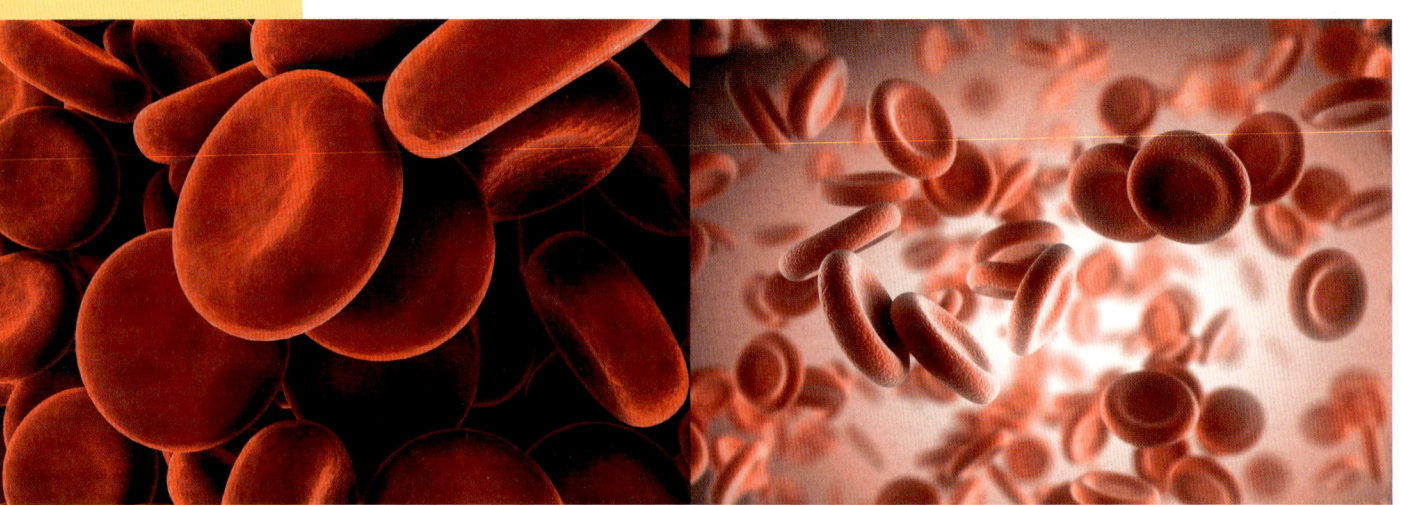

Diese Gefäßneubildung wird als Angiogenese bezeichnet, ihre Hemmung als Angiogenese-Inhibition oder Antiangiogenese.

Künstlich erzeugte Antikörper wie der Wirkstoff Bevacizumab können den Gefäßwachstumsfaktor unwirksam machen, eine Gefäßneubildung also verhindern. Dabei können ebenfalls Nebenwirkungen auftreten. Dazu gehören körperliche Schwäche, Bauchschmerzen, Blutgerinnsel in den tiefen Beinvenen, Bluthochdruck, Durchfall oder Verstopfung sowie Blutbildveränderungen. Selten kommt es auch zu Blutungen im Magen-Darm-Bereich (oder z.B. in der Lunge) oder sogar zur Ausbildung von Löchern in der Wand des Magen-Darm-Kanals, die operativ behandelt werden müssen. Durch die Hemmung der Gefäßneubildung ist auch die Wundheilung erschwert.

Eine andere Möglichkeit, die Gefäßneubildung durch Wachstumsfaktoren zu unterdrücken, ist nicht die Hemmung des Wachstumsfaktors selbst, sondern die Unterdrückung seiner Wirkung an den Rezeptoren auf der Oberfläche der Blutgefäße.

Hierfür wurden mittlerweile Substanzen entwickelt, die zu den modernen sogenannten »kleinen Molekülen« (*small molecules*) zählen. Sie unterdrücken die Signale, die vom aktivierten Rezeptor letztendlich zu den Stoffwechselwegen im Inneren der Zelle weitergegeben werden.

Bisphosphonate

Bisphosphonate stellen in der Therapie von Patienten mit Krebserkrankungen ein wichtiges Standbein dar.

Bisphosphonate beeinflussen durch ihren Einbau im Knochen auch den Stoffwechsel verschiedener Bindegewebszellen. Hierdurch wird ein Wachstum von Krebszellen im Knochen verhindert und gleichzeitig die durch die Krebszellen hervorgerufene Auflösung des Knochens (Osteolyse) verringert.

Bisphosphonate werden als Tabletten und Infusionslösungen gegeben.

In der Onkologie werden Bisphosphonate aus verschiedenen Gründen eingesetzt: Bei manchen Krebstherapien erhalten Pati-

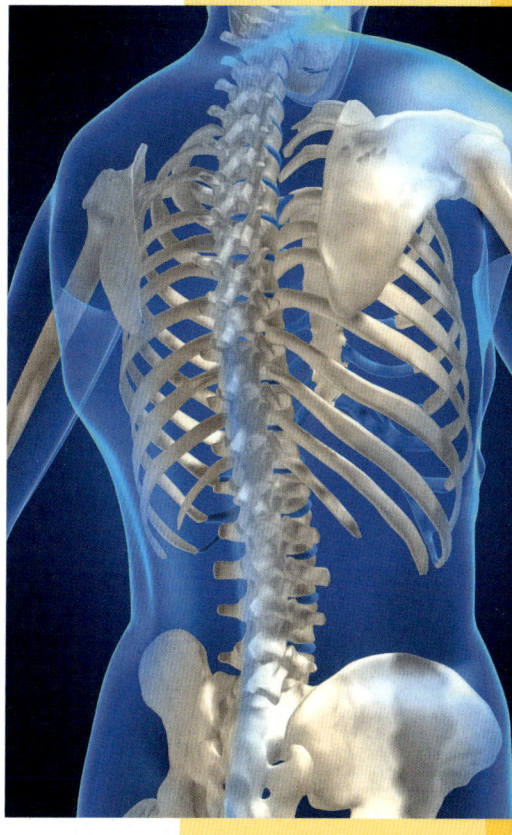

Chemisch handelt es sich bei den Bisphosphonaten um Salze der Phosphorsäure. Sie führen zu einer vermehrten Einlagerung von Kalzium in den Knochen und damit zu dessen Stabilisierung. Aus diesem Grund werden Bisphosphonate auch in der Therapie der Osteoporose eingesetzt.

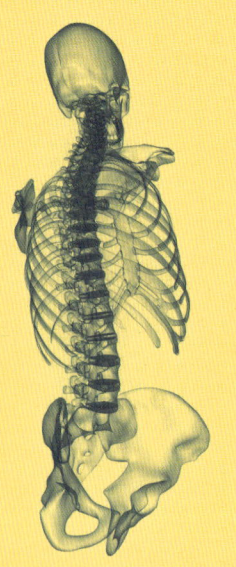

enten über längere Zeit Kortison in höheren Dosen, dadurch kann die Entstehung einer Osteoporose gefördert werden. Auch durch eine Chemo- oder antihormonelle Therapie kann es – sowohl bei Frauen als auch bei Männern – zu einer Hemmung der Wirkung von Geschlechtshormonen an den Knochen kommen, wodurch die Wahrscheinlichkeit, eine Osteoporose zu entwickeln, ebenfalls ansteigt. Während zunächst einmal vermehrte Bewegung und stärkere Belastung des Knochens sowie eine Kalzium- und Vitamin-D-Einnahme angeraten sind, sollte bei einer nachgewiesenen Verminderung der Knochendichte zusätzlich eine Bisphosphonat-Therapie erfolgen.

Da Bisphosphonate wie erwähnt die Auflösung von Knochenstrukturen hemmen, werden sie auch bei fortgeschrittenen Krebserkrankungen mit Knochenmetastasen eingesetzt. Durch Bisphosphonate können Schmerzen verringert und die Ausbreitung oder Entstehung neuer Knochenmetastasen gehemmt werden.

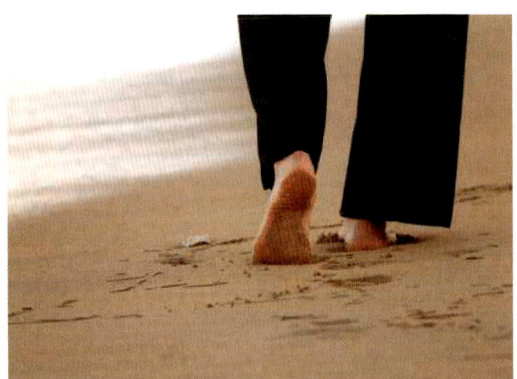

Bisphosphonate haben viele positive Seiten, sind jedoch nicht nebenwirkungsfrei.

Insbesondere bei der Einnahme von Tabletten kann es zu einem Rückfluss (Reflux) von Mageninhalt in die Speiseröhre und zu einer schmerzhaften Reizung (sog. Refluxösophagitis) kommen.

Bisphosphonate sollten daher morgens nüchtern nach dem Aufstehen eingenommen werden. Danach sollten Sie es unbedingt vermeiden, sich wieder hinzulegen.

Einige Formen der Bisphosphonat-Therapie führen zu Veränderungen des Knochens, speziell des Unterkiefers, die insbesondere bei zahnärztlichen Behandlungen des Kieferknochens zu Problemen führen können. Diese Nebenwirkung scheint aber nur bei der höher dosierten monatlichen Therapie von Knochenmetastasen aufzutreten und ihre Häufigkeit kann durch ein besonders sorgfältiges Vorgehen des Zahnarztes vermindert werden.

Vor dem Beginn einer entsprechenden Bisphosphonat-Therapie sollten Sie daher Ihren Zahnarzt informieren.

Ernährung und Sport – während und nach der Erkrankung

❯ **Ernährung**

Gesunde Ernährung und eine fachmännische Begleitung mit einer Ernährungstherapie spielen vor und nach einer Operation eine wichtige Rolle. Auch während der Chemo- und Strahlentherapie sowie im Anschluss daran hat die richtige Ernährung eine hohe Bedeutung.

Häufig kommt es bereits vor der Krebsdiagnose bei den Betroffenen zu Gewichtsverlust und Mangelernährung. Auch einen Appetitverlust beklagen viele Patienten. Grund für diesen Gewichtsverlust ist der erhöhte Energieverbrauch des Tumors. Bei einigen Patienten ist die Gewichtsabnahme erheblich. Man spricht dann von einer »Tumorkachexie«.

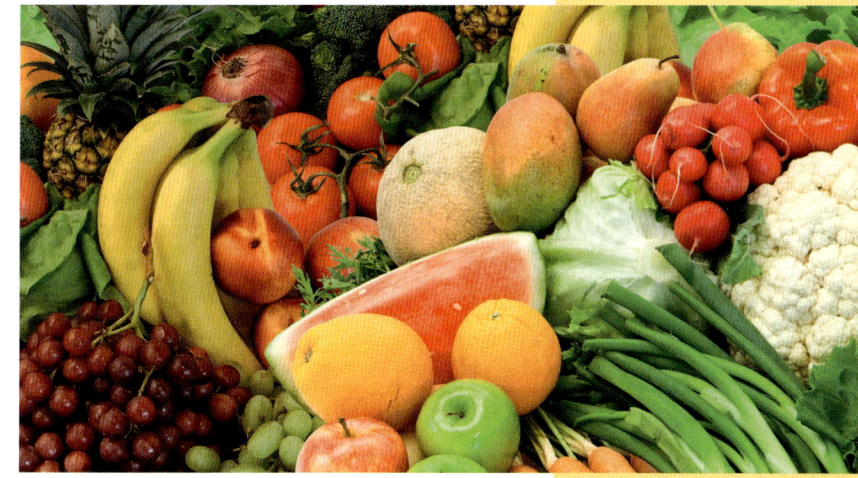

Gegebenenfalls sollte frühzeitig an den Einsatz von hochkalorischen Getränken gedacht werden. Diese werden von Patienten wegen ihres künstlichen Geschmacks häufig jedoch nicht akzeptiert. In solchen Fällen können geschmacksfreie Flüssignahrung oder Pulver aus Kohlenhydraten und/oder Eiweißen, die unter einfach zuzubereitende Speisen wie z.B. Suppen untergemischt werden, verwendet werden.

> **Je früher bei beginnendem Gewichtsverlust eine Ernährungsberatung einsetzt, desto besser gelingt es, diesen Prozess aufzuhalten, eventuell sogar umzukehren. Dies ist wichtig, damit körpereigene Funktionen erhalten bleiben und Sie die anstrengende Zeit der Operation, Chemo- oder Strahlentherapie besser überstehen.**

> **Eine wichtige Botschaft ist: Es gibt keine spezielle »Krebsdiät«, die Sie einhalten müssen.**

Das Wichtigste ist eine *ausgewogene Ernäh-rung*. Das bedeutet eine ausreichende Zufuhr von Kohlenhydraten, Eiweißen und Fetten. Gleichzeitig sollte die Ernährung *vitamin-reich* sein, also möglichst viel Obst, Gemüse und Salat enthalten. Hierdurch wird sicherge-stellt, dass neben den Vita-minen auch die wichtigen sekundären Pflanzenstoffe (s. S. 25) in ausreichendem Maße zugeführt werden.

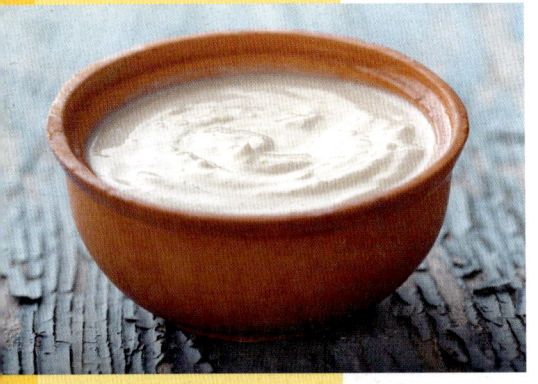

Vollkornprodukte soll-ten bevorzugt werden. Raffinierte Kohlenhydra-te und Zucker sind weni-ger empfehlenswert, aber auch nicht komplett verbo-ten. Beim Fleisch empfiehlt sich ein moderater Verzehr von hellen Fleischsorten. Rotes Fleisch, insbesondere solches mit hohem Fettan-teil, Geräuchertes oder Ge-pökeltes sollte vermieden werden.

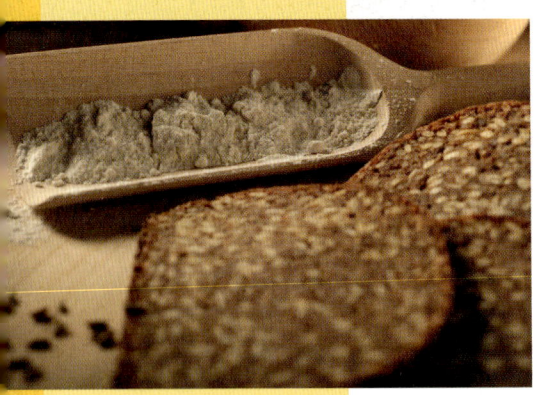

Bei den Fetten sind vor allen Dingen pflanzliche Fette und Fischfett zu be-vorzugen. Der Alkoholkon-sum sollte ebenfalls begrenzt werden.

Studien zeigen, dass eine streng vegeta-rische Kost nicht besser ist als eine normale Ernährung, die auch Fleisch und Fisch bein-haltet.

Die Ernährung stellt einen wichtigen Faktor für Ihre Lebensqualität dar. Sie sollte daher mit Genuss verbunden sein. Aus diesem Grund ist es auch gut zu wissen, dass alle Untersuchungen zu speziellen Diäten, angefangen bei der streng vegetarischen Kost, keinen Vorteil für das Überleben bei Krebspatienten gezeigt haben. Wer die oben genannten allgemeinen Regeln einer gesunden Er-nährung einhält, tut für sich als Krebs-patient das Optimale.

In der besonderen Situation nach einer Ope-ration, während einer Chemotherapie oder Bestrahlung des Bauch- und Beckenraums, muss die Ernährung den Möglichkeiten des Patienten angepasst werden. Ballaststofffrei-che, blähende Speisen und Rohkost werden dann häufig nicht vertragen. Schwach ge-würzte Speisen, eine schonende Zubereitung, zum Teil auch eine weiche (passierte) Kost, sind hilfreich.

Eine Beratung durch einen auf die Be-gleitung von Krebspatienten speziali-sierten Diätassistenten oder Ernährungs-wissenschaftler (Ökotrophologen) kann Ihnen hier wertvolle Hilfe leisten.

Für Patienten nach Operationen im Magen-Darm-Bereich gelten zum Teil speziellere

Ernährungsempfehlungen, die mit dem betreuenden Arzt und einer Diätassistentin abgesprochen werden sollten.

Patienten mit Krebserkrankungen werden häufig sogenannte Nahrungsergänzungsmittel angeboten. Diese enthalten Vitamine und zum Teil auch sekundäre Pflanzenstoffe, Spurenelemente, Enzyme etc. Zu diesen Stoffen finden Sie in den folgenden Kapiteln alles Wichtige zusammengestellt – nach dem aktuellen Stand der Forschung.

> **Grundsätzlich sind für Patienten, die sich gesund ernähren können, Nahrungsergänzungsmittel nicht erforderlich. In den Phasen einer eingeschränkten Nahrungszufuhr sollten Sie Nahrungsergänzungsmittel in Absprache mit dem Onkologen einnehmen, da Wechselwirkungen mit der Therapie auftreten können.**

Eine ganz wesentliche Erkenntnis der vergangenen Jahre ist, dass Übergewicht einen Risikofaktor für Krebserkrankungen darstellt. Umgekehrt ist normales Gewicht ein günstiger Faktor. Es besteht deshalb eine enge Verbindung zwischen den beiden Faktoren Ernährung und Sport.

› Bewegung und Sport

Viele Untersuchungen haben gezeigt, dass Menschen, die regelmäßig Sport treiben, seltener Krebs bekommen. Aktuelle Forschungsergebnisse zeigen, dass auch für Krebspatienten Bewegung eine ganz wesentliche Funktion hat. Regelmäßige Bewegungsübungen helfen nach Operation oder während Chemotherapie, schneller wieder »fit« zu werden.

Untersuchungen haben zum Beispiel für Darm- und Brustkrebspatienten gezeigt, dass 3- bis 5-mal pro Woche 45 bis 60 Minuten optimal sind. Dies kommt vielen Patienten am Anfang sehr viel vor. Konkret bedeutet dies, unter der Woche 3-mal und am Wochenende ein- bis 2-mal etwas länger Sport zu treiben.

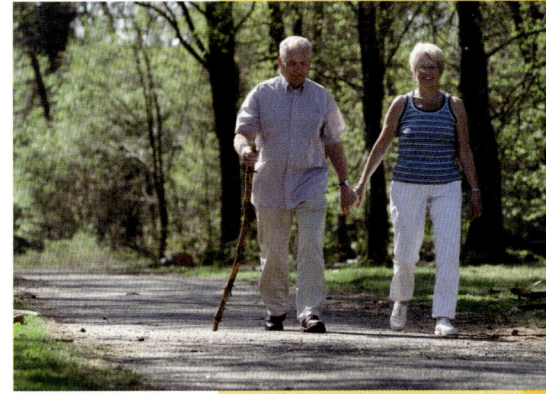

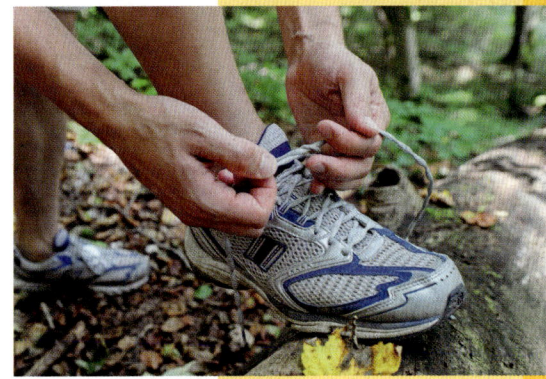

> **Bewegung während der Therapie führt zu weniger Nebenwirkungen, einer geringeren Erschöpfung und schnelleren Erholung. Dies gilt sogar für Patienten, die eine Hochdosis-Chemotherapie absolvieren müssen.**
> **Auch für die Zeit nach Abschluss der Therapie ist ein regelmäßiges Bewegungsprogramm das Beste, was Sie für sich selbst tun können.**

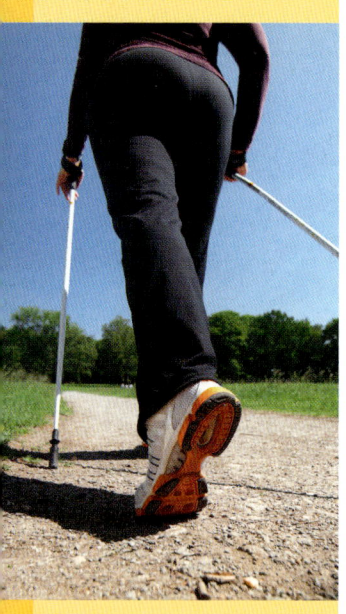

Dies ist sogar in einen Berufsalltag zu integrieren. Für welche Bewegungs- oder Sportart Sie sich entscheiden, bleibt Ihnen überlassen. Walking, Nordic Walking, Fahrrad fahren, Schwimmen, Laufen, Joggen, mit dem Hund oder dem Enkelkind spielen, Tanzen gehen oder eine Sportart gemeinsam mit anderen im Verein ausüben – alles ist möglich und sinnvoll.

Suchen Sie sich die Sportart aus, die Ihnen gefällt, die Ihnen mit Familienangehörigen, Freunden oder auch alleine Spaß macht, denn dieses Programm sollten Sie »lebenslang« durchführen.

Versuchen Sie, den Umfang und die Belastung langsam zu steigern und bleiben Sie – wie den Joggern empfohlen – immer auf einer Belastungsstufe, bei der Sie sich noch mit Ihrem Trainingspartner unterhalten können. Dieser Hinweis enthält auch das zweite Geheimnis für regelmäßigen Sport: Gemeinsam macht es mehr Spaß und lässt sich auch im Alltag besser fortsetzen.

Was tun, wenn Sie bisher nie sportlich gewesen sind? Dann empfiehlt sich natürlich nicht der Einstieg mit einem großen Laufpro-

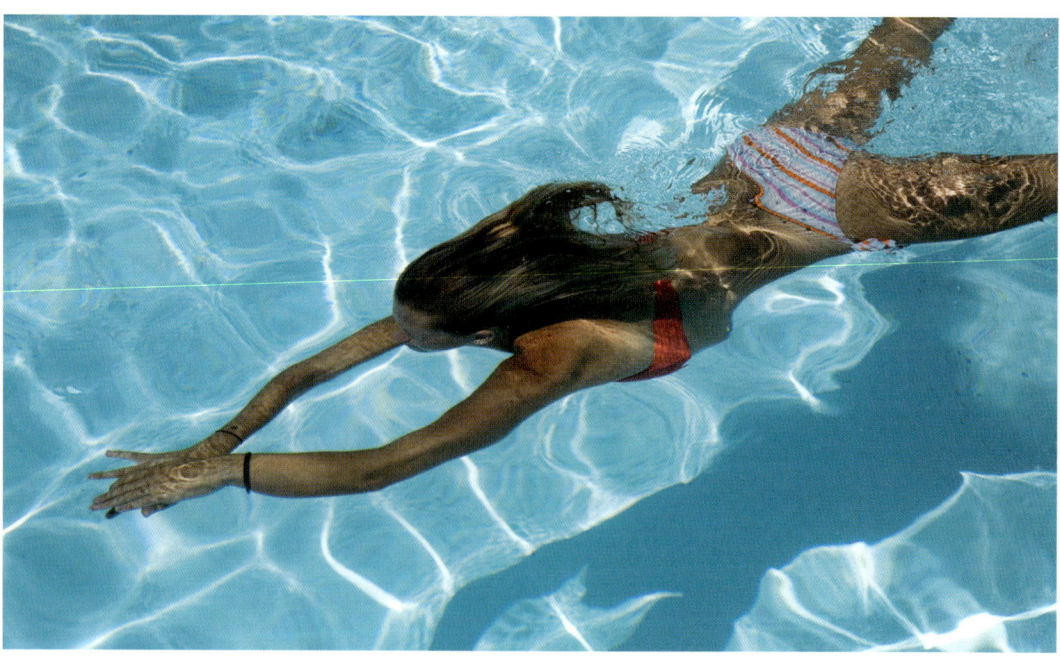

gramm, sondern ein langsam ansteigendes Trainingsprogramm, zunächst beginnend mit einer angeleiteten Krankengymnastik. Selbstverständlich ist, dass das Bewegungsprogramm während der Therapie auf die aktuellen Kräfte angepasst werden muss. Dies kann von Tag zu Tag auch ganz unterschiedlich aussehen.

In vielen Regionen entstehen mittlerweile Sportangebote für Krebspatienten, bei denen man unter fachkundiger Aufsicht trainieren kann.

Fordern dürfen Sie sich, nur eine Überforderung sollten Sie vermeiden. Die Begleitung durch einen erfahrenen Sport- oder Physiotherapeuten kann hilfreich sein.

Krebserkrankungen und ihre Behandlung – komplementäre Wirkstoffe und Methoden im Überblick

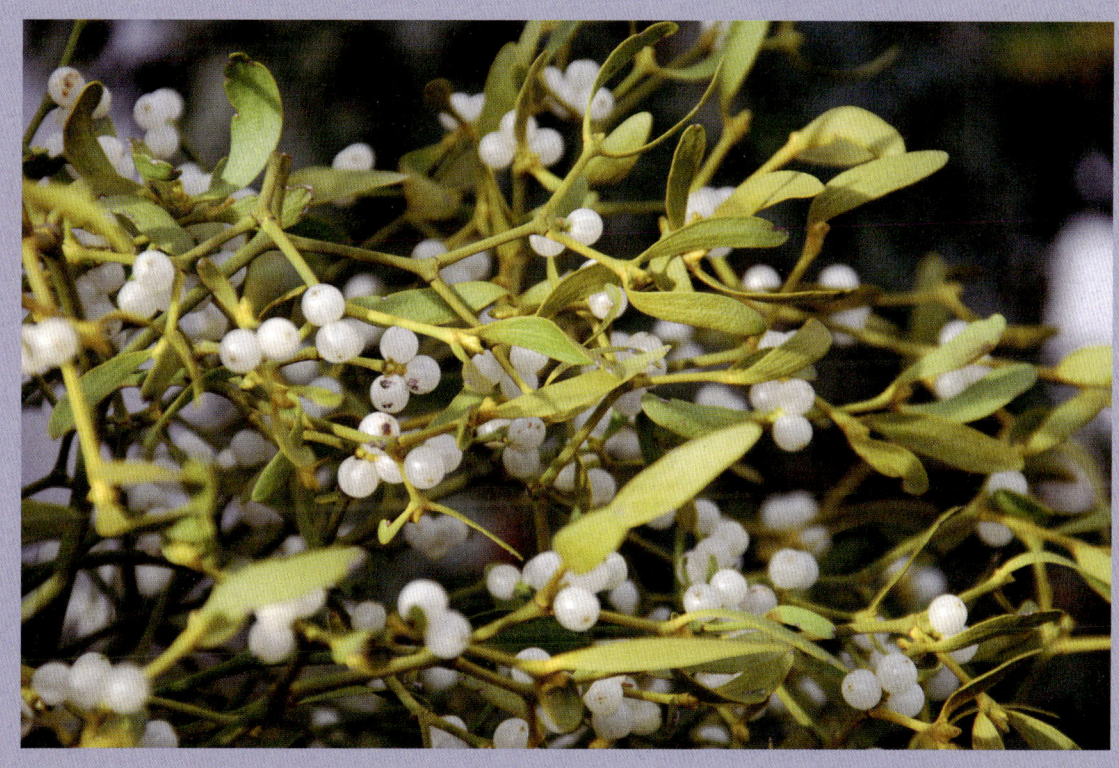

Nahrungsergänzungsmittel, Vitamine und Mineralstoffe

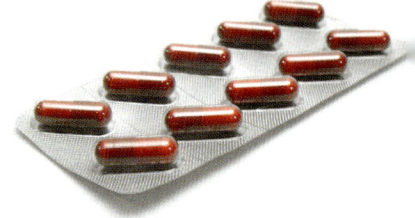

Carnitin

◻ **Carnitin ist ein Molekül, das in unseren Zellen eine wichtige Funktion im Stoffwechsel und Energiehaushalt hat. Carnitin wird vom Körper selbst gebildet und ist deshalb in der Regel ausreichend vorhanden.**

Eine Reihe von Untersuchungen zeigt allerdings, dass es bei Krebspatienten mit einer Mangelernährung oder auch während einer Chemotherapie zu einem Carnitinmangel kommen kann. Deshalb wurde in verschiedenen Untersuchungen geprüft, ob die zusätzliche Gabe von Carnitin bei Krebspatienten einen positiven Effekt hat.

Zu den leider erst in kleineren klinischen Untersuchungen geprüften möglichen Wirkungen von Carnitin gehört, dass es eventuell die Schädigung von Herzmuskelzellen durch Medikamente aus der Gruppe der sogenannten Anthrazykline (Epirubicin, Doxorubicin etc.) verringern kann. Möglicherweise schützt Carnitin auch vor einer Nervenschädigung durch Oxaliplatin®.

Die bisher vielversprechendsten Untersuchungen liegen für eine positive Wirkung bei Erschöpfungssyndrom (Fatigue) und starkem Gewichtsverlust im Rahmen einer Krebserkrankung vor.

Leider genügen die zu diesen Fragen bisher durchgeführten Untersuchungen noch nicht den Anforderungen der heutigen wissenschaftlichen Medizin, so dass der Einsatz von Carnitin weiterhin umstritten ist.

❯ **Gibt es Neben- oder Wechselwirkungen? Worauf muss ich achten?**

Eine wichtige Frage ist auch, ob Carnitin die Wirkung einer Chemo- oder Strahlentherapie verringern kann. Dies kann noch nicht ganz sicher ausgeschlossen werden. ❮

> Sie sollten, wenn Sie Carnitin während einer aktiven Therapiephase einnehmen wollen, mit Ihrem Onkologen oder Strahlentherapeuten auf jeden Fall darüber sprechen.

Fazit Patienten mit *Erschöpfungssyndrom* oder *starkem Gewichtsverlust* sollten mit dem behandelnden Onkologen absprechen, ob bei ihnen ein individueller Therapieversuch mit Carnitin sinnvoll ist.

Coenzym Q10

▢ **Ebenso wie Carnitin ist auch Coenzym Q10 ein körpereigenes Molekül, das in fast allen Zellen im Rahmen der Energiegewinnung eine Funktion hat.**

Aufgrund seiner Bedeutung im Energiestoffwechsel wurde für Coenzym Q10 untersucht, ob es die Schädigung von gesunden Zellen während einer Chemotherapie vermindern kann. Im Labor konnte dies für Herzmuskelzellen gezeigt werden, die durch Anthrazykline geschädigt werden. Auch bei kleinen Patientengruppen ließ sich diese Wirkung bestätigen.

> ❯ **Gibt es Neben- oder Wechselwirkungen? Worauf muss ich achten?**

Coenzym Q10 ist darüber hinaus ein Antioxidans, ein sogenannter Radikalenfänger, der vor Zellschädigungen schützt. Daher ist sein Einsatz während einer Chemo- oder Strahlentherapie auch kritisch zu sehen, da nicht klar ist, ob die Wirkung der Therapie an der Krebszelle hierdurch vermindert werden kann. ❮

Fazit Erste Untersuchungen ergaben, dass Coenzym Q10 während einer Chemotherapie möglicherweise eine die Herzmuskelzellen schützende Wirkung hat. Da nicht bekannt ist, ob damit nicht gleichzeitig auch die Tumorzelle geschützt wird, sollte Coenzym Q10 nicht parallel zur Chemotherapie eingenommen werden.

Glutamin

▢ **Bei Glutamin handelt es sich um eine Aminosäure, die der Körper nicht selbst herstellen kann. Daher nennt man sie auch essenzielle, also lebensnotwendige Aminosäure. Bei normaler Ernährung ist sie in ausreichender Menge vorhanden. Glutamin ist insbesondere als Nährstoff für die Magen-Darm-Schleimhaut von Bedeutung.**

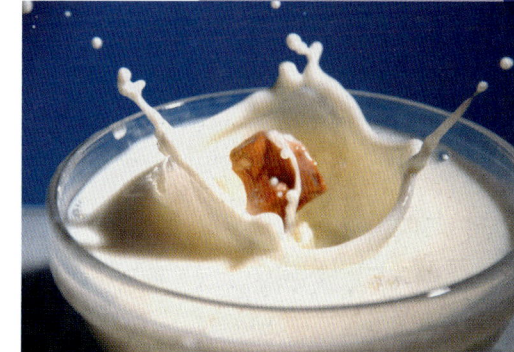

Aus diesem Grund wurde die *schützende Wirkung* von Glutamin auf die Darmschleimhaut während einer Chemotherapie untersucht. In verschiedenen Studien erhielten die Patienten 2–30 Gramm täglich. In einer nachfolgenden Untersuchung kam es zu weniger Durchfällen während einer Chemotherapie mit Irinotecan®.

Glutamin wurde auch als Mundspüllösung eingesetzt, um Entzündungen der Mundschleimhaut zu verringern. Eine Reihe von Untersuchungen hat positive Ergebnisse gezeigt. Allerdings haben andere Studien dies nicht belegen können.

> ❯ **Gibt es Neben- oder Wechselwirkungen? Worauf muss ich achten?**

In einer zusammenfassenden Auswertung von Studien zur Hochdosis-Chemotherapie stellten Wissenschaftler fest, dass Glutamin

Nebenwirkungen gering vermindert. Gleichzeitig ergaben sich jedoch Hinweise auf eine verminderte Wirkung der Therapie und auf häufigere Rückfälle. ❮

Fazit Glutamin kann möglicherweise die Wirkung einer Chemotherapie negativ beeinflussen und sollte deshalb, bis weitere Studien diese Frage geklärt haben, nicht eingenommen werden.

Omega-3-Fettsäuren

🟨 **Omega-3-Fettsäuren gehören zu den sogenannten ungesättigten Fettsäuren, die insbesondere in fetthaltigen Fischen häufig vorkommen.**

Neben der gesunden Wirkung auf das Herz-Kreislauf-System scheinen Omega-3-Fettsäuren auch vorbeugend gegen bestimmte Krebserkrankungen zu wirken. Untersuchungen an größeren Gruppen zeigten, dass ein erhöhter Verzehr von Omega-3-Fettsäuren zu einem verringerten Risiko führt, an Darm- oder Prostatakrebs zu erkranken.

In den vergangenen Jahren wurde auch eine andere Wirkung von Omega-3-Fettsäuren ausführlich geprüft: Es zeigte sich, dass *Patienten mit deutlichem Gewichtsverlust* von der Einnahme von Omega-3-Fettsäuren profitieren.

Bei Patienten mit Krebserkrankungen waren die Ergebnisse zunächst widersprüchlich.

Eine genauere Auswertung zeigte dann, dass Patienten Kapseln mit Omega-3-Fettsäuren wegen des Geschmacks oft nicht tolerierten, von der Gabe der Kapseln jedoch profitierten, wenn sie diese tatsächlich auch einnahmen.

> **Da die hohe Zahl von Kapseln oft einen Widerwillen gegen die Einnahme hervorruft, einige der Kapseln auch bereits im Magen aufgelöst werden, so dass es doch zu einem Fischgeschmack kommen kann, sollten Sie sich ein gutes Präparat auswählen.**

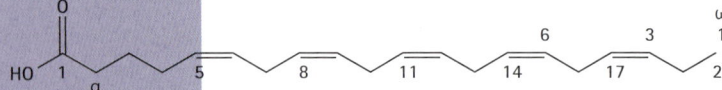

Tumorzellen nutzen unter anderem Entzündungsmoleküle, um sich auszubreiten. Da Omega-3-Fettsäuren antientzündlich wirken, könnte dies eine Erklärung für die positive Wirkung von Omega-3-Fettsäuren auf Tumoren sein, die sich in Laborexperimenten ergeben hat.

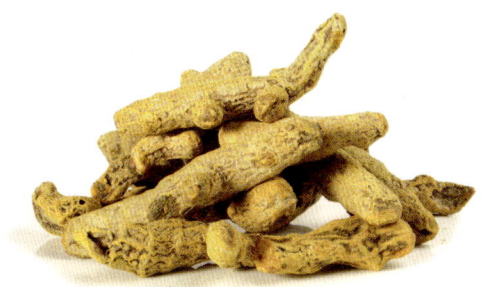

Fazit Omega-3-Fettsäuren gehören zu den für Krebspatienten besonders gesunden Nahrungsbestandteilen und sollten durch häufigen Verzehr von pflanzlichen Ölen und fetten Fischsorten aufgenommen werden. Besteht ein Widerwillen gegen Fisch oder leidet der Patient an Appetitlosigkeit (Inappetenz), so können Omega-3-Fettsäuren auch als Nahrungsergänzungsmittel eingenommen werden.

Wenn Omega-3-Fettsäuren vertragen werden, können sie einen positiven Effekt auf den Gewichtsverlauf haben. Allerdings sollten keine überhöhten Erwartungen in diese Präparate gesetzt werden. Sie können eine ausreichende Kalorienaufnahme nicht ersetzen.

Sekundäre Pflanzenstoffe

Curcumin

🟨 **Curcumin ist ein Inhaltsstoff der Kurkuma-Pflanze (Curcuma longa) und z.B. in der bekannten Curry-Gewürzmischung enthalten.**

In den letzten Jahren hat eine große Anzahl von Untersuchungen im Labor gezeigt, dass Curcumin das Wachstum von Krebszellen hemmen kann. Curcumin wird deshalb bereits als Nahrungsergänzungsmittel für Krebspatienten angeboten. Ob Curcumin beim Menschen gegen Krebs wirkt, welche Menge hierfür erforderlich ist und ob diese Menge mit den in den Nahrungsergänzungsmitteln verwendeten Dosierungen erreicht wird – diese Fragen sind noch völlig offen.

Die Wirkung von Curcumin wurde in einer kleinen Studie mit 21 Patienten, die an fortgeschrittenem Bauchspeicheldrüsenkrebs erkrankt waren, untersucht. Bei einem Patienten war der Krankheitsverlauf über einige Zeit stabil. Ob dies allerdings auch ohne Beeinflussung der Fall gewesen wäre, ist ungeklärt.

Laborexperimente zeigen außerdem, dass Curcumin die Wirkung einer Chemotherapie auf Tumorzellen verstärken kann. Studien mit Patienten müssen jedoch noch zeigen, ob diese Kombination tatsächlich zu einem besseren Ergebnis führt, als eine alleinige Chemotherapie. Bisher kann diese Frage nicht beantwortet werden.

❭ **Gibt es Neben- oder Wechselwirkungen? Worauf muss ich achten?**

Laborexperimente weisen jedoch auch darauf hin, dass Curcumin negative Effekte haben kann. So kann es zu Wechselwirkungen mit Enzymen kommen, die für die Verstoff-

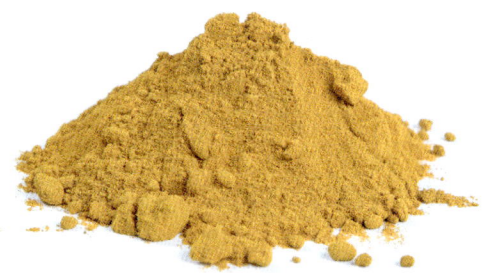

wechselung von Medikamenten der Chemotherapie notwendig sind. Es kann daher nicht ausgeschlossen werden, dass es dadurch zu einer Beeinträchtigung der Krebsbehandlung kommt. ❮

Fazit Curcumin ist von großem Interesse für die Krebstherapie. Eine Selbstmedikation in Form von hochdosierten Nahrungsergänzungsmitteln ist jedoch derzeit nicht empfehlenswert.

Epigallocatechingallat (EGCG)

◻ **Epigallocatechingallat ist das wichtigste sogenannte Catechin aus grünem Tee. Catechine gehören zu den sekundären Pflanzenstoffen, die eine besondere Bedeutung beim Schutz vor einer Krebserkrankung haben.**

Die Zahl der Untersuchungen, mit denen versucht wurde herauszufinden, ob das regelmäßige Trinken von grünem Tee vor der Entwicklung von Krebs schützt, ist mittlerweile sehr groß.

Ältere Untersuchungen, insbesondere aus Asien, sprechen dafür, dass regelmäßiger, hoher Teekonsum vor verschiedenen Krebserkrankungen schützt. Neuere Untersuchungen stellen dies in Frage und zeigen, dass sich allein aus der Befragung von Menschen nur schwer auf den Zusammenhang zwischen einer Lebensgewohnheit und einer Krebserkrankung schließen lässt: Menschen, die am Tag mehrere Tassen grünen Tee trinken, heben sich eventuell auch durch weitere veränderte Lebensgewohnheiten von anderen ab und pflegen vielleicht insgesamt einen gesünderen Lebensstil.

Bei der Frage, ob die Inhaltsstoffe von grünem Tee auch gegen Krebs wirken, zeigt eine große Anzahl von Laboruntersuchungen, dass EGCG wie andere sekundäre Pflanzenstoffe auch das Wachstum von Krebszellen hemmen kann. Auch Tierexperimente haben dies bestätigt. Leider gilt auch für diesen sekundären Pflanzenstoff, dass es nur wenige Studien an kleinen Patientengruppen gibt, die dieser Fragestellung nachgegangen sind. Eine zusammenfassende Aussage ist daher noch nicht möglich.

Ähnlich wie bei Curcumin zeigen auch hier Laboruntersuchungen, dass EGCG die Wirkung von Chemotherapie-Medikamenten auf Tumorzellen verstärken kann. Leider gibt es auch hierfür noch keine bestätigenden Untersuchungen bei Patienten.

Fazit Grüner Tee gehört zu den gesunden Genussmitteln und ist von daher sowohl für Gesunde wie auch für Krebspatienten zu empfehlen. Wenn der Tee vertragen wird, sollten mehrere Tassen pro Tag getrunken werden, allerdings nicht mehr zum Abend hin, da es dann zu Schlafstörungen kommen kann.

Die Einnahme von Nahrungsergänzungsmitteln mit Grüntee-Extrakt, zur Prävention oder in der Therapie, ist nicht empfehlenswert.

Isoflavone

🟨 **Zu den Isoflavonen zählen verschiedene Stoffe, die alle in die Gruppe der sogenannten Phytoöstrogene gehören. Dies sind pflanzliche Inhaltsstoffe, die eine strukturelle Ähnlichkeit mit dem weiblichen Sexualhormon Östrogen haben. Isoflavone finden sich in verschiedensten Pflanzen, unter anderem in Soja, aber auch in Leinsamen. Sie gehören traditionell zu den pflanzlichen Medikamenten, die bei Wechseljahresbeschwerden eingesetzt werden, da sie eine schwache östrogenartige Wirkung haben. Die bekanntesten Isoflavone sind Genistein und Daidzein.**

Ob Isoflavone vor der Entwicklung von hormonabhängigen Tumoren, insbesondere Brust- und Prostatakrebs, schützen können, wird intensiv diskutiert. Der hohe Sojaverzehr in asiatischen Ländern und die gleichzeitig deutlich geringere Krebshäufigkeit dort weisen auf eine *günstige Wirkung* hin. Allerdings konnte in Untersuchungen auch gezeigt werden, dass dieser schützende Effekt nur dann auftritt, wenn Frauen sich bereits im jugendlichen Alter entsprechend ernähren.

Untersuchungen aus westlichen Ländern konnten die positiven Ergebnisse aus Asien bisher nicht bestätigen. Eine kanadische Untersuchung zeigt, dass eine schützende Wirkung nur bei deutlich übergewichtigen Frauen auftritt. Bei Frauen nach der Menopause konnte bisher kein Schutzeffekt gezeigt werden.

> **Gibt es Neben- oder Wechselwirkungen? Worauf muss ich achten?**

Erste Untersuchungen zeigen sogar, dass höhere Phytoöstrogenspiegel bei Frauen in westlichen Ländern mit einem erhöhten Risi-

Vermutlich hat Genistein einen dosisabhängigen Effekt. Während niedrigere Konzentrationen das Wachstum von Tumorzellen fördern, tötet Genistein in sehr hohen Konzentrationen im Labor die Tumorzellen ab.

ko für ein hormonabhängiges Brustkarzinom einhergehen. Deshalb ist auch zu bezweifeln, dass Phytoöstrogene bei Patientinnen mit Brustkrebs unbedenklich sind. Vielmehr zeigt eine Reihe von Labor- und Tierexperimenten, dass Genistein das Wachstum von Brustkrebs sogar fördert. ❮

Untersuchungen bei Menschen wurden bisher mit Genistein nicht durchgeführt. Ausnahme ist eine Gruppe von Patienten mit wiederauftretendem Prostatakarzinom. Bei diesen kam es durch Isoflavone zu einem verlangsamten Anstieg von prostataspezifischem Antigen (PSA), dem Tumormarker für Prostatakrebs – allerdings nicht zu absinkenden Werten, so dass die alleinige Wirkung von Genistein therapeutisch nicht ausreicht.

Auch die Wechselwirkungen von Genistein mit antihormonellen Medikamenten wie Tamoxifen® und Aromatasehemmern wurden untersucht. Genistein hemmt deren Wirkung.

Da nicht bekannt ist, welche Konzentrationen in Blut und Tumor erreicht werden, wenn Frauen Genistein zuführen, sollten Sie diese Isoflavone auf keinen Fall einnehmen, wenn Sie an Brustkrebs erkrankt sind.

Fazit Phytoöstrogene haben möglicherweise in der Prävention von Krebserkrankungen eine Bedeutung. Ob dies auch für Westeuropa gilt, kann allerdings noch nicht eindeutig entschieden werden. Sojaprodukte sind sicherlich ein gesundes Nahrungsmittel und könnten helfen, den Anteil an tierischen Fetten zu vermindern, die sich nicht nur auf Krebs-, sondern auch auf Herz-Kreislauf-Erkrankungen ungünstig auswirken.

Trotz der sehr interessanten Laborergebnisse bei Genistein ist dessen Einnahme als Nahrungsergänzungsmittel nicht sinnvoll. Ob eine gezielte Wirkung bei Prostatakrebs erreicht werden kann, muss in weiteren Untersuchungen erst überprüft werden. Patientinnen mit hormonabhängigem Tumor sollten Phytoöstrogene wie auch hochdosierten Sojaextrakt nicht einnehmen.

Isothiocyanate

◼ Isothiocyanate finden sich in den verschiedensten Kohlsorten. Zu diesen sogenannten Kreuzblütengewächsen zählen neben Broccoli, Grünkohl, Blumenkohl etc. auch Radieschen und Kresse. Zahlreiche Untersuchungen belegen, dass die verschiedenen Isothiocyanate Entgiftungsvorgänge im Körper unterstützen und damit vor Krebs schützen können. Untersuchungen an großen Bevölkerungsgruppen konnten zeigen, dass Menschen, die entsprechende Gemüsesorten verzehren, einen Schutz aufbauen können.

Auch die Isothiocyanate gehören zu den sekundären Pflanzenstoffen, die in Laborexperimenten eine starke, das Tumorwachstum hemmende Wirkung haben. Leider gibt es auch hier keine Untersuchungen, die zeigen, ob dies auch bei Krebserkrankungen des Menschen gilt.

Zumindest kann man vermuten, dass der Verzehr von Kohlgemüse auch im Erkrankungsfall eher positiv ist.

> **Gibt es Neben- oder Wechselwirkungen? Worauf muss ich achten?**

Patienten sollten allerdings darauf achten, dass nach Magen-Darm-Operationen, Bestrahlungen im Bauchraum, aber auch während und nach einer Chemotherapie die Darmschleimhaut die blähende Wirkung von Kohlsorten oft nicht verträgt. <

> Patienten sollten diese Einschränkungen bei ihrer Ernährung eine Zeit lang berücksichtigen. Broccoli gehört zu den Kohlsorten, die meist am besten vertragen wird.

Fazit Isothiocyanate sind sekundäre Pflanzenstoffe, die eine schützende Wirkung vor Krebs haben.

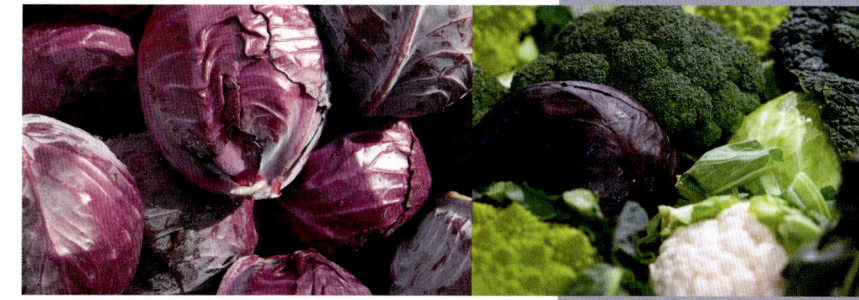

Ein hoher Verzehr von Kohlsorten ist empfehlenswert. Ob eine zusätzliche Aufnahme in Form von Nahrungsergänzungsmitteln hilft, wenn die Erkrankung bereits eingetreten ist, ist nicht bekannt.

Quercetin

☐ **Quercetin ist eines der häufigsten in der Natur vorkommenden Flavonoide. Diese gehören zu den sekundären Pflanzenstoffen. Quercetin kommt unter anderem in der Schale von Äpfeln, in Zwiebeln, grünen Gemüsearten und in Beeren vor.**

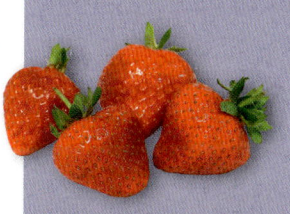

Eine Reihe von Laboruntersuchungen hat auch für Quercetin gezeigt, dass es das Wachstum von Tumorzellen hemmen kann.

Ungeklärt ist, ob sich diese Wirkung auch beim Menschen erzielen lässt, da die sehr positiven Laborexperimente mit Quercetin bisher leider noch nicht in einer Studie beim Menschen überprüft wurden. Da Quercetin, sobald es in den Körper aufgenommen wird, an ein Bluteiweiß (Albumin) gebunden und

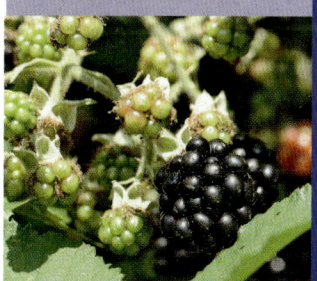

rasch über die Leber wieder ausgeschieden wird, erscheint dies jedoch sehr fraglich.

Laborexperimente zeigen, dass Quercetin die Wirkung von Chemotherapie-Medikamenten auf Tumorzellen verstärkt. Ob sich dies in der Krebstherapie ausnutzen lässt, muss ebenfalls noch untersucht werden.

› Gibt es Neben- oder Wechselwirkungen? Worauf muss ich achten?

Quercetin stellt in höheren Konzentrationen *ein sogenanntes Mutagen* dar, das heißt, es kann zu Veränderungen der Erbsubstanz führen und möglicherweise sogar Krebs auslösen. Aus diesem Grund sollten Nahrungsergänzungsmittel mit Quercetin nicht eingenommen werden, da nicht bekannt ist, welche Konzentrationen im Blut dadurch entstehen. Im Labor verstärken niedrige Konzentrationen von Quercetin das Wachstum von Zellen. ‹

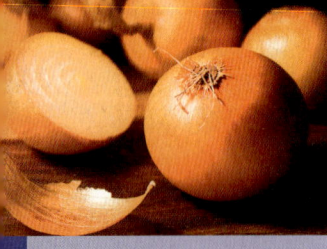

Über die Wechselwirkungen von Quercetin mit Medikamenten gegen den Tumor oder mit der Strahlentherapie ist noch wenig bekannt, auch deshalb ist Vorsicht geboten.

Fazit Quercetin ist ein sekundärer Pflanzenstoff mit ganz unterschiedlichen Wirkungen, bei denen noch nicht klar ist, ob sie in der Krebstherapie positiv oder negativ einzuschätzen sind. Nahrungsergänzungsmittel

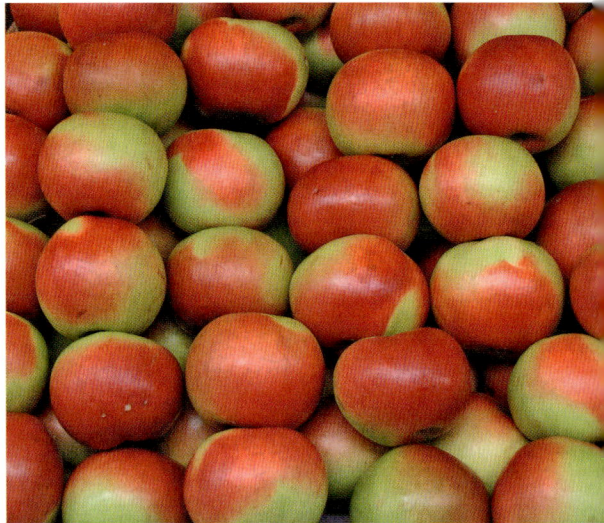

mit Quercetin sollten deshalb nicht eingenommen werden.

Quercetin als Bestandteil der normalen Ernährung, z.B. in Obst und Gemüse, hat sicherlich keine schädliche Wirkung.

Resveratrol

◼ **Auch Resveratrol ist ein sogenannter sekundärer Pflanzenstoff und außerdem ein starkes Antioxidans. Man findet Resveratrol z.B. in Beeren, in Erdnüssen, aber auch in Weintrauben und somit auch im Wein.**

Laborexperimente sprechen dafür, dass Resveratrol vor der Entwicklung von Tumoren schützen kann. Untersuchungen, ob dies auch beim Menschen gilt, wurden bisher nicht durchgeführt.

Wie auch die anderen schon beschriebenen sekundären Pflanzenstoffe kann auch Resveratrol im Labor das Wachstum von Krebszellen vermindern. Eine ganze Reihe von Stoffwechselwegen in der Tumorzelle wird gehemmt und es kommt zu unterstützenden Effekten bei Chemotherapie-Medikamenten.

Leider wurde die Wirkung von Resveratrol bisher noch nicht bei Patienten mit Krebserkrankungen erprobt.

❯ Gibt es Neben- oder Wechselwirkungen? Worauf muss ich achten?

Da Resveratrol ein starkes Antioxidans ist, kann nicht ausgeschlossen werden, dass es eine Wirkungsabschwächung der Strahlen- oder Chemotherapie bewirkt.

Laborexperimente weisen auch darauf hin, dass Resveratrol zur Gruppe der sogenannten Phytoöstrogene (»Pflanzenhormone«) gehört und damit das Wachstum von z.B. Brustkrebs fördern könnte. Ein Tierexperiment hat auch eine Wachstumsförderung von Prostatakarzinomen ergeben.

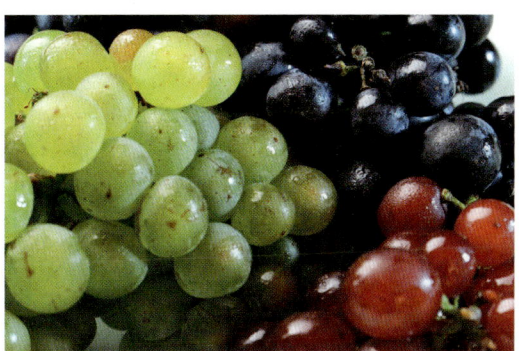

Ganz neue Untersuchungen zeigen, dass Resveratrol auch bei bestimmten genetisch veränderten Tumoren möglicherweise wachstumsfördernd ist. ❮

Diese sehr wichtigen Ergebnisse müssen erst genau überprüft werden, bevor Resveratrol als Nahrungsergänzungsmittel empfohlen werden kann.

Fazit Nahrungsergänzungsmittel mit Resveratrol sollten nicht eingenommen werden. Früchte, die Resveratrol enthalten, sind dagegen unbedenklich und sogar als gesund einzustufen.

Selen

◻ **Selen ist ein lebensnotwendiges Spurenelement. Es ist umstritten, ob es bei unseren westeuropäischen Ernährungsgewohnheiten ausreichend zugeführt wird. Deshalb sprechen sich einige Forscher bereits für eine regelmäßige Einnahme von Selen aus, während andere dies ablehnen.**

Selen kommt bei der *Vorbeugung von Krebskrankungen* eine hohe Bedeutung zu, da es als Co-Faktor in einer Reihe von entgiftenden Enzymen aktiv wird.

> **Fasst man die zahlreichen Untersuchungen zur präventiven Wirkung zusammen, so ist klar: Selen schützt vor Krebs.**

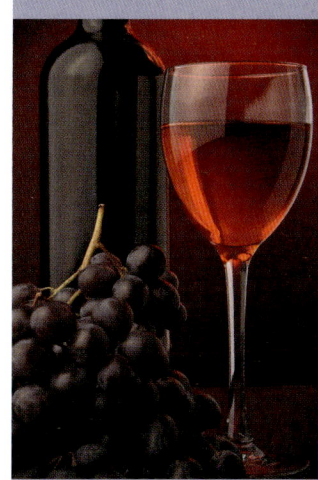

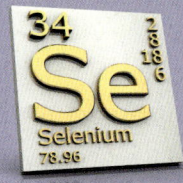

Zu hohe wie zu niedrige Werte haben jedoch negative Folgen. Noch nicht eindeutig geklärt ist, wie der gewünschte Blutspiegel erreicht werden kann und ob hierzu die Einnahme eines Nahrungsergänzungsmittels erforderlich ist.

Die tägliche Zufuhr sollte bei 70–100 Mikrogramm liegen – dies wird in Deutschland bei ausgewogener Ernährung knapp erreicht. Im Zweifelsfall kann der Selenspiegel im Blut bestimmt werden.

Eine wichtige Frage ist, ob Selen in der *Behandlung der Krebserkrankung* eine Bedeutung hat. Eine amerikanische Arbeitsgruppe konnte erstmalig zeigen, dass bei Patienten mit Lymphomen, die ihre Behandlung mit einem niedrigen Selenspiegel begannen, die Heilungsaussichten geringer sind als bei Patienten, die einen normalen bis höheren Selenspiegel hatten. Ob die Chancen von Patienten mit niedrigem Selenspiegel daher durch eine Selengabe verbessert werden könnten, muss jedoch noch untersucht werden.

Eine ganze Reihe von Laboruntersuchungen zeigt, dass Selen das Wachstum von Krebszellen bremsen könnte. Diese Untersuchungen sprechen auch dafür, dass Selen im Vergleich zu anderen Antioxidantien sogar die Wirkung der Chemo- und Strahlentherapie auf Tumorzellen verstärkt.

Leider wurden diese Untersuchungen bisher nur bei wenigen kleinen Patientengruppen überprüft. Eine Aussage, ob Selen in der Therapie eine Bedeutung zukommt, ist deshalb noch nicht eindeutig möglich.

Einige Untersuchungen ergaben, dass Selen vor Nebenwirkungen einer Chemo- und Strahlentherapie schützt. Die Dosisempfehlungen liegen hierbei zwischen 200 und 500 Mikrogramm pro Tag. Die Einnahme von Selen während der Therapie scheint deren Wirkung nicht abzuschwächen.

Untersuchungen sprechen auch dafür, dass Selen bei Lymphödemen hilfreich ist und insbesondere die gefürchtete Entzündung bei Lymphödemen vermindert.

❯ Gibt es Neben- oder Wechselwirkungen? Worauf muss ich achten?

Selen sollte nicht langfristig eingenommen werden, ohne dessen Spiegel zu kontrollieren, da Untersuchungen dafür sprechen, dass es dann zu negativen Folgen wie zum Beispiel einer erhöhten Diabetesrate, aber möglicherweise auch vermehrt zu Tumoren und Tumorrezidiven kommt. ❮

> **Bei einer längerfristigen Seleneinnahme sollten Sie Ihren Blutspiegel kontrollieren lassen.**

Die Frage, in welcher Form Selen eingenommen werden sollte, ergibt sich aus den positiv verlaufenen Studien, die alle mit dem anorganischen *Natriumselenit* durchgeführt wurden.

Fazit Selen ist ein besonders interessantes komplementäres Medikament, das als Nahrungsergänzungsmittel zum Einsatz kommt. Es schützt möglicherweise vor Nebenwirkungen, ohne die Wirkung der gegen den Tumor gerichteten Therapie zu gefährden.

Die Einnahme von Natriumselenit sollten Sie mit Ihrem Onkologen abstimmen. Die Therapie muss mit Blutspiegelbestimmungen kontrolliert werden.

Vitamine

Vitamin A und Beta-Carotin

▫ **Vitamin A gehört zu den lebensnotwendigen Bestandteilen unserer Ernährung. Daneben gibt es eine ganze Reihe von verwandten Stoffen, die sogenannten Carotinoide, von denen das Beta-Carotin das Bekannteste ist. Vitamin A ist ein fettlösliches Vitamin.**

> **Gibt es Neben- oder Wechselwirkungen? Worauf muss ich achten?**

Durch eine erhöhte Zufuhr von Vitamin A mit der Ernährung kann es zu Überdosierungen und dadurch zu Vergiftungserscheinungen kommen. Dies gilt jedoch nicht für Beta-Carotin. ⟨

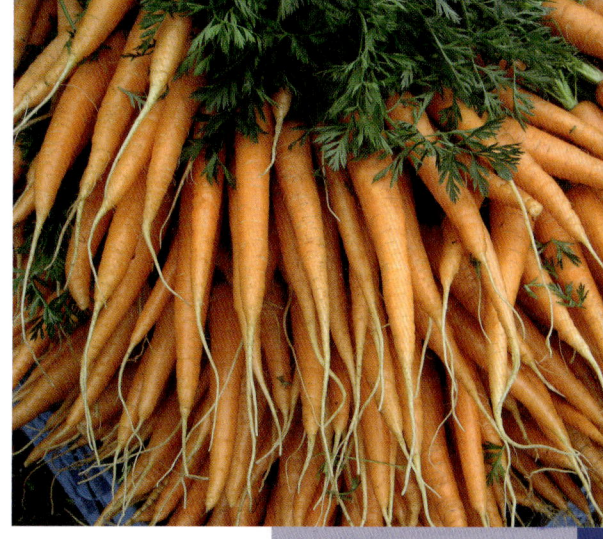

Um zu beurteilen, ob eine Einnahme von Beta-Carotin oder Vitamin A sinnvoll ist, muss zwischen der *Vorbeugung* und der *begleitenden Therapie* bei einer Krebserkrankung unterschieden werden.

Bei den Untersuchungen zur Prävention ergibt sich derzeit kein einheitliches Bild: Einige Untersuchungen deuten auf eine schützende Wirkung, insbesondere von Beta-Carotin hin, in anderen konnte kein positiver Effekt gefunden werden.

Um diese Widersprüche zu verstehen, muss man wissen, dass die Untersuchungen in ganz unterschiedlichen Ländern mit verschiedensten Ernährungsgewohnheiten durchgeführt wurden. Außerdem wurde in manchen Untersuchungen die Einnahme von Beta-Carotin und Vitamin A im Rahmen der normalen Ernährung ausgewertet – dies lässt sich zum Beispiel mit Ernährungsfragebögen erfassen –, in wieder anderen Untersuchungen wurde dagegen Vitamin A oder Beta-Carotin in Medikamentenform gegeben und diese Ergebnisse dann ausgewertet.

Berücksichtigt man vor allem die neueren Untersuchungen, so ergibt sich kein Vorteil für die Einnahme von Nahrungsergänzungsmitteln mit Beta-Carotin oder Vitamin A. Bei *Rauchern* scheint die zusätzliche Einnahme von Beta-Carotin sogar zu einer Erhöhung von Krebserkrankungen zu führen.

❯ Gibt es Neben- oder Wechselwirkungen? Worauf muss ich achten?

Einige Untersuchungen sprechen sogar dafür, dass es bei regelmäßiger Einnahme von Beta-Carotin vermehrt zu Prostatakarzinomen mit besonders aggressiven Tumoren kommt. Ob dies auch für andere Tumorarten gilt, ist nicht bekannt. ❮
In verschiedenen Untersuchungen wurde des Weiteren getestet, ob Vitamin A oder Beta-Carotin bei einer Tumorerkrankung hilfreich ist. Es gab keine positiven Ergebnisse.

Bestimmte Weiterentwicklungen von Vitamin A werden allerdings mittlerweile gezielt in der Therapie bestimmter Krebserkrankungen eingesetzt. Hierbei handelt es sich jedoch nicht um Nahrungsergänzungsmittel, sondern um hochwirksame, aber nebenwirkungsreiche Medikamente.

Einige Patienten nehmen Vitamin A oder Beta-Carotin während der Krebstherapie ein, um Nebenwirkungen zu verringern. Die bisher zu dieser Anwendung durchgeführten Untersuchungen haben diese Hoffnung leider nicht bestätigen können.

❯ Gibt es Neben- oder Wechselwirkungen? Worauf muss ich achten?

Vielmehr besteht die Gefahr, dass die Wirkung einer Chemotherapie oder einer Strahlentherapie an den Tumorzellen vermindert wird. Aus diesem Grund ist die Einnahme von Vitamin A und Beta-Carotin während einer Strahlen- oder Chemotherapie nicht sinnvoll. ❮

Fazit Vitamin A ist eine lebenswichtige Substanz und Beta-Carotin ein sehr gesunder Stoff in einer obst- und gemüsereichen Kost. Beides sollte aber nicht in Form von Nahrungsergänzungsmitteln eingenommen werden, da die Nachteile die Vorteile eindeutig überwiegen.

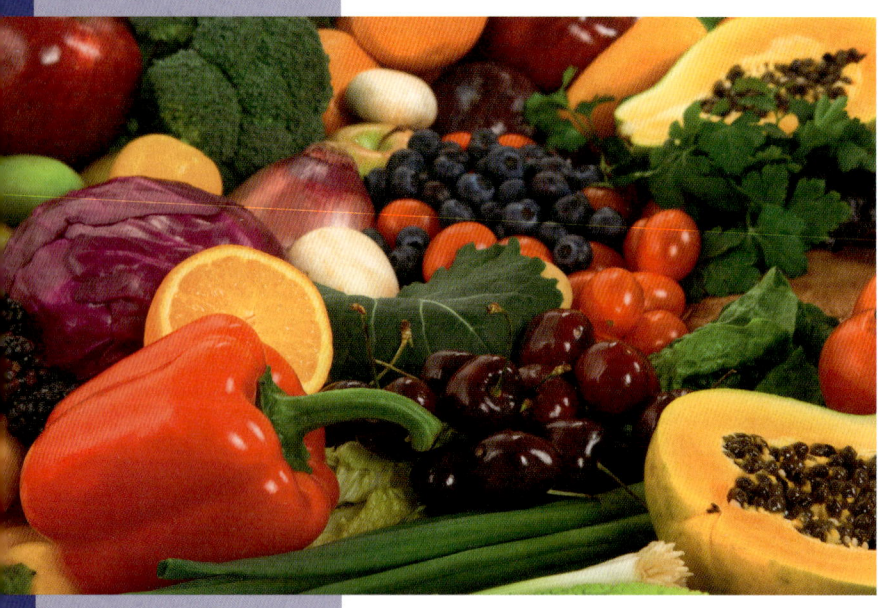

Vitamin C/Ascorbinsäure

◻ **Vitamin C, auch als Ascorbinsäure bekannt, kommt in Obst und Gemüse reichlich vor und ist wasserlöslich. Der Körper braucht es für verschiedene Stoffwechselfunktionen, unter anderem für den Aufbau von Eiweißstoffen und Bindegewebe. Vitamin C gehört zu den sogenannten Antioxidantien, den Radikalfängern, die vor freien Radikalen schützen.**

❯ **Gibt es Neben- oder Wechselwirkungen? Worauf muss ich achten?**

Mit Nebenwirkungen wie Magen-Darm-Beschwerden, niedrigen Blutdruckwerten (Hypotonie) oder Unterzuckerung (Hypoglykämie) ist nur bei sehr hohen Dosierungen zu rechnen. ❮
Die bisherigen Untersuchungen, mit denen nachgewiesen werden sollte, dass Vitamin C als Nahrungsergänzungsmittel bei gesunder Ernährung vor Krebserkrankungen schützt, zeigten kein positives Ergebnis.

Eine Einnahme in Tabletten- oder Pulverform ist für Gesunde daher nicht sinnvoll.

Einige Laborexperimente sprechen dafür, dass hochdosiertes Vitamin C Krebszellen zum Absterben bringen kann. Untersuchungen bei Patienten mit fortgeschrittenen Krebserkrankungen haben dies bisher nicht bestätigen können.

❯ **Gibt es Neben- oder Wechselwirkungen? Worauf muss ich achten?**

Die Gabe von Vitamin C während einer Chemo- oder Strahlentherapie ist umstritten. Es ist zu befürchten, dass die Wirkung der Therapie abgeschwächt werden kann. ❮

Patienten dürfen sicherlich während einer Therapie Vitamin C über die Ernährung zu sich nehmen. Die zusätzliche Einnahme muss jedoch vermieden werden.

Fazit Vitamin C ist ein sehr gesunder und lebenswichtiger Bestandteil der Ernährung. Trotz jahrzehntelanger Forschung gibt es bisher aber keine stichhaltigen Beweise, dass hochdosiertes Vitamin C bei Tumorerkrankungen eine besondere Bedeutung hat. Vitamin C sollte während einer aktiven Chemo-, Strahlen- oder anderer gegen den Krebs gerichteter Therapien nicht als Nahrungsergänzungsmittel oder in Form von Infusionen angewendet werden.
In ausgewählten Fällen kann ein individueller Therapieversuch bei Patienten in einer palliativen, das heißt nur noch auf Linderung, nicht auf Heilung bedachten Situation unternommen werden. Dies sollte mit dem betreuenden Onkologen besprochen werden.

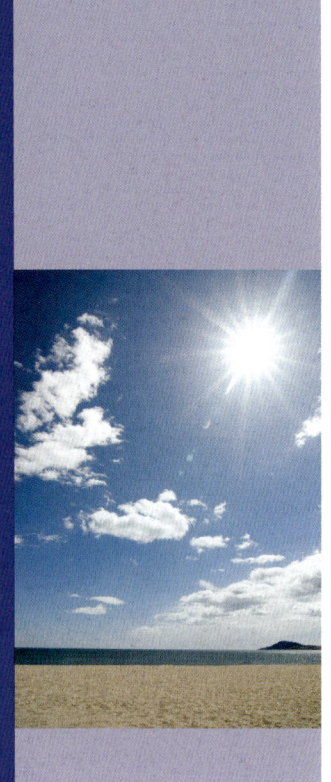

Vitamin D

■ Auch Vitamin D gehört zu den lebensnotwendigen Bestandteilen einer gesunden Ernährung, insbesondere für den Knochenstoffwechsel ist es wichtig.
Vitamin D wird in ausreichender Menge bei normaler Ernährung zugeführt. Wichtig ist, dass Vitamin D im Körper unter Einfluss von UV-Licht in der Haut in die aktive Form überführt wird. Deshalb sollte man sich regelmäßig bei Tageslicht im Freien bewegen.

Ist eine ausreichende Vitamin-D-Zufuhr mit der Ernährung und eine Aktivierung nicht gesichert, so sollte Vitamin D zum Schutz vor Osteoporose in der aktiven Form als Vitamin D_3 eingenommen werden. Dies ist zum Beispiel bei Frauen in und jenseits der Menopause, aber auch häufig bei älteren Menschen notwendig.

❯ Gibt es Neben- oder Wechselwirkungen? Worauf muss ich achten?

Vitamin D sollte jedoch nur nach Rücksprache mit dem Arzt eingenommen werden, da bei Überdosierungen der Kalziumgehalt im Blut ansteigen kann, wodurch die Bildung von Gefäßverkalkungen und Nierensteinen begünstigt wird. ❮

Bei Patienten mit Knochenmetastasen kann es unter Vitamin-D-Einnahme zu einem erhöhten Kalziumspiegel kommen. Da dies auch lebensbedrohlich werden kann, müssen Sie in diesen Fällen Ihren Kalziumspiegel regelmäßig überprüfen lassen.

Laborexperimente zeigen, dass Vitamin D in der Krebszelle eine Reihe von Aktivitäten auslöst, die ihren Zelltod herbeiführen können.

Erste Untersuchungen zeigen auch, dass Patienten mit einem höheren Vitamin-D-Spiegel bei verschiedenen Krebserkrankungen länger überleben als Patienten mit einem niedrigeren Spiegel.

Man versuchte daher herauszufinden, ob die Gabe von Vitamin D das Voranschrei-

Die Forschung der letzten Jahre hat gezeigt, dass Vitamin D außerdem eine große Bedeutung hat, wenn es darum geht, dass sich aus sogenannten undifferenzierten Zellen – zu denen auch die Krebszellen gehören – differenzierte, also nicht so schnell wachsende Zellen bilden.

ten einer Krebserkrankung verlangsamen kann. Dies konnte bereits bei einigen Patienten mit Prostatakrebs gezeigt werden. Allerdings bildeten sich die Tumoren nicht zurück. Deshalb wurde in weiteren Untersuchungen eine Kombination aus Chemotherapie-Medikamenten und Vitamin D gegeben. Bisher haben die Ergebnisse die Hoffnungen aber eher enttäuscht.

Mit Vitamin D wurde außerdem eine Reihe von Untersuchungen durchgeführt, um zu sehen, ob es vor der Entwicklung von Tumoren schützen kann. Zwar ist es noch nicht eindeutig und für alle Krebserkrankungen bewiesen, aber der Vitamin-D-Gehalt im Blut scheint tatsächlich eine große Rolle zu spielen.

Fazit Vitamin D hat eine hohe Bedeutung für den Knochenstoffwechsel und kann vor der Entwicklung einer Osteoporose schützen. Eine ausreichende Vitamin-D-Zufuhr und -Aktivierung durch Bewegung an der frischen Luft ist deshalb besonders wichtig. Für einige Patienten ist eine zusätzliche Vitamin-D_3-Einnahme erforderlich. Dies gilt insbesondere während einer antihormonellen Therapie.
Vitamin D hat vielleicht auch in der Prävention und Therapie eine Bedeutung. Dies kann derzeit jedoch noch nicht genau gesagt werden. Eine zusätzliche Einnahme sollten Sie mit den betreuenden Onkologen abstimmen.

Vitamin E

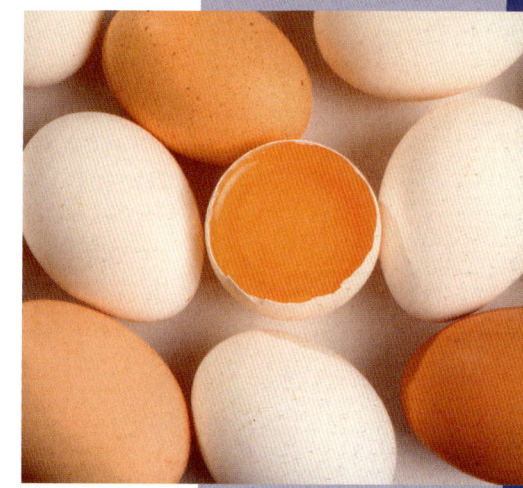

■ **Vitamin E ist ein fettlösliches Vitamin, das sich vor allem in Pflanzenölen, aber auch in Weizenkeimen, Eiern und Nüssen findet. Es gehört zu den Antioxidantien, den Radikalenfängern. Vitamin E kommt in unterschiedlichen Formen vor, der Fachbegriff für dieses Vitamin ist Tocopherol.**

Da Vitamin E ein Antioxidans ist, wurde in einer Reihe von Untersuchungen versucht herauszufinden, ob es vor Krebs schützen kann. Wie bei den anderen Vitaminen sind auch hier die Untersuchungsergebnisse widersprüchlich.

❯ **Gibt es Neben- oder Wechselwirkungen? Worauf muss ich achten?**

Die regelmäßige Einnahme von Vitamin-E-Präparaten scheint zu einem erhöhten Risiko von Herz-Kreislauf-Erkrankungen und möglicherweise auch von Lungenkrebs zu führen. ❮
Ob Vitamin E vor Prostatakrebs schützt, ist unklar. Ein Schutz vor anderen Krebserkran-

kungen konnte bisher ebenfalls nicht nachgewiesen werden.

Bisher gibt es keine Untersuchungen bei Patienten mit einer Krebserkrankung, die eine Wirkung von Vitamin E gegen Krebs belegen.

Ob die Einnahme von Vitamin E die Wirkung einer Chemotherapie unterstützt, wurde in Laborexperimenten untersucht. Positive Effekte ergaben sich nicht.

> **Gibt es Neben- oder Wechselwirkungen? Worauf muss ich achten?**

Aufgrund seiner antioxidativen Eigenschaften könnte Vitamin E jedoch eventuell die Wirkung einer Chemotherapie vermindern. Eine Untersuchung zu Vitamin E und Beta-Carotin während einer Strahlentherapie hat gezeigt, dass es zu einer deutlich erhöhten Rückfallrate kommt. <
Eine französische Arbeitsgruppe führte mehrere Untersuchungen dazu durch, ob eine Kombination aus verschiedenen Antioxidantien, unter anderem Vitamin E, die langfristigen Folgen einer Bestrahlung durch die Zerstörung gesunder Zellen verbessern kann. Die Patienten erhielten nach Abschluss der Bestrahlung Vitamin E, Selen und Pentoxyfyllin® zum Teil über viele Monate. Die Autoren berichteten über eine Verbesserung. Diese Therapie kann daher im Einzelfall bei ausgeprägten Beschwerden nach Abschluss der Therapie versucht werden, wenn andere Therapien nicht möglich sind.

Fazit Vitamin E gehört zu den gesunden Bestandteilen der Ernährung und kann insbesondere über Pflanzenöle aufgenommen werden. Eine routinemäßige Nahrungsergänzung bei Gesunden ist nicht empfehlenswert. Vitamin E sollten Sie während einer Chemo- oder Strahlentherapie nicht einnehmen.

Zink

■ **Zink ist ein lebensnotwendiges Spurenelement, welches in die Regulation des Zellwachstums eingreift, aber auch Bedeutung im Immunsystem hat.**

Patienten nehmen daher häufig während einer Chemo- oder Strahlentherapie Zink ein, um »ihr Immunsystem zu schützen«. Ob dies sinnvoll ist, wurde in wissenschaftlichen Untersuchungen leider bisher nicht geprüft.

Untersuchungen zeigen aber, dass die Einnahme von Zink während einer Strahlentherapie im Kopf-Hals-Bereich vor Schleimhautentzündungen schützen kann. Diese Untersuchungen sind allerdings nur an kleinen Patientengruppen gewonnen worden, so dass im Augenblick keine Aussagen dazu gemacht werden können, ob durch den Schutz der gesunden Zellen auch die Krebszellen geschützt werden und somit ein schlechteres Behandlungsergebnis eintreten könnte.

Ob Zink eine Bedeutung auch während einer Chemotherapie hat, kann derzeit nicht beantwortet werden.

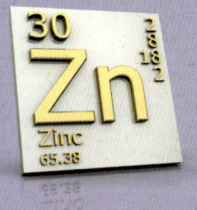

> **Gibt es Neben- oder Wechselwirkungen? Worauf muss ich achten?**

Laborexperimente sprechen aber dafür, dass Zink das Wachstum von Krebszellen erhöht und die Wirkung von Chemotherapie-Medikamenten verringern kann. ❮

Enzyme

🟨 **Im menschlichen Körper kommen sehr viele große Eiweißmoleküle vor, die verschiedene Aufgaben im Stoffwechsel haben. Diese sogenannten Enzyme erleichtern oder beschleunigen einzelne biochemische Reaktionen, ohne selbst dabei biochemisch verändert oder verbraucht zu werden. Enzyme finden sich auch in Pflanzen und Tieren – wie generell natürlich in allen anderen Lebewesen ebenfalls. Zu den in Tieren gebildeten Enzymen gehören die auch in der menschlichen Bauchspeicheldrüse gebildeten Moleküle Trypsin und Chymotrypsin. Beispiele für pflanzliche Enzyme sind Bromelain und Papain.**

In der Sportmedizin werden Enzyme schon länger eingesetzt, da sie antientzündlich wirken und bei Sportverletzungen zu einem rascheren Abschwellen und Abheilen führen können.

Fazit Patienten mit Tumorerkrankungen sollten Zink – außer bei nachgewiesenem Mangel – nicht einnehmen.

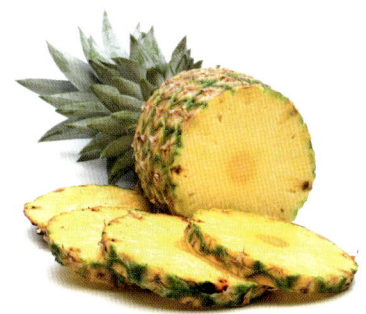

Seit längerem ist auch bekannt, dass in verschiedenen Laborexperimenten Enzyme die Entstehung und Weiterentwicklung von Tumoren verhindern können. Leider gibt es bisher nur wenige Untersuchungen, die diese positiven Eigenschaften am Menschen überprüft haben. Ob Enzyme in der Krebstherapie sinnvoll eingesetzt werden können – und wenn ja, wie und welche –, ist deshalb noch umstritten.

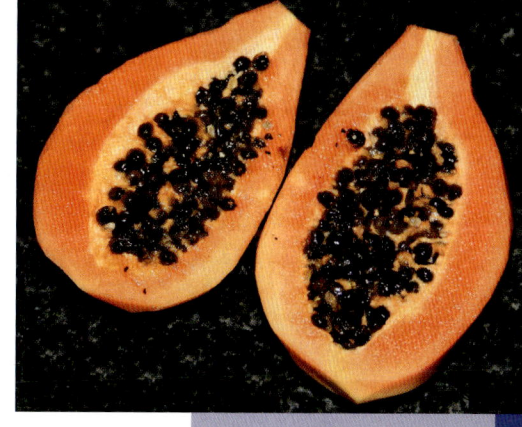

Viele Nebenwirkungen während einer Chemo- oder Strahlentherapie resultieren im Prinzip aus Entzündungsvorgängen wie beispielsweise Schleimhautentzündungen von Mund oder Darm. Aus diesem Grund wurden Enzyme in verschiedenen Untersuchungen daraufhin überprüft, ob sie Nebenwirkungen abschwächen können: Erste positive Ergebnisse hierzu liegen vor.

> **Gibt es Neben- oder Wechselwirkungen? Worauf muss ich achten?**

Nach allem, was man bisher weiß, haben Enzyme keine negativen Effekte auf die Wirkung der Chemo- oder Strahlentherapie. Eine Einnahme parallel dazu ist also möglich.
Die Verträglichkeit von Enzympräparaten ist in der Regel gut. Nur wenige Patienten berichten über Magenbeschwerden oder Durchfälle. <

Ob pflanzliche oder tierische Enzyme oder eventuell gemischte Präparate besser sind, kann derzeit nicht entschieden werden, da es keine vergleichenden Untersuchungen hierzu gibt.

Fazit Die Bedeutung von Enzymen bei der Behandlung von Krebspatienten ist noch nicht eindeutig geklärt. Wahrscheinlich wirken Enzyme jedoch gegen die Nebenwirkungen von Strahlen- und/oder Chemotherapie, die durch Entzündungsprozesse hervorgerufen werden. Bedenken, Enzyme während einer aktiven Krebstherapie einzunehmen, bestehen daher nicht.

Heilpflanzen

Europäische Pflanzen und ihre Extrakte

Knoblauch

☐ **Knoblauch wird in der traditionellen Heilkunde als Mittel gegen Herz-Kreislauf-Beschwerden, insbesondere gegen Arteriosklerose empfohlen.**

Für Patienten mit Krebserkrankungen gibt es kaum Untersuchungen zur Wirkung von Knoblauchpräparaten. Allerdings enthalten Knoblauchpräparate Isothiocyanate (s. S.28), also sekundäre Pflanzenstoffe, deren Bedeutung beim Schutz vor Krebserkrankungen in Untersuchungen belegt wurde.

Fazit Knoblauch kann im Rahmen einer gesunden Ernährung auch für Tumorpatienten empfohlen werden. Allerdings werden – vor allem nach Bauchoperationen und während der Chemotherapie – stärkere Gewürze oft nicht gut vertragen. Deshalb muss der Verzehr individuell ausprobiert werden.

Leinsamen und Leinöl

🟨 **Leinsamen enthält Leinöl, eine ungesättigte Fettsäure, sowie lösliche Ballaststoffe. Außerdem ist Leinsamen die stärkste pflanzliche Quelle für Lignan, das zu den sogenannten Phytoöstrogenen zählt.**

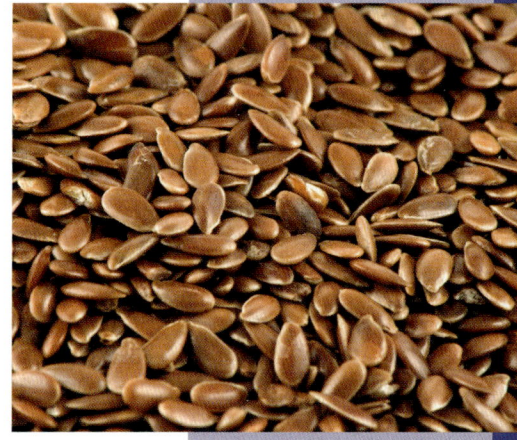

> **Gibt es Neben- oder Wechselwirkungen? Worauf muss ich achten?**

Leinsamenextrakt besitzt aus diesem Grund östrogenartige Wirkungen. Prinzipiell muss daher auch in Betracht gezogen werden, dass Leinsamen bei Frauen mit hormonabhängigen Tumoren zu einem Wachstum dieser Tumoren führen kann. ❮
Der Verzehr von Leinsamen oder Leinöl in geringen Mengen ist aber sicherlich unproblematisch.

Andererseits zeigt eine Reihe von Experimenten, dass Leinsamen und Leinöl vor der Entwicklung von verschiedenen Tumoren auch schützen und vielleicht sogar das Wachstum von Krebszellen verringern kann.

In einer kleinen Studie zeigte sich, dass Patienten, die vor einer Operation wegen eines Prostatakarzinoms Leinsamen einnahmen, weniger Tumorzellen in der Wachstumsphase aufwiesen als Patienten, die keine Leinsamen zu sich nahmen. Ob durch den Verzehr von Leinsamen allerdings wirklich ein positiver Effekt auf das Prostatakarzinom entsteht, muss in weiteren Untersuchungen geklärt werden.

Im Rahmen der sogenannten *Budwig-Diät* wird eine spezielle Kost mit einem hohen Anteil an Leinöl und Proteinen als Mittel gegen Krebs empfohlen. Die Erwartungen, die darauf gesetzt werden, sind zu hoch. Eine reine Budwig-Diät entspricht nicht den Empfehlungen, die im Rahmen einer gesunden Ernährung für Krebspatienten ausgesprochen werden. Allerdings ist z.B. der Budwig-Quark aus Quark, Leinöl und Honig eine gute Zwischenmahlzeit für Patienten mit Gewichtsverlust.

Fazit Leinsamen und Leinöl gehören zu den pflanzlichen Produkten mit einer sehr günstigen Zusammensetzung der Fette und können im Rahmen einer gesunden Ernährung für Tumorpatienten, aber auch für Gesunde empfohlen werden.

Mariendistel

🟨 **Die Mariendistel gehört zu den Heilpflanzen, die traditionell bei Lebererkrankungen eingesetzt werden. Untersuchungen zeigen, dass die Mariendistel und ihre Inhaltsstoffe, Silymarin und Silibinin, die Eiweißsynthese in Leberzellen unterstützen und damit die Regeneration fördern kön-**

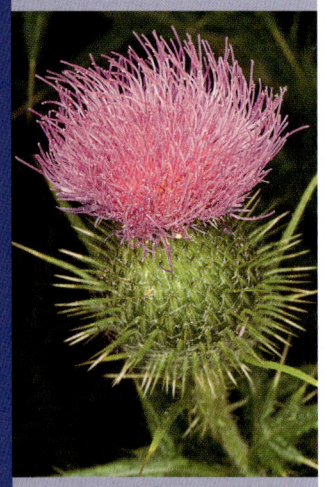

nen. Außerdem schützt Silymarin die Leberzellen vor Giftstoffen.

Erste Laborexperimente zeigen, dass Silymarin eventuell das Wachstum von Krebszellen hemmen kann. In Experimenten schützt Silymarin auch vor der Entwicklung von Leberzellkrebs. Dies muss allerdings noch bei Patienten bestätigt werden.

Es gibt bisher jedoch keine Hinweise darauf, dass die Mariendistel vor der Entwicklung von Lebermetastasen anderer Tumoren schützt.

Ob Mariendistelextrakt Leberzellen vor der Schädigung durch Chemotherapie-Medikamente schützen kann, ist unklar. Dies wurde noch nicht in klinischen Studien untersucht. Laborergebnisse zumindest zeigen, dass Silymarin die Wirkung der Chemotherapeutika nicht verringert.

Fazit Silymarin gehört zu den traditionellen Heilpflanzen, deren Bedeutung für Tumorpatienten weiter untersucht werden sollte. Derzeit kann noch nicht entschieden werden, ob Silymarin eine unterstützende Wirkung hat. Im Einzelfall kann nach Rücksprache mit dem Arzt Silymarin eingesetzt werden.
Bei Hinweisen auf eine Leberschädigung im Rahmen einer Tumortherapie muss sorgfältig abgewogen und kontrolliert werden, ob die Therapie abgesetzt werden muss.

Traubenkernöl

■ Traubenkernöl (engl.: grapeseed extract) enthält pflanzliche Fette und sogenannte Proanthozyanidine, eine Form der sekundären Pflanzenstoffe, die möglicherweise vor Tumorerkrankungen schützen können.

In Laborexperimenten hemmen Proanthozyanidine das weitere Wachstum von Krebszellen.

> **Gibt es Neben- oder Wechselwirkungen? Worauf muss ich achten?**

Leider zeigen Laborexperimente auch, dass die Gabe von Traubenkernöl parallel zur Chemotherapie die Wirkung der Medikamente abschwächen kann. ‹
Für alle diese Wirkungen liegen bisher keine Untersuchungen beim Menschen vor.

Fazit Traubenkernöl hat möglicherweise eine günstige Wirkung bei der Vorbeugung von Krebserkrankungen. Ob Traubenkernöl

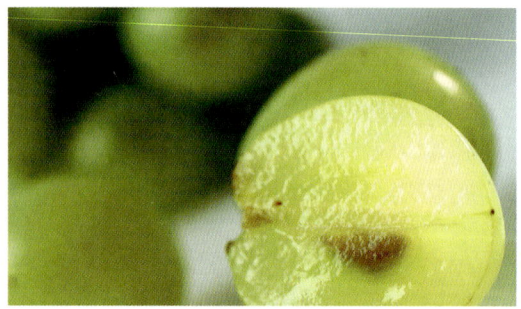

auch eine Tumorerkrankung günstig beeinflusst, konnte bisher nicht geklärt werden. Traubenkernöl kann deshalb im Rahmen der Ernährung – beispielsweise als Dressing für Salate – benutzt werden. Erwartungen auf eine heilende Wirkung bei einer Krebserkrankung sollten allerdings nicht geweckt werden.

Sie sollten Traubenkernöl nicht in größeren Mengen während einer laufenden Chemo- oder Strahlentherapie einsetzen.

Traubensilberkerze

■ **Die Traubensilberkerze ist eine alte Heilpflanze gegen Beschwerden in den Wechseljahren. Lange Jahre wurden ihre Wirkstoffe deshalb zu den sogenannten Phytoöstrogenen gezählt. Neuere Untersuchungen zeigen, dass deren Wirkung jedoch eher der Wirkung von Tamoxifen verwandt ist, d.h. Traubensilberkerze führt bei einigen Zellen zu einer östrogenartigen Wirkung, bei anderen zu einer die Östrogenwirkung blockierenden Funktion.**

Präparate der Traubensilberkerze kommen vor allen Dingen für Patientinnen mit *Wechseljahresbeschwerden* bei einer antihormonellen Therapie in Frage, z.B. bei hormonabhängigem Brustkrebs, aber auch nach der Behandlung von Unterleibskrebs. Diese Patientinnen sollen keine Hormonpräparate nehmen.

Für jüngere Patientinnen, die Wechseljahresbeschwerden im Rahmen einer Chemotherapie haben, ist der Einsatz von Hormonpräparaten möglich.

Die Frage, ob die Traubensilberkerze effektiv gegen Hitzewallungen und andere Wechseljahresbeschwerden wirkt, konnte trotz jahrelanger Forschung leider bisher nicht eindeutig geklärt werden. Viele Untersuchungen sprechen dafür. Größere zusammenfassende Untersuchungen der letzten Monate stellen diese Ergebnisse jedoch wieder in Frage. Bei Hitzewallungen, die nicht nur ein objektives Phänomen,

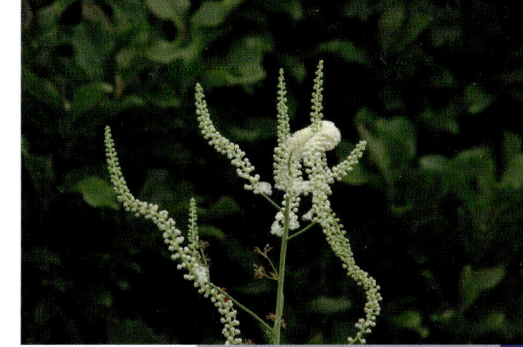

sondern vor allen Dingen durch die Beeinträchtigung der Lebensqualität subjektiv störend sind, ist letztendlich der Therapieerfolg bei der einzelnen Patientin entscheidend.

Eine Frage, die in den vergangenen Jahren ebenfalls intensiv diskutiert wurde, ist, ob Traubensilberkerzepräparate bei Patientinnen mit hormonabhängigem Brustkrebs sicher sind oder möglicherweise das Tumorwachstum anregen können.

> **Gibt es Neben- oder Wechselwirkungen? Worauf muss ich achten?**

Alle bisher veröffentlichten Untersuchungen sprechen dafür, dass die Präparate sicher sind, dass also keine Bedenken bei der Anwendung bestehen. ‹

Erste Laborexperimente lassen darauf schließen, dass Traubensilberkerzepräparate auch die Knochenstabilität fördern können und somit einen zweiten positiven Effekt bei Frauen mit Hormonentzug aufweisen, indem sie der Osteoporose vorbeugen können.

Fazit Präparate mit Traubensilberkerze können Frauen mit starken Hitzewallungen aufgrund einer antihormonellen Therapie oder bei einer Schädigung der Eierstöcke nach einer Chemotherapie helfen. Ob Sie eine Wirkung verspüren, müssen Sie – nach Absprache mit Ihrem Arzt – ausprobieren. Es bestehen nach allen bisher vorliegenden Untersuchungen keine Bedenken, Traubensilberkerzepräparate bei hormonabhängigen Tumoren einzusetzen.

Weißdorn

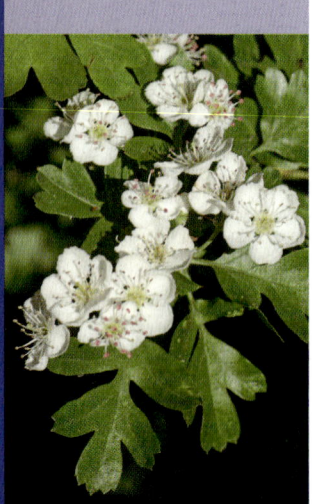

■ **Weißdorn gehört zu den alten europäischen Heilpflanzen, die zur Stärkung des Herzens eingesetzt werden. Eine Reihe von Untersuchungen in den vergangenen Jahren hat gezeigt, dass Weißdornextrakt tatsächlich bei leichter Herzschwäche unterstützend wirken kann.**

Im Rahmen der Krebstherapie kommt es manchmal zu einer Schädigung des Herzmuskels, beispielsweise durch bestimmte Chemotherapeutika oder auch durch eine Bestrahlung des Brustraums. Ob Weißdorn-

präparate hier eventuell helfen können, wurde bisher nicht untersucht. Eine *prophylaktische Wirkung* besteht wahrscheinlich nicht.

Es gibt andererseits aber auch keine Bedenken, Weißdornpräparate bei Patienten mit Tumorerkrankungen einzusetzen.

> **Gibt es Neben- oder Wechselwirkungen? Worauf muss ich achten?**

Weder muss mit einer Wachstumsförderung von Tumorzellen gerechnet werden, noch gibt es Hinweise darauf, dass Wechselwirkungen zwischen Chemotherapie- oder anderen Tumormedikamenten und Weißdornpräparaten bestehen. ❮

Fazit Weißdornpräparate haben ihren Stellenwert bei der Behandlung von leichter Herzschwäche. Eine besondere Bedeutung in der Tumortherapie kommt ihnen nicht zu. Es bestehen aber auch keine Bedenken bei ihrer Anwendung.

Zwiebelgewächse

■ **Auch für Zwiebelgewächse gilt in der traditionellen Heilkunde, dass sie vor Herz-Kreislauf-Erkrankungen schützen sollen.**

Ebenso wie für Knoblauchpräparate, gibt es auch hier keine speziellen Untersuchungen bei Krebspatienten. Zwiebelgewächse enthalten Isothiocyanate (s. S. 28), deren Wirkung

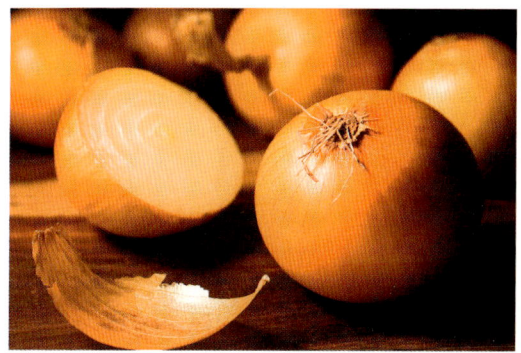

zur Prävention von Tumorerkrankungen interessant ist.

Fazit Zwiebelgewächse können im Rahmen einer gesunden Ernährung auch für Tumorpatienten empfohlen werden.

Außereuropäische Pflanzen und ihre Extrakte

Arganöl

🔲 Arganöl wird aus den Nüssen einer bestimmten Baumart in Nordafrika gewonnen und dort in der einheimischen Medizin bei zahlreichen Erkrankungen eingesetzt. Arganöl gehört zu den gesunden pflanzlichen Fetten und ist somit positiv zu bewerten, ist allerdings sehr teuer.

Eine spezielle Wirksamkeit bei Krebserkrankungen konnte bisher nicht gezeigt werden.

❯ **Gibt es Neben- oder Wechselwirkungen? Worauf muss ich achten?**

Patienten müssen jedoch beachten, dass Arganöl viele Antioxidantien enthält und somit bei einigen Chemotherapien nicht zugeführt werden sollte. ❮

Fazit Arganöl hat keine besondere Bedeutung in der Tumortherapie, stellt aber ein gesundes pflanzliches Öl dar.

Astragalus

🔲 Die Pflanze Astragalus kommt in Ägypten und Asien vor. Sie enthält eine Reihe von sekundären Pflanzenstoffen, unter anderem Saponine.

Astragalus wurde in mehreren Untersuchungen bei Patienten mit Tumorerkrankungen gleichzeitig mit einer Chemotherapie verabreicht. Leider wurden die Untersuchungen so durchgeführt, dass ein Rückschluss auf die Wirkung des Astragalusextrakts nicht möglich ist.

❯ **Gibt es Neben- oder Wechselwirkungen? Worauf muss ich achten?**

Über Wechselwirkungen mit Chemotherapeutika ist nichts bekannt. Auch Wechselwirkungen mit anderen Medikamenten oder Nebenwirkungen wurden bisher nicht näher untersucht. ❮

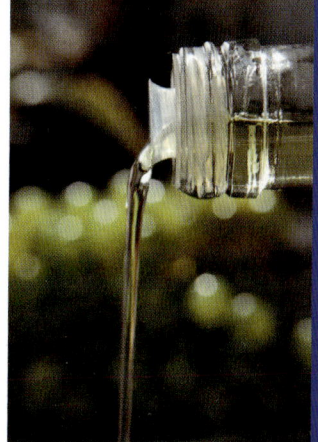

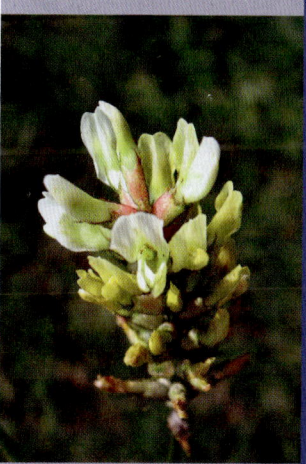

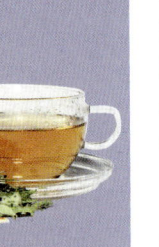

Fazit Astragalus kommt in zahlreichen Kräutermischungen aus dem asiatischen Raum vor. Über die Wirkungen bei einer Krebserkrankung, über Neben- und Wechselwirkungen ist zu wenig bekannt, als dass der Einsatz empfohlen werden kann.

Beifuß

◻ Beifuß ist eine chinesische Heilpflanze. In Afrika werden Beifußextrakte als Teezubereitungen gegen Malaria eingesetzt.

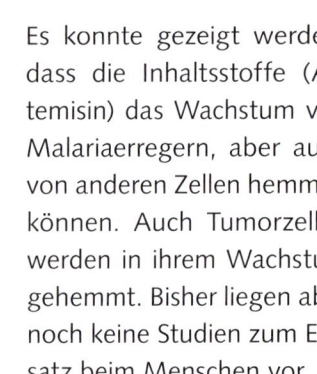

Es konnte gezeigt werden, dass die Inhaltsstoffe (Artemisin) das Wachstum von Malariaerregern, aber auch von anderen Zellen hemmen können. Auch Tumorzellen werden in ihrem Wachstum gehemmt. Bisher liegen aber noch keine Studien zum Einsatz beim Menschen vor.

❯ Gibt es Neben- oder Wechselwirkungen? Worauf muss ich achten?

Über mögliche Neben- und Wechselwirkungen mit anderen Krebstherapien ist nichts bekannt. ❮

Fazit Artemisin wird oft als alternatives Mittel gegen verschiedene Tumorerkrankungen angeboten. Vor der Einnahme außerhalb von Studien muss ausdrücklich gewarnt werden!

Flor essence®

◻ Flor essence® ist eine Pflanzenmischung, die angeblich auf einer Heilkräutermischung der amerikanischen Indianer beruht. Die ursprüngliche Mischung »Essiac«® wurde um 4 weitere Pflanzen erweitert. Während Essiac® aus Klettenwurzel, Sauerampfer, Ulmenrinde und Braunalge besteht, enthält Flor essence® außerdem Brunnenkresse, Benediktenkraut, Rotkleeblüten und Rhabarberwurzel.

Für die Zubereitung von Flor essence® als Tee gibt es eine genaue Vorschrift. Bisher liegt keine wissenschaftliche Untersuchung vor, die eine Wirkung gegen Krebs belegt. Für einige der enthaltenen Pflanzen gibt es jedoch erste Laborexperimente, die darauf hindeuten, dass das Wachstum von Tumorzellen gehemmt werden könnte. Dazu müssten deren Inhaltsstoffe allerdings in so großen Konzentrationen vorliegen, dass diese mit Tee nicht erreicht werden können.

Ein Laborexperiment zeigt sogar, dass Flor essence® das Wachstum von Brustkrebszellen stimulieren kann.

Einige Inhaltsstoffe der enthaltenen Pflanzen können auch Nebenwirkungen – beispielsweise eine abführende Wirkung – haben oder zu Magen-Darm-Krämpfen führen. Auch Störungen des Salzhaushalts im Blut, Nierenerkrankung und Muskelschwäche sind möglich. <

Fazit Flor essence® sollte bei Patienten mit Tumorerkrankungen nicht eingesetzt werden.

Granatapfel

Beim Granatapfel handelt es sich um einen Laubbaum mit roten Früchten. Diese sind reich an Antioxidantien und enthalten Phytoöstrogene.

Ihr Einsatz wird daher hauptsächlich bei Patienten mit Prostatakrebs als natürliche antihormonelle Therapie diskutiert. Einige wenige Labor- und Tierexperimente zeigen, dass Extrakte aus Granatäpfeln tatsächlich das Wachstum von Tumorzellen hemmen können.

Bisher wurde eine Untersuchung bei Männern mit Prostatakarzinom veröffentlicht, die nach einer ersten Operation oder Strahlentherapie wieder einen ansteigenden

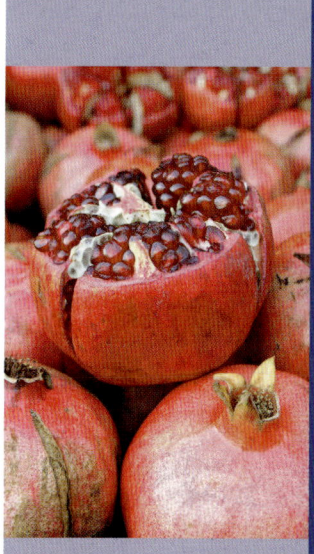

PSA-Spiegel aufwiesen. Dieser PSA-Anstieg konnte durch die Einnahme von Granatapfelsaft verlangsamt werden, allerdings gingen die Werte auch nicht wieder zurück. Dies deutet darauf hin, dass Granatapfelextrakt das Wachstum von Prostatakrebs vielleicht verzögern, aber nicht verhindern kann.

Fazit Granatapfelextrakt hat wahrscheinlich aufgrund seiner Phytoöstrogene eine günstige Wirkung bei Patienten mit Prostatakrebs. Dies sollte aber in weiteren Studien untersucht werden. Granatapfelextrakt ist keine Alternative zu einer Operation, Strahlentherapie oder zu einer notwendigen antihormonellen oder gar Chemotherapie.
Patientinnen mit hormonabhängigen Tumoren sollten Granatapfelextrakte nicht einnehmen.

Katzendorn

Katzendorn (Uncaria) ist ein Baum aus Südamerika, aus dessen Rinde ein Tee gewonnen wird. In der Heilkunde der dort ansässigen Naturvölker wird Katzendorn bei verschiedenen Erkrankungen eingesetzt.

Laboruntersuchungen zeigen, dass ein Extrakt aus Katzendorn antientzündlich wirkt und auch einige Stoffwechselwege in Tumorzellen hemmen kann. Dies wurde bisher aber noch nicht in Tierexperimenten oder beim Menschen bestätigt.

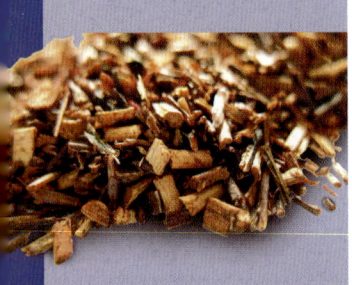

> **Gibt es Neben- oder Wechselwirkungen? Worauf muss ich achten?**

Über mögliche Wechselwirkungen mit einer Chemo- oder Strahlentherapie gibt es keine Untersuchungen, so dass Patienten Uncaria-Extrakte nicht einnehmen sollten. ‹

Fazit Das Trinken von Katzendorntee ist vermutlich nicht schädlich. Patienten sollten aber keine besonderen Erwartungen in eine Wirkung gegen Tumoren setzen.

Lapacho

☐ **Auch bei Lapacho handelt es sich um einen Baum aus Südamerika, aus dessen Rinde ein Tee gewonnen wird. Lapacho wird von den Einheimischen ebenfalls heilkundlich bei verschiedenen Erkrankungen eingesetzt.**

Wie Laboruntersuchungen gezeigt haben, wirken Extrakte aus Lapacho sowohl antientzündlich als auch hemmend auf Stoffwechselwege in Krebszellen. Tierexperimente und Untersuchungen beim Menschen müssen dies aber noch bestätigen.

Fazit Das Trinken von Lapachotee ist zweifelsfrei gesund. Auch hier sollten Sie sich als Patient jedoch keine besonderen Hoffnungen auf eine Wirkung gegen Krebs machen.

Noni

☐ **Die Noni-Frucht stammt aus dem südasiatischen Raum und wird dort in der Medizin der Ureinwohner bei zahlreichen unterschiedlichen Erkrankungen, unter anderem bei Rheuma und Krebs, eingesetzt. In Europa wird Noni als immunstimulierende Pflanze empfohlen und findet sich mittlerweile auch als Zusatz in vielen Nahrungsmitteln.**

Es gibt keine Hinweise darauf, dass eine spezielle Wirkung bei Krebserkrankungen besteht.

Fazit Für Nonipräparate gibt es bei Krebspatienten kein spezielles Anwendungsgebiet. Patienten mit Tumorerkrankung des Immunsystems wie Leukämien und Lymphome sollten Nonipräparate ausdrücklich nicht einnehmen!

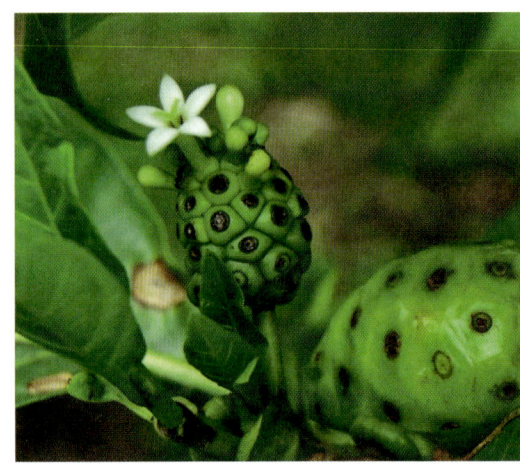

Prostasol®

■ **Prostasol® stellt eine Mischung aus verschiedenen Heilpflanzen dar. Hierzu gehören Ginseng und Sägepalmen, außerdem der Heilpilz Ganoderma. Auch eine Reihe von sekundären Pflanzenstoffen findet sich in der Mischung.**

Das Mittel wird als Alternative zur Behandlung von Prostatakrebs empfohlen. Sägepalmenextrakt wirkt günstig bei der gutartigen Vergrößerung der Prostata. Ein spezieller Einfluss auf Krebszellen konnte bisher aber nicht gezeigt werden.

Ginseng enthält wahrscheinlich ein Phytoöstrogen und könnte somit antihormonelle Eigenschaften haben. Ob eine spezielle Wirkung auf Prostatakrebszellen vorliegt, ist unklar.

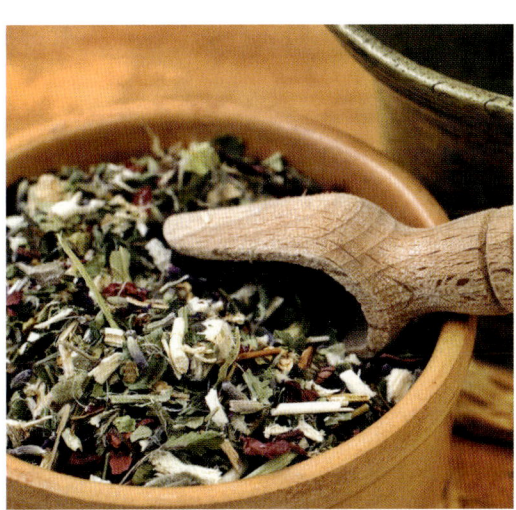

Heilpilze (s. S. 55) haben verschiedene Auswirkungen auf das Immunsystem. Eine unterstützende Wirkung konnte im Zusammenhang mit einer Chemotherapie gezeigt werden. Die Untersuchungen hierzu wurden allerdings nicht bei Prostatakrebs durchgeführt.

Für das ältere, ähnliche Präparat PC-SPES® wurden wenige Untersuchungen bei Patienten mit Prostatakarzinom veröffentlicht, die einen positiven Effekt zeigten.

› **Gibt es Neben- oder Wechselwirkungen? Worauf muss ich achten?**

Laborexperimente deuten darauf hin, dass PC-SPES® den Einfluss von bestimmten Chemotherapeutika auf Tumorzellen vermindern kann. Das Präparat wurde vom Markt genommen, nachdem unerwünschte Beimischungen von Cumarin bzw. Diethylstilböstrol gefunden wurden.

Nach der Einnahme von Prostasol® wurde eine Reihe von Nebenwirkungen beobachtet, z.B. Vergrößerungen der Brustdrüse beim Mann (sog. Gynäkomastie), Übelkeit und Erbrechen sowie Gerinnungsstörungen mit Thrombosen. ‹

Fazit Prostasol® wird als pflanzliches Mischpräparat zur alleinigen oder begleitenden Behandlung des Prostatakarzinoms empfohlen. Das Präparat enthält Phytoöstrogene, die für die Wirkung, wie auch für Nebenwirkungen verantwortlich sein könnten. Eine Einnahme kann in Absprache mit dem

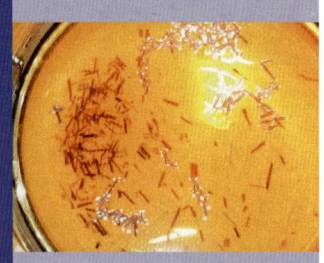

Onkologen in besonderen Situationen unter engmaschiger Kontrolle erfolgen.

Rooibos

⬜ **Rooibos ist ein Strauch aus Afrika, aus dessen Rinde Tee gewonnen wird. In der Heilkunde der Ureinwohner kommt Rooibos bei verschiedenen Erkrankungen zum Einsatz.**

Laboruntersuchungen zeigen auch für Rooibos, dass sein Extrakt antientzündlich wirkt. Zusätzlich hemmt der Extrakt verschiedene Stoffwechselvorgänge in Krebszellen. Dies wurde bisher aber noch nicht in Tierexperimenten oder beim Menschen bestätigt.

Fazit Das Trinken von Rooibostee ist gesund. Eine besondere Wirkung gegen Tumoren ist jedoch nicht zu erwarten.

Scutellaria

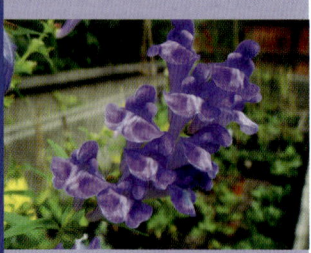

⬜ **Auch Scutellaria gehört zu den Pflanzen, die in vielen asiatischen traditionellen Heilpflanzenmischungen vorkommen.**

In den vergangenen Jahren konnten verschiedene Moleküle aus Scutellaria isoliert werden, die im Experiment eine starke Wirkung gegen Tumorzellen zeigten. Zu den wirksamen Molekülen gehören Baicalin und Wo-

gonin. Beide Substanzen haben auch schon im Tierexperiment positive Wirkungen bewiesen.

Gleichzeitig aktiviert Scutellaria das Immunsystem und scheint auch Nebenwirkungen der Chemotherapie abzuschwächen. Scutellaria-Extrakte und seine Inhaltsstoffe gehören zu den pflanzlichen Stoffen, die derzeit erforscht werden, um sie in die Tumorbehandlung zu integrieren.

❯ **Gibt es Neben- oder Wechselwirkungen? Worauf muss ich achten?**

Leider hat Scutellaria auch Nebenwirkungen. Hierzu gehören Übelkeit, Durchfälle, Kopfschmerzen, Verstopfung und allgemeine Erschöpfung. ❮

Bei pflanzlichen Präparaten aus dem asiatischen Raum, so auch bei Scutellaria, wurden in der Vergangenheit immer wieder giftige Beimischungen wie Pestizide nachgewiesen.

Fazit Sie sollten derzeit keine Scutellaria-Präparate einnehmen.

Weihrauch

■ Weihrauch (Boswellia, Olibanum) wird in der traditionellen asiatischen, insbesondere ayurvedischen Heilkunde seit langem eingesetzt. Die darin enthaltenen Boswelliasäuren hemmen Entzündungsprozesse.

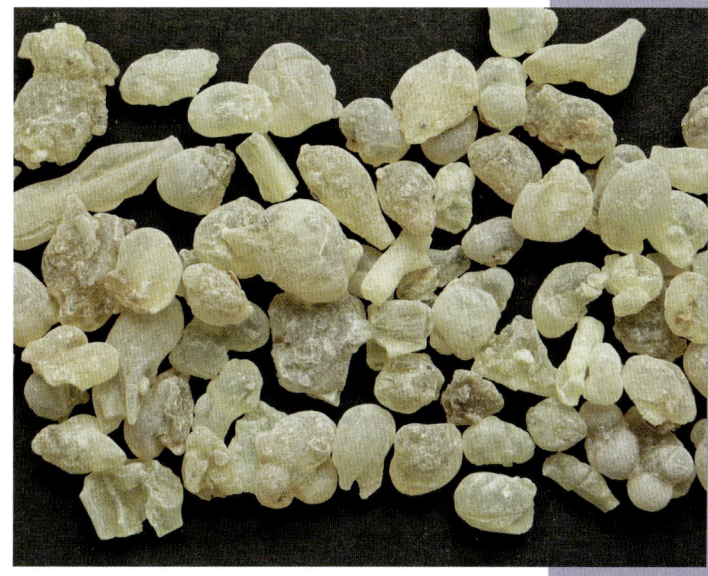

Laborexperimente zeigen, dass Boswelliasäuren das Wachstum von Krebszellen hemmen können.

Ob man sich diese Wirkung auch im Rahmen einer Tumortherapie zunutze machen kann, wurde bisher bei Patienten nicht systematisch untersucht. Einige Berichte deuten darauf hin, dass Boswelliasäuren die Schwellung, die sich im Gehirn um einen Tumor herum bildet, vermindern und damit die Beschwerden und Symptome der Patienten verringern können. Ob auch das Wachstum der Hirntumoren verlangsamt werden kann, ist noch unklar.

Boswelliasäuren sind nicht so stark abschwellend wirksam wie beispielsweise Kortisonpräparate, so dass Patienten, die Weihrauchextrakt einnehmen, Kortison auf keinen Fall sofort absetzen dürfen.

Bei einigen Patienten scheint es aber zu gelingen, die Kortisondosis langsam zu reduzieren und damit die ungünstigen Nebenwirkungen von Kortison etwas zu verringern.

Fazit Weihrauchextrakt wirkt entzündungshemmend und kann bei einigen Patienten auch die Schwellung (Ödembildung) um Hirntumoren verringern. Ein Versuch, den Extrakt begleitend einzunehmen, kann daher unternommen werden, sollte aber mit dem Onkologen abgestimmt sein.
Weihrauchextrakt ist keine Alternative zu einer notwendigen Operation, Chemo- oder Strahlentherapie und kann auch die Einnahme von Kortison nicht ersetzen. Eine Reduktion von Kortison muss sehr vorsichtig und in Absprache mit dem Onkologen erfolgen.

Withania

▢ Withania gehört wie Scutellaria zu den in asiatischen Heilpflanzenmischungen sehr häufig vorkommenden Pflanzen und ist Teil der ayurvedischen Pflanzenheilkunde. Sie wird auch unter dem Namen »indischer Ginseng« beschrieben. Die Inhaltsstoffe von Withania wirken entzündungshemmend.

Laborexperimente zeigen, dass die Inhaltsstoffe das Wachstum von Tumorzellen hemmen können. Bisher liegen aber keine Untersuchungen bei Patienten vor, die dies bestätigen.

Auch Withania hat eine das Immunsystem unterstützende Wirkung und kann möglicherweise die Nebenwirkungen von Chemo- und Strahlentherapie abschwächen. Dies muss bei Patienten noch überprüft werden.

> Bei allen Präparaten aus dem asiatischen Raum gilt, dass es Sicherheitsbedenken gibt, da immer wieder giftige Beimischungen wie Pestizide etc. entdeckt werden.

Fazit Withania gehört zu den interessanten Pflanzen aus der asiatischen Heilkunde, deren Wirkung für Tumorpatienten weiter untersucht werden muss. Die Einnahme von Withaniapräparaten außerhalb von Studien ist jedoch nicht zu empfehlen.

Heilkräuterlehren

Hildegard von Bingen

▢ Hildegard von Bingen (1098–1179) lebte als Äbtissin in einem Benediktinerkloster. Sie beschäftigte sich ausführlich mit der Heilkunde und sammelte das vorhandene Wissen über Krankheiten und Pflanzen. Hildegard von Bingen glaubte an die Einheit und Ganzheit des Menschen, und daran, dass Heil bzw. Heilung über die Hinwendung zum Glauben und eine maßvolle Lebensordnung möglich wird.

Nach dem Glauben von Hildegard von Bingen sind Erkrankungen Folgen des Sündenfalls. Körperliche und geistige Leiden sind Konsequenzen der Übertretung göttlicher Gebote. Das Krankheitsgeschehen entwickelt sich im Wechselspiel von physischen und psychischen Funktionen.

Neben den Heilmitteln aus der Natur (Pflanzen, Mineralien und Tiersubstanzen) werden nach ihrer Lehre auch religiöse Handlungen wie Handauflegen und Beten empfohlen. Alle diese Methoden sind aber nur Hilfsmittel bei einer letztendlich auf dem Glauben beruhenden Heilung.

Das Krankheitsverständnis des Mittelalters war ein ganz anderes als das unserer Neuzeit. Die Menschen hatten keine Vorstellungen von unserem heutigen Wissen über Krebserkrankungen, ihrer Entstehung und Entwicklung. Aus diesem Grund sind die Empfehlungen von Hildegard von Bingen nicht ohne Weiteres auf Krebserkrankungen zu übertragen. Viele der von ihr zusammengestellten Heilkräutermischungen entsprechen nicht mehr den heutigen pflanzenheilkundlichen Erkenntnissen. Insgesamt handelt es sich um vergleichsweise schwach wirkende Heilmittel. Im Einzelfall kann bei leichten Beschwerden durch die Tumorerkrankung oder die Therapie versucht werden, diese auch mit Heilkräutern nach Hildegard von Bingen zu behandeln. Allerdings sollten Sie dies mit Ihrem Arzt absprechen, da Wechselwirkungen mit Medikamenten möglich sind.

Diese Heilmethoden ersetzen keine gegen den Tumor gerichtete Therapie oder wichtige Medikamente gegen Schmerzen oder Übelkeit.

Fazit Die Heilkunst der Hildegard von Bingen ist eine der Grundlagen eines modernen ganzheitlichen Konzepts, das die Verantwortung des Einzelnen für seinen Lebensstil sieht. Allerdings sind die von ihr empfohlenen Heilkräuter in der Onkologie nicht geprüft und können Wechselwirkungen verursachen. Eine Tumorheilung mit ihnen ist nicht möglich.

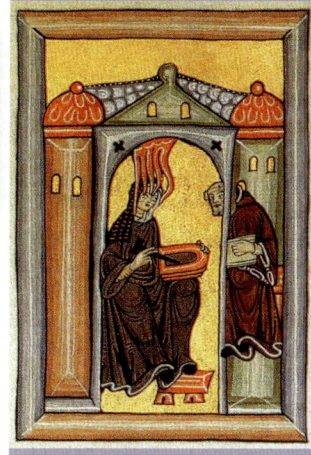

Maria von Treben

Maria von Treben (1907–1991) gehörte zu den Vertreterinnen einer traditionellen Kräuterheilkunde. Die von ihr entwickelten »Schwedenkräuter« stellen Kräutermischungen dar, die in Alkohol extrahiert werden.

Sie sollten beachten, dass die »Schwedenkräuter« einen sehr hohen Alkoholgehalt haben.

In der Summe sollen die »Schwedenkräuter« gegen fast alle Arten von Beschwerden wirken. Aus diesem Grund werden sie

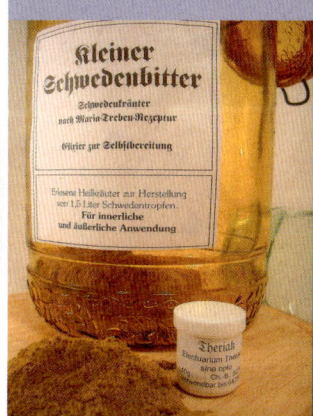

häufig auch Patienten mit Krebserkrankungen gegen die verschiedenen, durch den Tumor oder die Therapie hervorgerufenen Beschwerden empfohlen.

Zu den in den »Schwedenkräutern« enthaltenen Wirkstoffen gehören sogenannte Bitterstoffe, die in der traditionellen Heilkunde zur Appetitanregung und bei Übelkeit eingesetzt werden, sowie eine Reihe von Pflanzen, die abführende Wirkungen haben. Diese Wirkungen können auch bei Tumorpatienten eintreten. Sind sie erwünscht, so können sie allerdings auch mit den reinen Pflanzenextrakten ohne Alkoholgehalt erreicht werden.

Fazit »Schwedenkräuter« sind aufgrund des hohen Alkoholgehalts für Tumorpatienten nicht zu empfehlen. Die appetitanregende oder abführende Wirkung kann auch mit den Einzelkräutern erreicht werden.

Immunstimulanzien

Avemar®

🟨 **Avemar® ist ein fermentierter Extrakt aus Weizenkeimlingen – und sollte nicht mit Weizenkeimöl verwechselt werden.**

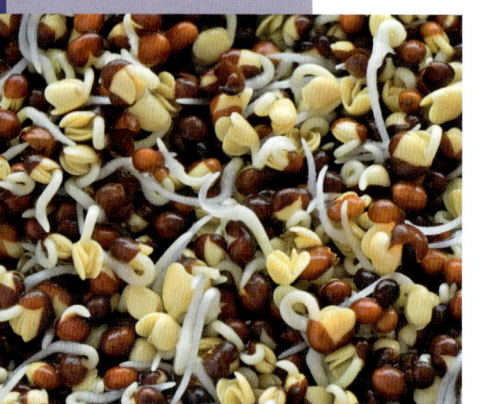

Laborexperimente zeigen, dass Avemar® möglicherweise das Wachstum von Tumoren hemmen kann. Bisher wurden nur wenige Untersuchungen an Patienten veröffentlicht, die eine positive Wirkung bestätigen. Allerdings entsprechen diese Untersuchungen den Anforderungen nicht, die heutzutage an eine Studie gestellt werden, um die Wirkung einer Therapie zu belegen.

Fazit Avemar® ist keine Alternative für eine notwendige Therapie bei einer Tumorerkrankung! Die angeführten Belege für seine Wirksamkeit sind unzureichend.

Biobran®

🟨 **Biobran® wird aus Reiskleie hergestellt, die mit dem Heilpilz Shiitake fermentiert wurde.**

Vom Erfinder und Hersteller von Biobran® wurde eine Reihe von Untersuchungen durchgeführt und veröffentlicht, die alle zeigen sollen, dass Biobran® das Wachstum von Tumoren hemmen kann. Dies wurde bisher noch in keiner unabhängigen klinischen Studie bestätigt.

Fazit Für die Wirkung von Biobran® als Mittel gegen Krebs liegen keine überzeugenden Beweise vor.

Faktor AF2

■ **Faktor AF2 ist ein Präparat aus kleinen Eiweißmolekülen aus der Leber und Milz neugeborener Lämmer.**

Bei der Krebstherapie wird Faktor AF2 als Immunstimulans eingesetzt. Außerdem soll es die Nebenwirkungen einer Chemotherapie abschwächen.

Ob Faktor AF2 tatsächlich besondere Auswirkungen auf das Immunsystem hat, wurde bisher nicht zweifelsfrei belegt. Die bisher veröffentlichten wissenschaftlichen Studien zur Abschwächung von Nebenwirkungen während einer Chemotherapie sind ebenfalls nicht überzeugend.

Fazit Die angeblichen Wirkungen von Faktor AF2 während einer Tumortherapie sind nicht belegt. Wie andere Immunstimulanzien sollte Faktor AF2 nicht bei Krebserkrankungen des Immunsystems, wie z.B. Leukämien und Lymphomen, eingesetzt werden.

Heilpilze

■ **In der traditionellen asiatischen Heilkunde wird eine Reihe von Pilzen zur Stärkung bei verschiedenen Erkrankungen eingesetzt. Als sogenannte »Heilpilze« werden in Europa vor allen Dingen die Sorten Ganoderma, Shiitake, Maitake, Coriolus und Agaricus verwendet. Die Heilpilzpräparate kommen zum Teil aus Asien, einige Pilze werden auch in westlichen Ländern gezüchtet.**

Bei den Präparaten aus Asien sind Beimischungen von Pestiziden oder anderen unerwünschten Substanzen sowie Verunreinigungen mit Schwermetallen nicht immer auszuschließen, deshalb ist der Kauf aus ungeprüften Quellen nicht zu empfehlen.

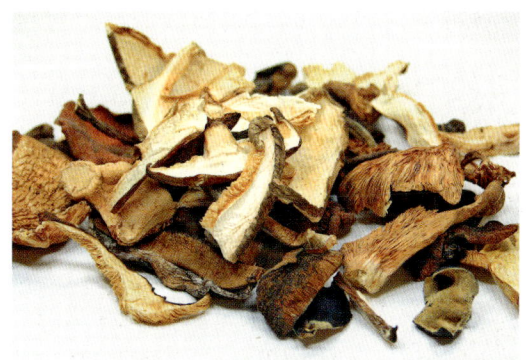

Die Inhaltsstoffe der Heilpilze sind vor allen Dingen komplizierte Kohlenhydratverbindungen, die das Immunsystem aktivieren, aber auch kleinere Moleküle, die direkt gegen Krebszellen wirksam sind.

Die bisherige Forschung zum Einsatz von Heilpilzen bei Krebserkrankungen wurde größtenteils in Asien durchgeführt, die Forschungsergebnisse meist in dortigen Zeitschriften veröffentlicht. Viele dieser Arbeiten entsprechen nicht den wissenschaftlichen Standards, die heute in der Tumorforschung vorausgesetzt werden müssen. In den zum Teil sehr umfangreichen Forschungen wurde sowohl in Labor- und Tierexperimenten als auch bei Krebspatienten versucht nachzuweisen, dass Heilpilze alleine und insbesondere in der Kombination mit Chemotherapeutika günstig wirken.

Fazit   Heilpilze stellen keine Alternative zu einer notwendigen Krebstherapie da! Ob es sinnvoll ist, sie unterstützend einzunehmen ist bisher unklar.

Sollten Sie überlegen, Heilpilze einzunehmen, so müssen Sie dies mit Ihrem Onkologen besprechen und auf jeden Fall Präparate aus kontrolliertem Anbau und mit garantierter Qualität auswählen.

Solange ihre Unbedenklichkeit nicht einwandfrei belegt ist, sollten Heilpilze bei Patienten, die an Tumoren des Immunsystems, wie Leukämien und Lymphome, erkrankt sind, nicht verwendet werden. Die immunstimulierende Wirkung der Heilpilze könnte zu einer Stimulation der leukämischen Zellen führen.

Mistel

Misteln sind sogenannte Halbschmarotzer, das heißt die grünen Pflanzenteile der Mistel sind zur Photosynthese befähigt. Wasser und Nährsalze werden dagegen dem Wirt entzogen – den Bäumen oder Sträuchern mit denen die Mistel vergesellschaftet vorkommt. Die Verbreitung der Misteln erfolgt durch Vögel, die die unverdauten Samen wieder ausscheiden.

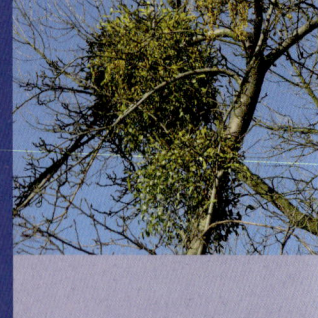

Ein ganz wesentlicher Kritikpunkt gegen die genannten Studien ist, dass bei den verschiedenen Krebserkrankungen meist keine Chemotherapie eingesetzt wurde, wie sie europäischen Richtlinien entspricht und sich hier auch als wirksam erwiesen hat. Daher muss man davon ausgehen, dass die Patienten größtenteils keine wirksame oder eine nur wenig wirksame Chemotherapie erhalten haben und die daran anschließenden Untersuchungen zur Wirksamkeit der Pilzpräparate nur bedingt Aussagen über ihren tatsächlichen Nutzen zulassen.

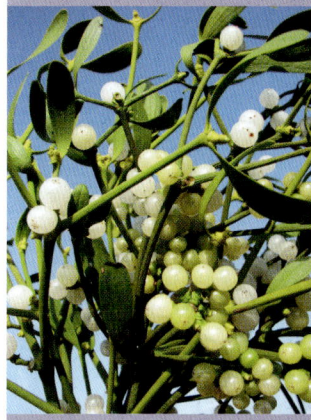

Die Misteltherapie gehört zu den am häufigsten bei Patienten mit Krebserkrankungen angewendeten komplementären Behandlungen. Sie wurde im Rahmen der anthroposophischen Therapien eingeführt. Trotz ihrer Verwendung über viele Jahrzehnte hinweg, ist die Wirkung noch immer umstritten.

Versuche im Labor und Studien an Patienten haben gezeigt, dass es durch die Misteltherapie zu einer unspezifischen Aktivierung von Zellen und Botenstoffen des Immunsystems kommen kann. Wenn Substanzen eine solche Wirkung auf das Immunsystem haben, spricht man von *unspezifischen Immunstimulanzien*. Ein Beweis, dass die so aktivierte Immunantwort gegen den Tumor aktiv wird, steht bis heute aus.

Die Mistel enthält zudem Eiweiße, die in der Lage sind, Tumorzellen im Reagenzglas abzutöten. Dass diese Effekte auch bei der Anwendung am Patienten eintreten, konnte in klinischen Studien bisher aber noch nicht einwandfrei nachgewiesen werden.

In einer ganzen Reihe von Untersuchungen versuchten Wissenschaftler zu klären, ob Patienten mit einer Krebserkrankung von einer Misteltherapie dadurch profitieren, dass diese einen Rückfall verhindert oder deren Überleben verlängert. Dies lässt sich nicht eindeutig beantworten: Sowohl klinische Studien mit positivem Ergebnis als auch Studien, die zu keinem eindeutigen Ergebnis kommen, existieren zu dieser Fragestellung. Studien, die den heutigen Regeln einer wissenschaftlich gut gemachten Arbeit genügen, konnten bisher keine lebensverlängernde Wirkung zeigen.

Ein weiteres Ziel, das mit der Misteltherapie angestrebt werden soll, ist eine *Verbesserung der Lebensqualität*. Dieser Effekt wurde auch in einer Reihe von Untersuchungen bestätigt, jedoch nicht in allen. Eine mögliche Erklärung hierfür ist die positive psychische Wirkung, die durch den hohen Glauben der Patienten an die Therapie entsteht.

Eine andere Erklärung für die Verbesserung der Lebensqualität könnte eine Zunahme der sogenannten Endorphine sein. Dies sind körpereigene »Glückshormone«, die in einer Studie nachgewiesen wurden, die zu einem besseren Allgemeinbefinden führte. Auch das Gefühl, selbst »etwas für sich getan« zu haben, ist sicherlich an einer subjektiven Verbesserung des Allgemeinbefindens beteiligt.

Leider ist es trotz aller Bemühungen kaum möglich, die Misteltherapie im Vergleich zu einer Kontrollgruppe so durchzuführen, dass Patienten bewusst darüber im Unklaren gelassen werden, ob sie eine Misteltherapie erhalten oder eben nicht, da an der Injektionsstelle häufig eine Rötung auftritt. Daher lassen sich diese psychischen Effekte auch nicht ausschließen.

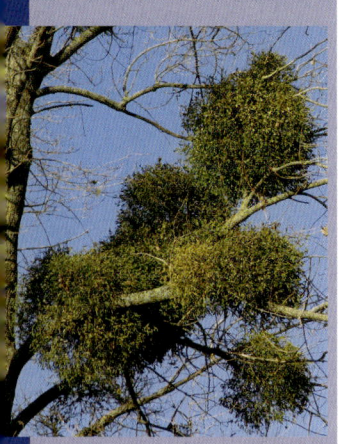

> **Gibt es Neben- oder Wechselwirkungen? Worauf muss ich achten?**

Trotz dieser positiven Befunde muss kritisch darauf hingewiesen werden, dass die Misteltherapie eventuell als »zweischneidiges Schwert« wirkt und sogar zu einer Verschlechterung der Erkrankung führen kann. Einige der aktivierten Immunstoffe (Zytokine) können das Wachstum des Tumors fördern. <

Krebserkrankungen, die ihren Ursprung im Immunsystem oder einen engen Bezug zu diesem haben – beispielsweise Leukämien und Lymphome – sollten nicht mit einer Misteltherapie behandelt werden.
Generell kann man sagen: Wegen der unspezifischen Aktivierung des Immunsystems durch Mistelpräparate sollten Patienten mit Erkrankungen, bei denen das Immunsystem überaktiv ist, wie z.B. bei Allergien oder Autoimmunerkrankungen, nicht mit Mistelextrakten behandelt werden.

> **Gibt es Neben- oder Wechselwirkungen? Worauf muss ich achten?**

Über Wechselwirkungen der Misteltherapie mit Substanzen, die gegen den Tumor gerichtet sind, wurde bisher nur wenig berichtet. <

Vorsicht ist geboten, wenn Medikamente im Einsatz sind, bei denen es zu allergischen Reaktionen kommen kann. Durch eine Immunstimulation könnten diese verstärkt werden.

Fazit Die Misteltherapie gehört zu den in Deutschland am häufigsten angewandten und untersuchten Formen der komplementären Tumorbehandlung, bei der allerdings die entscheidende Frage, ob sie wirksam ist, noch offen ist. Möglicherweise kommt es bei einigen Patienten zu einer allgemeinen Kräftigung und Verbesserung der Lebensqualität. Die Misteltherapie sollte nicht bei Tumoren und anderen Erkrankungen des Immunsystems angewendet werden. In jedem Fall sollte ihr Einsatz zeitlich begrenzt sein. Bei jedem einzelnen Patienten muss genau überprüft werden, ob das erwünschte Ziel, zum Beispiel eine Verbesserung der Lebensqualität, auch tatsächlich erreicht wird.

Polyerga®

■ Polyerga® gehört ebenfalls zu den unspezifischen Immunstimulanzien (s. S. 57). Es wird aus kleinen Eiweißbausteinen, sogenannten Peptiden, hergestellt, die aus der Milz von Schweinen gewonnen werden.

Eine einzelne Arbeit wurde veröffentlicht, die zeigt, dass es tatsächlich zu einer Stimulation von bestimmten Immunzellen kommt. In zwei weiteren Tierexperimenten ergab sich durch die Kombination eines Chemotherapie-Medikaments mit Polyerga® ein vermindertes Tumorwachstum.

Es gibt jedoch keine wissenschaftlichen Studien mit Patienten, die die Wirkung des Präparats bei Krebserkrankungen untersuchen. Werbung im Internet mit zahlreichen Fallberichten über die angeblich unterstützende und heilende Wirkung können nicht überprüft werden.

Eine einzelne klinische Studie hat die Frage aufgegriffen, ob Polyerga® während einer Chemotherapie bei Patienten mit Kopf-Hals-Tumoren die Nebenwirkungen abschwächen kann. Dies wurde in dieser Studie bestätigt. Allerdings wurde hierbei nur eine kleine Gruppe von Patienten untersucht, und weitere bestätigende Studien gibt es bisher nicht.

Fazit Polyerga® gehört zu den häufig verwendeten, jedoch wenig überprüften Substanzen, so dass über die Wirkung keine Aussage gemacht, und damit auch keine Empfehlung ausgesprochen werden kann. Da Polyerga® eine das Immunsystem unspezifisch stimulierende Wirkung hat, sollten Patienten mit Tumorerkrankungen des Immunsystems, wie Leukämien und Lymphome, Polyerga® nicht anwenden.

Spirulina

■ **Spirulina-Extrakt wird aus Algen gewonnen und enthält verschiedene lebensnotwendige Aminosäuren, Kohlenhydrate, Vitamine und Spurenelemente.**

Untersuchungen, die den Anforderungen einer wissenschaftlichen Studie genügen und die Wirksamkeit von Spirulina-Extrakt bei Krebserkrankungen belegen, gibt es nicht.

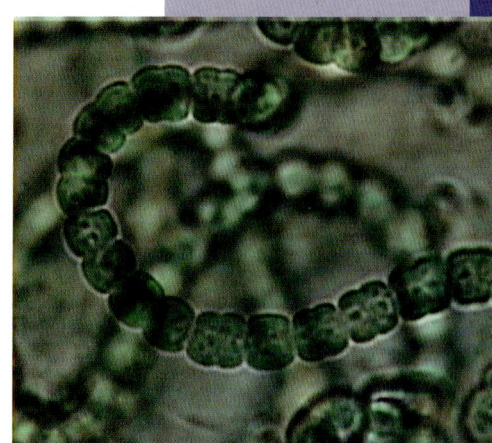

Tierversuche deuten darauf hin, dass Spirulina-Extrakt möglicherweise die Nebenwirkungen einer Chemotherapie abschwächen kann. Ob dies mit einer Abschwächung der Chemotherapiewirkung einhergeht, wurde nicht untersucht.

Spirulina soll angeblich auch das Immunsystem stimulieren. Ob dies bei Tumorpatienten der Fall ist, wurde bisher ebenfalls nicht überprüft.

> **Gibt es Neben- oder Wechselwirkungen? Worauf muss ich achten?**

In verschiedenen Algenpräparaten haben sich Giftstoffe nachweisen lassen, die zu schweren Organschädigungen führen können. Außerdem können Algen hohe Dosierungen von Schwermetallen enthalten. In einzelnen Fällen wurde von lebensbedrohlichen Nebenwirkungen berichtet. ‹

Fazit Es gibt keinen Grund, Spirulina-Extrakt bei einer Tumorerkrankung einzusetzen. Die Präparate können gefährliche Nebenwirkungen haben.

Thymus

◻ **Der Thymus ist ein hinter dem Brustbein liegendes Organ, das bei Säugetieren eine das Immunsystem kontrollierende und aktivierende Funktion hat, die insbesondere beim jungen Säugetier bzw. beim Kind zum Tragen kommt. Mit zunehmendem Alter bildet sich der Thymus zurück.**

Für die sogenannte »Thymustherapie« gibt es eine Reihe von Präparaten, die mit verschiedenen Verfahren aus dem Thymus von Tieren hergestellt werden. Bei den Extrakten handelt es sich entweder um größere Eiweißmoleküle oder um kleine, nur aus mehreren Aminosäuren bestehende Thymuspeptide. Auch homöopathische Zubereitungen sind auf dem Markt.

Obwohl Thymuspräparate – schon viele Jahre lang – bei Krebspatienten eingesetzt werden, ist die Zahl der Untersuchungen bisher gering.

Ob Thymusextrakte bei Krebspatienten immunstimulierend wirken und ob diese Immunstimulation sich dann auch aktiv gegen den Tumor richtet, ist fraglich. Die Untersuchungen bei Organtumoren, wie z.B. bei Brustkrebs, haben kein überzeugendes Ergebnis gezeigt.

In wenigen Untersuchungen wurde überprüft, ob eine Thymusanwendung während einer Chemotherapie die Nebenwirkungen verbessern kann – auch hier waren die Ergebnisse nicht überzeugend.

Fazit Die Bedeutung der Thymustherapie im Rahmen einer Krebsbehandlung ist fragwürdig. Wissenschaftliche Untersuchungen mit überzeugenden positiven Ergebnissen gibt es nicht. Wie andere Immunstimulanzien sollten auch Thymuspräparate nicht bei Krebserkrankungen des Immunsystems, also bei Leukämien und Lymphomen, eingesetzt werden.

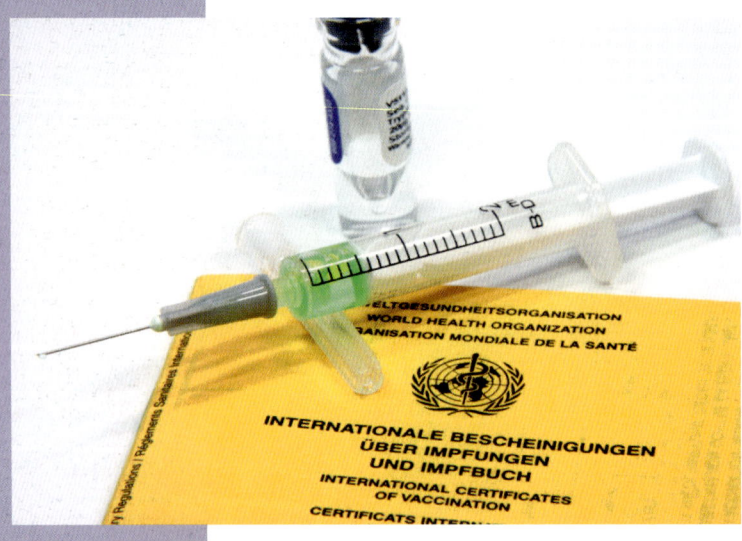

Anthroposophische Medizin

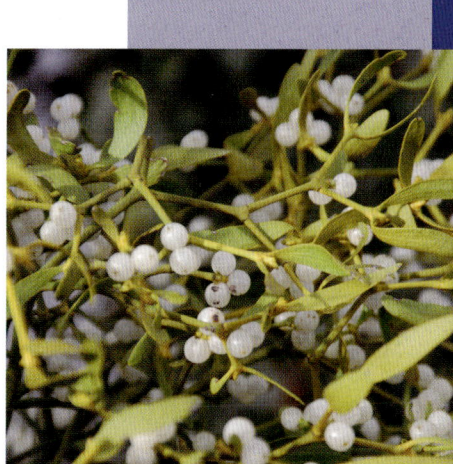

■ Die Anthroposophische Medizin basiert auf der von Rudolf Steiner (1861–1925) entwickelten anthroposophischen Lehre. Diese versteht sich als Geisteswissenschaft. Grundlegend ist die Überzeugung, dass die Natur in vier Ebenen eingeteilt ist, an denen der Mensch durch seine vier »Wesensglieder« Anteil hat:

- Der »physische Leib« gehorcht den Gesetzen der Physik.
- Der »ätherische Leib« entspricht dem Lebendigen und findet sich bei lebenden Organismen wie Pflanzen und Tieren.
- Der »astralische Leib« zeichnet empfindende und beseelte Organismen, also Tiere und Menschen, aus.
- Das »Ich« repräsentiert die Individualität des Menschen.

> Die drei Bereiche ätherischer Leib, astralischer Leib und Ich unterliegen nicht den Gesetzen der Naturwissenschaften.

Die Anthroposophische Medizin versteht sich als alternative Sichtweise auf die Zusammenhänge von Körper, Seele und Geist – diese Sichtweise erstreckt sich auch auf die Entstehung von Erkrankungen, insbesondere auch von Krebserkrankungen.

Sie zeichnet sich durch eine dem Patienten und seinen Bedürfnissen sehr zugewandte Haltung aus und vermittelt dadurch vielen Patienten ein Gefühl der Geborgenheit und des Verstandenwerdens, das sie in anderen Bereichen einer häufig als technisch und kühl erlebten Medizin nicht mehr finden. Im Rahmen einer ganzheitlichen, auch psychoonkologisch orientierten Patientenbetreuung – die also Psychologen bzw. Psychotherapeuten in die Behandlung mit einbezieht –, ergibt sich durch diesen Ansatz oft eine gute Ergänzung und Unterstützung während und nach einer Krebstherapie.

Ein wesentlicher Bestandteil der Anthroposophischen Medizin ist die Misteltherapie (s. S. 56). Weitere ihr zugehörige Methoden sind die Heileurhythmie, die rhythmische Massage und die anthroposophische Kunsttherapie.

Im Bereich der Heilmittel bestehen teilweise Überschneidungen zur Homöopathie (s. S. 62), die Substanzen werden beispielsweise zum Teil in stark verdünnten, sogenannten »potenzierten« Zubereitungen gegeben.

Die Kritik an der Anthroposophischen Medizin bezieht sich hauptsächlich auf deren Theorie der Entstehung von Krebserkrankungen, die mit mo-

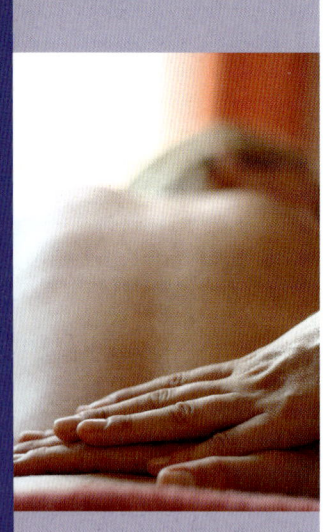

dernen Erkenntnissen nur schwer in Einklang zu bringen ist. Das Grundverständnis der menschlichen Existenz mit den Bereichen *ätherischer* und *astralischer Leib* entzieht sich sowohl dem Verständnis einer naturwissenschaftlichen als auch psychologischen Erforschung.

Einige Anhänger der Anthroposophischen Medizin beanspruchen für sich, außerhalb der Regeln einer wissenschaftlichen Erforschung von Wirkung und Nebenwirkung zu stehen. Dieser Methodenstreit erschwert die Erarbeitung einer gemeinsamen Grundlage.

Wie die Homöopathie ist auch die Anthroposophische Medizin in Deutschland eine »besondere Therapierichtung«, für die andere Regeln der Medikamentenzulassung gelten als für die klassische Medizin. Diese Medikamente müssen nicht in klinischen Studien erprobt sein.

Fazit Wenn Anthroposophische Medizin nicht als Alternative sondern als Ergänzung verstanden wird, kann sie eine wertvolle Unterstützung darstellen. Für viele Patienten sind gerade die anwendungsbetonten Methoden wie Heileurhythmie, rhythmische Massagen, aber auch die Kunsttherapie hilfreich. Auf die notwendige gegen den Tumor gerichtete Therapie sind hier keine negativen, abschwächenden Wirkungen zu erwarten. Allerdings ist es wichtig zu wissen, dass der ganzheitliche Ansatz, der vielen Patienten so wichtig ist, *nicht* an die Anthroposophie gebunden ist.

Sie sollten – wenn Ihnen eine Behandlung nach der Anthroposophischen Medizin vorgeschlagen wird – für sich klären, ob die zugrundeliegende Philosophie und die angewandten Methoden Ihren Bedürfnissen entsprechen.

Homöopathie

☐ Die Homöopathie beruht auf der Lehre von Samuel Hahnemann (1755–1843), der die Grundlage seiner Lehre im sogenannten Ähnlichkeitsprinzip zusammenfasste: »Ähnliches soll durch Ähnliches geheilt werden«. Nach der homöopathischen Lehre werden bei einer Erkrankung bestimmte, therapeutisch wirkende Mittel eingesetzt, die bei Gesunden ähnliche Symptome hervorrufen können wie die, an denen der Kranke leidet.

Die in der Homöopathie benutzten Substanzen werden nach bestimmten Vorschriften zubereitet. Physikalisch und chemisch handelt es sich hierbei um starke Verdünnungen (sog. »Potenzierungen«). Nach Ansicht der

Homöopathen wird durch diese spezielle Zubereitung allerdings keine Verminderung der Wirkung, sondern eine Verstärkung erreicht.

In der klassischen Homöopathie findet sich kein unseren Erkenntnissen entsprechendes Verständnis der Krebserkrankung. Vielmehr konzentriert sich der Arzt auf seine Wahrnehmung des Patienten und auf dessen Symptome. Aus diesen Informationen ermittelt er dann die Konstitution, die Verfassung des Patienten.

> **Viele homöopathisch tätige Ärzte und Heilpraktiker beschränken sich auf eine begleitende Betreuung von Patienten und versuchen, die durch die Erkrankung oder Therapie ausgelösten Symptome zu lindern.**

Entsprechend der Konstitution werden individuell bestimmte homöopathische Heilmittel verordnet. Nach medizinischen und wissenschaftlichen Kriterien entspricht die

Homöopathie einer *Placebotherapie*. Aufgrund der intensiven Auseinandersetzung des Arztes mit dem Patienten und seinen Beschwerden kann man vermuten, dass ein großer Teil der Wirkung psychologisch begründet ist.

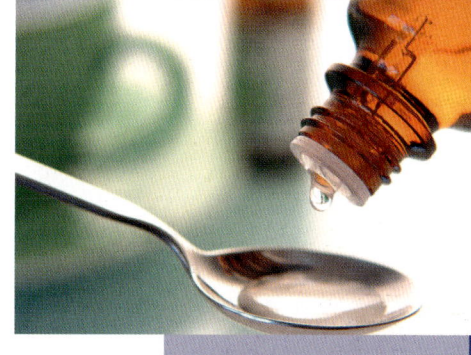

> **Gibt es Neben- oder Wechselwirkungen? Worauf muss ich achten?**

Da die eingesetzten Substanzen in der Regel in hohen Verdünnungen (»Potenzierungen«) gegeben werden, kann man davon ausgehen, dass Wechselwirkungen mit einer gegen den Tumor gerichteten Therapie *nicht* auftreten können. Aus diesem Grund bestehen keine Sicherheitsbedenken. Allerdings sollten Patienten darauf achten, dass manche homöopathischen

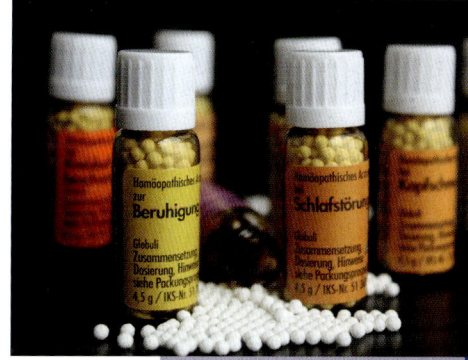

Mittel auch als sogenannte Urtinkturen (also unverdünnt) oder in niedrigen Potenzen (also nur leicht verdünnt) vorliegen und dann doch

---

Nach naturwissenschaftlicher Sicht ist die Substanz in den höheren Potenzen so extrem verdünnt (z.B. in einem Verdünnungsverhältnis $1:10^{100}$), dass sie praktisch nicht mehr nachweisbar ist. Nach der homöopathischen Lehre gehen durch diese Potenzierung aber »Informationen« aus der (verdünnten) Substanz in das Trägermilieu – das Verdünnungsmedium – über und können so dem Patienten verabreicht werden, um dort ihre Wirkung zu entfalten.

Wechselwirkungen möglich sind. Aus diesem Grund sollten Sie eine solche Therapie immer mit Ihrem onkologisch verantwortlichen Arzt absprechen. ❮

> In letzter Zeit entwickelt sich ein Zweig der Homöopathie, der behauptet, Krebserkrankungen allein mit homöopathischen Methoden heilen zu können. Für diese Behauptung gibt es keine Beweise. Da den Patienten von einer klassischen medizinischen Behandlung abgeraten wird, ist diese Form der Homöopathie strikt abzulehnen!

Laboruntersuchungen an Tumorzellen mit verschiedenen homöopathischen Mitteln haben keinen Effekt auf das Wachstum der Tumorzellen gezeigt.

Wie die Anthroposophische Medizin ist auch die Homöopathie in Deutschland eine »besondere Therapierichtung«, für die andere Regeln der Medikamentenzulassung gelten wie für die Therapeutika der klassischen Medizin.

Fazit Die Homöopathie hat keine direkte Wirkung gegen Krebserkrankungen. Als begleitende Therapie mit höheren Potenzen ist sie unbedenklich.
Sollten Sie eine begleitende homöopathische Behandlung suchen, müssen Sie für sich individuell überprüfen, ob Sie von den verordneten Rezepturen profitieren. Auf keinen Fall ersetzt die Homöopathie eine notwendige Begleittherapie z.B. gegen Übelkeit oder eine Schmerztherapie.

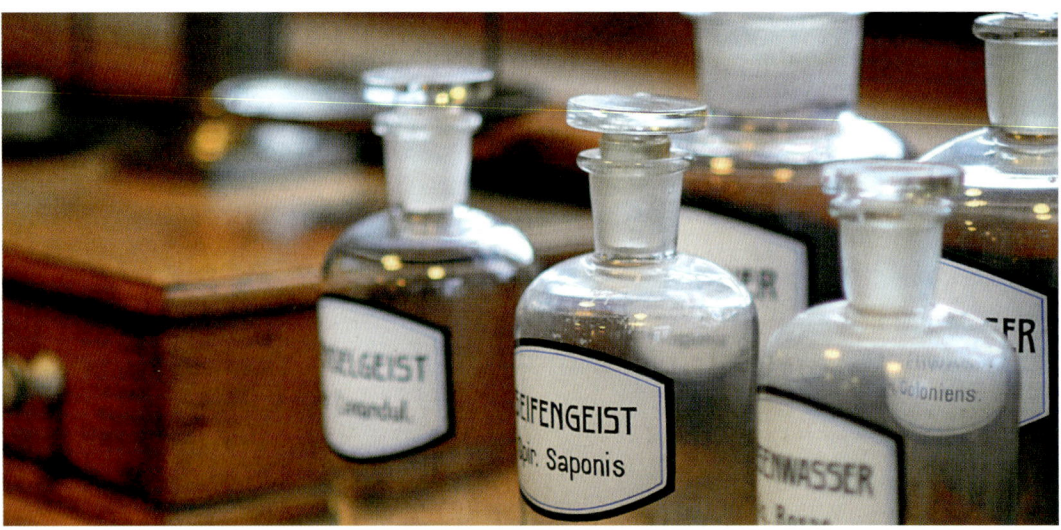

Traditionelle Chinesische Medizin

■ Die Traditionelle Chinesische Medizin (TCM) wurde in China bereits vor mehr als 2000 Jahren entwickelt. Die Weiterentwicklung in Japan wird als »Kampomedizin« bezeichnet. Bestandteile der TCM sind Akupunktur, Arzneimitteltherapie und Anleitungen zu einer gesunden Lebensweise, wie Diätetik, sowie zu Bewegungsformen, wie Qigong und Tai Chi.

Zentraler Begriff der TCM ist das Qi, welches man als »Leben« oder »Energie« übersetzen kann. In einem gesunden Körper müssen die verschiedenen Kräfte im Gleichgewicht sein, und das Qi muss ausgewogen fließen. Krankheiten entstehen, wenn dies nicht der Fall ist. Nach dem Grundverständnis dieser heilkundlichen Lehre kann eine Heilung nur dann erreicht werden, wenn das Gleichgewicht wieder hergestellt ist und das Qi ungehindert fließen kann.

Es gibt in der westlichen, naturwissenschaftlichen Medizin *keine Entsprechung* für Qi – auch experimentell ist es nicht nachweisbar.

> Die traditionelle chinesische Arzneimittellehre ist vor allem eine Pflanzenheilkunde. Als Arzneimittel werden aber auch tierische Präparate und Mineralien eingesetzt.

Charakteristisch für die TCM ist, dass entsprechend den Symptomen des Patienten bestimmte, überlieferte Pflanzenmischungen zum Einsatz kommen, die individuell an das Krankheitsbild angepasst werden.

Neuere Forschungen haben gezeigt, dass einige der in verschiedenen traditionellen Mischungen enthaltenen Pflanzen möglicherweise tatsächlich eine Bedeutung in der Krebstherapie haben. Diese Pflanzen enthalten Substanzen, die in Laborexperimenten Tumorzellen am Wachstum hindern oder Nebenwirkungen von Chemo- und Strahlentherapie abschwächen können. Dies muss in zukünftigen wissenschaftlichen Studien aber noch erforscht werden. Die bisher veröffentlichten Untersuchungen sind leider ungenügend.

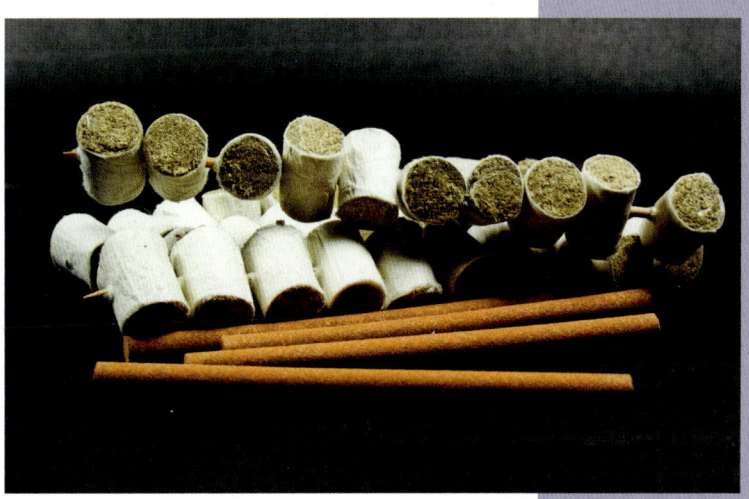

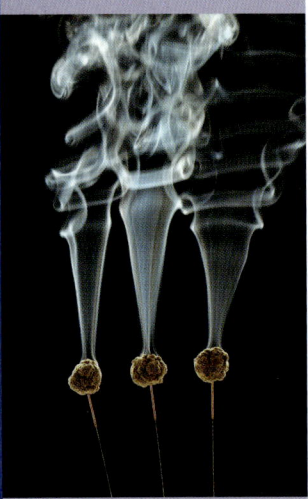

> **Gibt es Neben- oder Wechselwirkungen? Worauf muss ich achten?**

Da Heilpflanzen zum Teil hochaktive Substanzen enthalten, muss mit möglichen Neben- und Wechselwirkungen gerechnet werden. Sie sollten deshalb nicht parallel zur Tumortherapie eingesetzt werden. ‹

> Immer wieder wurden in pflanzlichen Heilmitteln aus Asien Beimengungen wie Schwermetalle, Pestizide, aber auch klassische schulmedizinische Medikamente entdeckt, die bei Patienten zum Teil schwersten Nebenwirkungen geführt haben. Präparate sollten Sie deshalb nur über Apotheken beziehen, die Qualitätsstandards garantieren.

Die **Akupunktur** gehört zu den Verfahren der Traditionellen Chinesischen Medizin, die in Westeuropa die größte Verbreitung gefunden haben. Die ihr zugrunde liegende Lehre der sog. *Meridiane* – Energiebahnen, in denen das Qi fließt – und der auf ihr gelegenen *Akupunktur-Punkte* ist nach den Erkenntnissen der Anatomie und Biologie bislang wissenschaftlich nicht nachzuvollziehen.

Untersuchungen im Bereich der Rheumatologie und Schmerztherapie haben gezeigt, dass Akupunktur bei chronischen Beschwerden wie z.B. Rücken- und Knieschmerzen zum Teil sogar wirksamer ist als die sogenannte schulmedizinische Therapie.

> Die Akupunktur wurde bei Krebspatienten hinsichtlich einiger durch den Tumor oder die Therapie ausgelösten Beschwerden untersucht. Danach kann eine Akupunktur bei Übelkeit und Erbrechen hilfreich sein. In einer zusammenfassenden Empfehlung zur Behandlung von Übelkeit und Erbrechen nach wissenschaftlichen Kriterien, wurde die Akupunktur daher als mögliche Therapie aufgenommen.

Andere Untersuchungen haben sich mit der Frage beschäftigt, ob Akupunktur auch Hit-

---

Interessanterweise spielte es bei Studien keine Rolle, ob die Patienten Akupunktur an den *klassischen Akupunktur-Punkten* erhielten oder an willkürlich auf der Körperoberfläche ausgewählten, sogenannten *Pseudoakupunktur-Punkten*. Diese Erkenntnis legt nahe, dass die Akupunktur ihre Wirksamkeit entweder mehr über psychische Mechanismen entfaltet – hier also der »Glaube an ihre Wirkung« zum Tragen kommt – oder eventuell als eine Art *Reflextherapie* zu verstehen ist, bei der durch Reize der Körperoberfläche Wirkungen im Inneren ausgelöst werden können.

zewallungen lindern kann. Zumindest bei einigen Patienten scheint dies möglich zu sein.

Auch für die Schmerztherapie bei Krebspatienten wurde untersucht, ob Akupunktur hier unterstützend eingesetzt werden kann. Es ergab sich für einige Patienten ein positiver Effekt.

Eine weitere, sehr unangenehme Folge der Strahlentherapie im Kopf-Hals-Bereich ist die ausgesprochene Mundtrockenheit. Untersuchungen zeigen, dass möglicherweise bei diesen Beschwerden Akupunktur ebenfalls hilfreich sein kann.

Fazit Die Pflanzenheilkunde nach den Regeln der Traditionellen Chinesischen Medizin stellt keine Alternative im Rahmen einer Krebsbehandlung dar. Als unterstützende

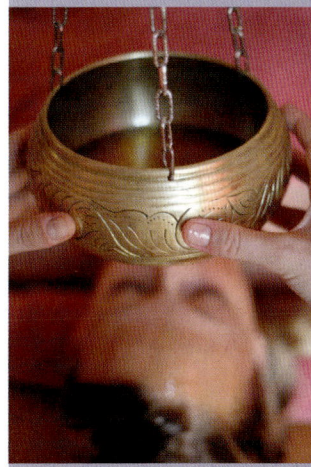

Therapie sollte sie allenfalls von sehr erfahrenen Onkologen eingesetzt werden, die in der Lage sind, auch die Risiken abzuschätzen. Sie sollten die pflanzenheilkundlichen Mittel der TCM daher auf keinen Fall ohne Wissen Ihres Onkologen einsetzen.

Die Akupunktur bietet Ihnen Möglichkeiten einer Begleitbehandlung. Wechselwirkungen mit Chemo- oder Strahlentherapie, die die Wirkung abschwächen könnten, sind nicht zu erwarten. Auch wenn die Wirkweise der Akupunktur umstritten ist, kann im Einzelfall ein Versuch als komplementäre Therapie unternommen werden.

Beachten sollten Sie aber, dass die Akupunktur eine notwendige Schmerzbehandlung oder Therapie gegen Übelkeit nicht ersetzen, diese jedoch unterstützen kann.

Ayurveda

■ Der Begriff Ayurveda bedeutet »Lebensweisheit« oder »Lebenswissenschaft«. Diese traditionelle indische Heilkunst kombiniert ein philosophisches Grundverständnis der Welt mit Erklärungen für Krankheitszusammenhänge, ihren Ursachen und ihrer Therapie.

Im Vergleich zur Traditionellen Chinesischen Medizin, die von den zwei Kräften Yin und

Yang ausgeht, unterscheidet Ayurveda drei »Lebensenergien«, die in jedem Organismus vorkommen. Die Zusammensetzung ist individuell gegeben. Krankheiten entstehen beim Einzelnen dadurch, dass das ihm eigene Gleichgewicht gestört ist.

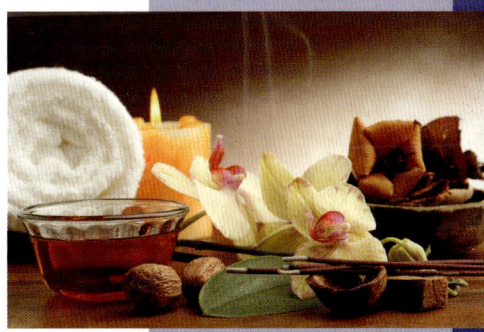

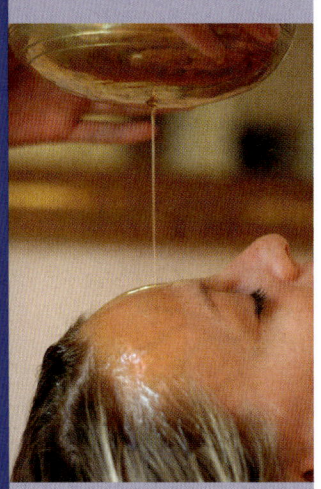

- Einläufe,
- Brechmittel,
- Yoga,
- Meditation und
- ein abgestimmtes Ernährungsprogramm.

Zur ayurvedischen Heilkunst gehört eine Ernährungslehre, die die Nahrungsmittel in sechs Geschmacksrichtungen einteilt und den Lebenskräften zuordnet.

In Europa haben sich insbesondere auch verschiedene Massagetechniken mit warmen Ölen etabliert, die im Rahmen von Wellnessbehandlungen angeboten werden.

Eine umfangreiche *ayurvedische Behandlung* im Rahmen einer sogenannten »Pancha-Karma-Kur« soll den Körper reinigen und die Kräfte in Einklang bringen. Zu ihr gehören:
- innere und äußere Ölanwendungen,

Als Heilmittel werden in der Ayurvedischen Medizin u.a. pflanzliche Mittel eingesetzt, die ähnlich wie in der Chinesischen Medizin häufig Mischungen von verschiedenen Extrakten sind.

Laborexperimente zeigen auch hier, dass einzelne Pflanzen Wirkstoffe enthalten, die das Wachstum von Tumorzellen hemmen können.

Zwei interessante Pflanzen aus dem Ayurveda sind Ingwer und Weihrauch (s. S. 51). Es gibt keine klinischen Studien, die eine Wirksamkeit weiterer Pflanzen beweisen.

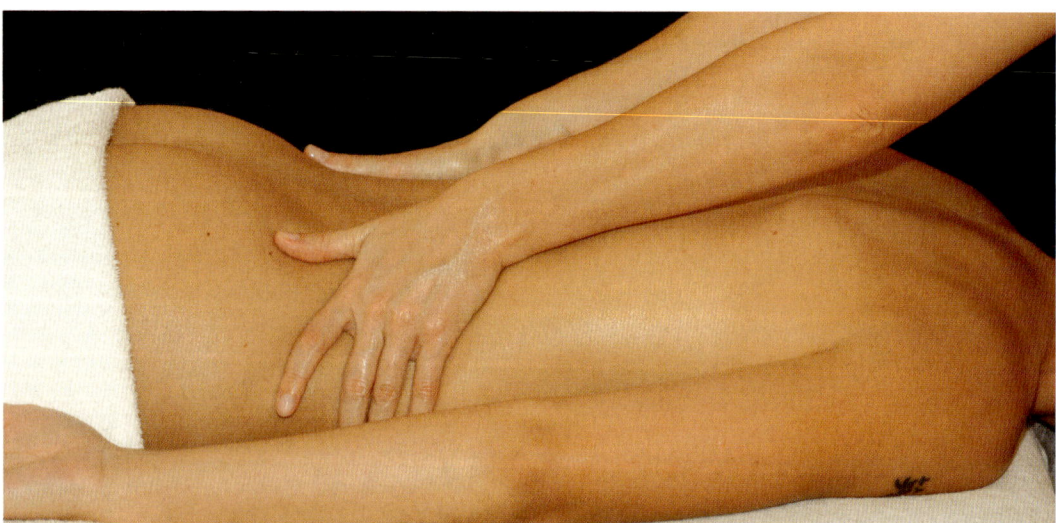

In der Vergangenheit sind gerade bei Präparaten aus dem asiatisch-indischen Raum hohe Giftkonzentrationen, unter anderem von Schwermetallen gefunden worden, die auch zu lebensbedrohlichen Erkrankungen bei Patienten geführt haben. Aus diesem Grund ist eine Anwendungen von Präparaten aus unsicheren Quellen auf keinen Fall zu empfehlen.

> **Gibt es Neben- oder Wechselwirkungen? Worauf muss ich achten?**

Eine begleitende Therapie mit Präparaten aus der Ayurvedischen Medizin sollte wegen der nicht geklärten Wechselwirkungen und einer möglichen Abschwächung der Krebstherapie nicht erfolgen. ❮

Fazit Die Heilkunde des Ayurveda beinhaltet keine direkt gegen Krebs wirkende Therapie. Sie kann allenfalls als Unterstützung und vor allem als Hinführung zu einer gesunden Lebensweise in der Nachsorge verstanden werden.

Eine begleitende Therapie müssen Sie wegen möglicher Nebenwirkungen mit Ihrem betreuenden Onkologen unbedingt absprechen.

Der Ansatz des Ayurveda, den Patienten in die Behandlung mit einzubeziehen und ihn auch in seiner Verantwortung und Kompetenz zu fordern, ist jedoch ein interessanter und bedenkenswerter Ansatz.

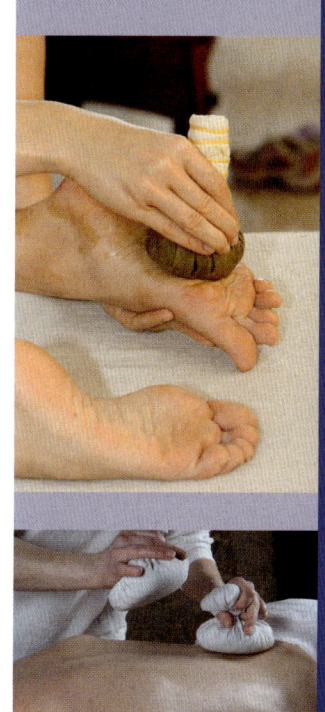

Mind-Body-Therapien

Die verschiedenen Methoden der sog. Mind-Body-Therapien, die unterschiedliche Kombinationen aus Bewegungsübungen, Visualisierungen, Meditation und Traumreisen zusammenfassen, unterscheiden sich in ihrem philosophischen oder religiösen Hintergrund und in ihrer Durchführung. Die Wirkungen auf Patienten, die diese Übungen zunächst unter Anleitung, dann regelmäßig alleine durchführen, scheinen vergleichbar zu sein.

Nicht jede Methode ist für jeden Patienten geeignet, deshalb empfiehlt es sich, dass Sie sich eine Methode aussuchen, mit der Sie früher bereits einmal positive Erfahrungen gemacht haben oder zu der Sie sich aufgrund der Bewegungsformen oder des philosophischen und kulturellen Hintergrunds hingezogen fühlen.

Alle diese Techniken sind in der Lage, Stress zu reduzieren, Angst und Depressionen zu vermindern und tragen dadurch zu einer besseren Lebensqualität während und nach einer Therapie gegen die Krebserkrankung bei.

Meditation

☐ **Meditationen werden weltweit in ganz unterschiedlicher Form durchgeführt. Aus diesem Grund ist es besonders schwierig, die verschiedenen Meditationen in einer Bewertung zusammenzufassen.**

Patienten, die eine Meditationstechnik erlernt haben und diese regelmäßig gerne durchführen, können hinsichtlich ihrer Lebensqualität profitieren. Sie verspüren weniger Stress, die Schlafqualität wird verbessert. Angst und Depression können damit vermindert werden.

Fazit Meditation kann eine hilfreiche, begleitende Entspannungs- und Konzentrationstechnik sein.

Verschiedene Techniken aus dem Feld der Mind-Body-Therapien können für Patienten eine gute Unterstützung bieten und helfen die Lebensqualität zu verbessern. Wichtig ist, dass Sie eine Technik finden, die Ihren Bedürfnissen entspricht.

Qigong

☐ **Qigong ist ein Bestandteil der Traditionellen Chinesischen Medizin (vgl. S. 65). Vergleichbar dem Yoga oder Tai Chi, handelt es sich hierbei um Bewegungsübungen, die mit bestimmten Gedanken und Vorstellungen verbunden werden.**

Die bisher zur Wirkung von Qigong bei Krebspatienten veröffentlichten Untersu-

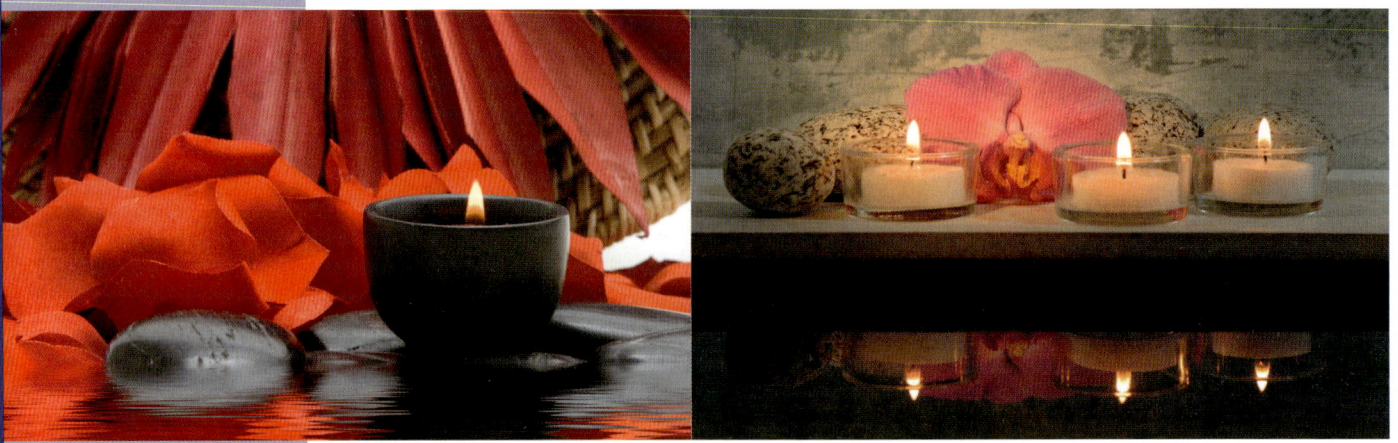

chungen entsprechen meist nicht den Anforderungen an eine gute wissenschaftliche Untersuchung. Die meisten Untersuchungen beziehen sich auf die Frage der Lebensqualität und der Abschwächung von Nebenwirkungen einer Therapie. Die Ergebnisse sprechen dafür, dass Patienten, die regelmäßig ein Qigong-Training durchführen, ihre Lebensqualität verbessern können. Ob es auch zu einer Verminderung von Stress kommt, ist nicht eindeutig belegt.

> **Eine wissenschaftliche Arbeit zur Therapie mit Qigong in China zeigt, dass die meisten Qigong-Kliniken Krebspatienten explizit nicht aufnehmen.**

Eine zusammenfassende wissenschaftliche Arbeit bewertete die Datensammlungen der Qigong-Institute in China und die zugängliche Publikationen in chinesischer Sprache. Ein wissenschaftlicher Beleg für die Wirkung gegen Krebs konnte nicht gefunden werden.

Aus den Daten ergibt sich jedoch, dass Qigong Effekte auf die Regulation der Atmung, des Stoffwechsels, des Kreislaufs und der Gehirnaktivität haben könnte.

Fazit Ähnlich wie für Tai Chi und für Yoga gilt auch für Qigong, dass es eine unterstützende, sanfte Bewegungsform ist, die keine eigenständige Wirkung gegen Krebs aufweist. Für manche Patienten stellt Qigong aber eine gute Begleittherapie dar.

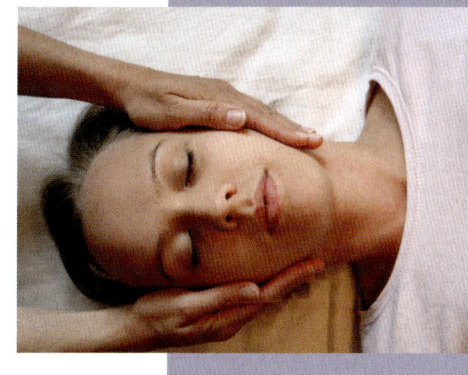

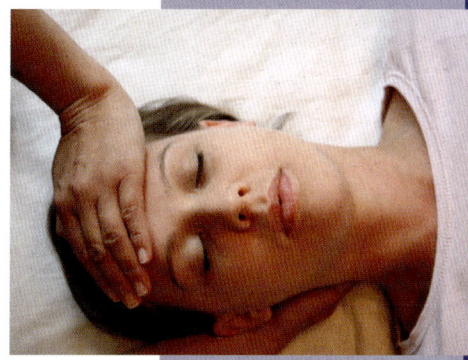

Reiki

Reiki ist ein Verfahren, das mit speziellen Berührungen arbeitet. Durch einen entsprechend ausgebildeten Therapeuten kommt es hierbei zu einer Übertragung von Kräften auf den Patienten, die so

In den 70er Jahren entwickelte die Patientin Guo Lin, die bei einem fortgeschrittenen Karzinom eine Heilung erlebte und diese auf Qigong zurückführte, das Guo Lin Qigong. Es wird behauptet, dass unter ihren Anhängern zahlreiche Heilungen auftraten. Als Ursache von Krebs werden von den Anhängern dieser Technik mentale und emotionale Störungen sowie sozialer Druck angesehen, die das Immunsystem schwächen. Qigong soll nach deren Meinung die Selbstheilungskräfte des Körpers freisetzen. Dieses Verständnis der Ursachen von Krebs stimmt nicht mit unserem heutigen Wissen überein.

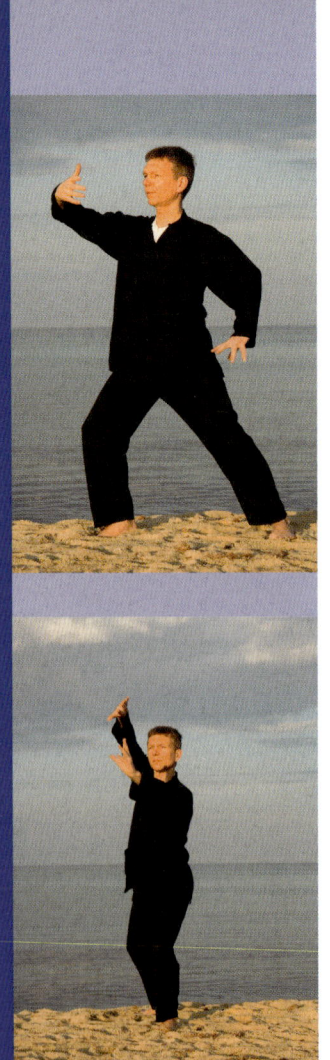

zu dessen Stärkung führen sollen. Zwischen Patient und Therapeut wird dabei eine intensive Beziehung aufgebaut. Im englischen Sprachraum findet sich für Reiki häufig auch der Begriff healing touch (heilende Berührung) oder therapeutic touch (therapeutische Berührung).

Untersuchungen bei Krebspatienten zeigen, dass Reiki und verwandte Techniken zu einer Verminderung von Angst und Depressionen führen können. Ob eine starke Erschöpfung ebenfalls gebessert werden kann, ist noch umstritten. Einige Untersuchungen haben auch hier positive Ergebnisse gezeigt, die jedoch in anderen Untersuchungen nicht bestätigt werden konnten.

> Unabhängig von der Art dieser Wirkung kann man jedoch feststellen, dass menschliche Zuwendung und Berührung für Krebspatienten offensichtlich hilfreich sind.

Mit Reiki wurde in einigen Fällen auch ein positiver Einfluss auf Schmerzen erzielt.

Fazit Reiki und verwandte Techniken wirken vermutlich durch die starke Beziehung auf psychischer Ebene, die sich zwischen Patient und Therapeut ergibt, und können damit hilfreich sein – allerdings gilt dies vermutlich auch in gleichem Maß für andere Formen der Zuwendung und Berührung. Eine direkte Wirkung gegen Krebs ist nicht bewiesen.

Tai Chi

■ **Tai Chi gehört ebenfalls zu den Bewegungsformen aus dem asiatischen Raum. Dabei werden bestimmte Bewegungsabläufe langsam ausgeführt und – ähnlich dem Yoga – mit bestimmten Vorstellungen und Gedankenbildern verbunden.**

Untersuchungen zu Tai Chi bei Krebspatienten zeigen, dass es durch diese Bewegungs-

Die Wirkung von Reiki anhand der bisherigen Untersuchungen zu beurteilen, ist schwierig, da die Anwesenheit und Berührung des Therapeuten einen starken psychologischen Effekt haben. Ob eventuell lediglich die Anwesenheit einer Person, die sich ganz dem Patienten widmet, wirksam ist, kann daher nicht sicher beantwortet werden. In einer Untersuchung mit einer kleinen Zahl von Patienten wurde versucht, dieser Frage nachzugehen, indem ein Teil der Patienten von erfahrenen Reiki-Behandlern, ein anderer Teil von Schauspielern betreut wurde. Die Ergebnisse waren in beiden Gruppen gleich.

formen zu einer Verbesserung der Muskelkraft und Beweglichkeit kommt, und auch die Lebensqualität zunimmt.

Eine weitere Untersuchung zeigt, dass Tai Chi ein geeignetes Bewegungsprogramm ist, um bei Frauen in und nach den Wechseljahren einer Osteoporose vorzubeugen. Dies ist insbesondere für Patientinnen, aber auch für Patienten unter einer antihormonellen Therapie interessant, die dadurch ein erhöhtes Risiko für eine Osteoporose aufweisen.

Fazit Tai Chi stellt eine sanfte Form der Körperübung dar, die auch entspannenden Charakter hat. Es ersetzt auf die Bedürfnisse von onkologischen Patienten ausgerichtete Sport- und Bewegungsprogramme nicht, ergänzt sie aber hervorragend.

Yoga

Unter Yoga werden verschiedene Formen einer Kombination aus Bewegung und Meditation zusammengefasst. Elemente des Yoga finden sich in verschiedenen ganzheitlichen Ansätzen, die die Achtsamkeit – also die bewusste Wahrnehmung eigener Bedürfnisse wie auch der eigenen Person als Ganzes – auch von Krebspatienten steigern möchten.

Untersuchungen zeigen, dass Yoga bei Krebspatienten die Lebensqualität verbessert und Angst und Depressionen reduziert.

Die Patienten berichten über weniger Stimmungsschwankungen.

Bei Patienten, die Yoga-Übungen vor Beginn einer Chemotherapie erlernten und diese dann auch regelmäßig über die gesamte Behandlungsdauer durchführten, konnten auch Übelkeit und Erbrechen vermindert werden. Positive Einflüsse lassen sich auch bei Schlafstörungen feststellen.

Fazit Yoga stellt für Patienten, die diese Bewegungs- und Meditationsform gerne durchführen, eine gute Möglichkeit dar, Stress zu reduzieren und insgesamt während und nach der Therapie eine bessere Lebensqualität zu erzielen.
Yoga beinhaltet zwar einen Bewegungs-»Anteil«, ersetzt aber nicht die für Krebspatienten empfehlenswerten Sport- und Bewegungsprogramme.

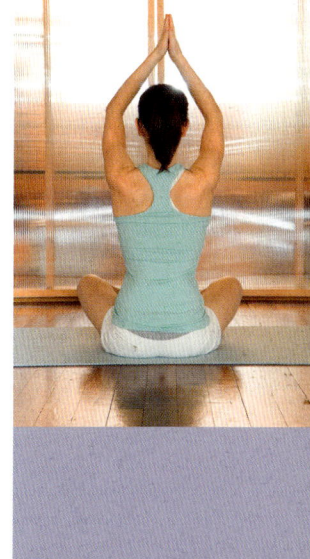

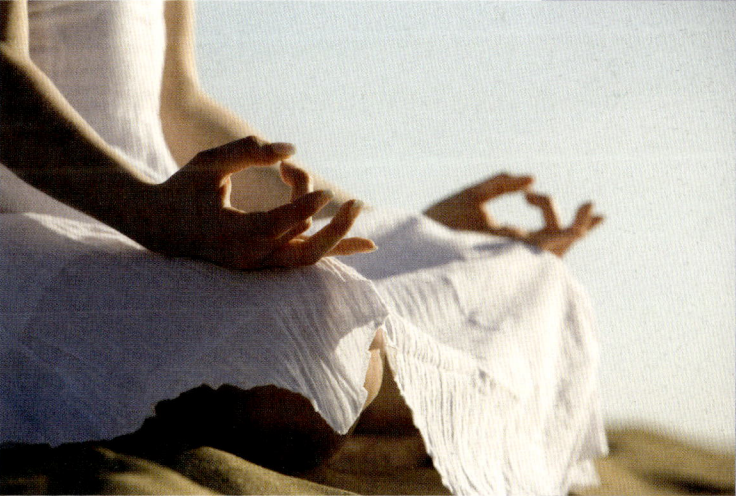

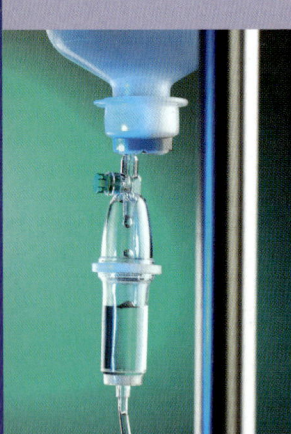

Methoden und Substanzen ohne Wirksamkeit bei Krebserkrankungen

Autologe Zytokine

▨ **Zytokine sind körpereigene Moleküle, die als Botenstoffe innerhalb des Immunsystems wirken. Einige Zytokine werden auch künstlich hergestellt und als Medikamente eingesetzt.**

❯ **Gibt es Neben- oder Wechselwirkungen? Worauf muss ich achten?**

In der Regel haben diese Zytokintherapien – je nach Zytokin – unterschiedliche, zum Teil deutliche bis sehr starke Nebenwirkungen. ❮ Von diesen künstlichen Zytokinen abzugrenzen sind die in Privatlaboratorien hergestellten sogenannten *autologen* Zytokine, die nach Angaben der Anbieter nebenwirkungsfrei, da *körpereigen* sind.

❯ **Gibt es Neben- oder Wechselwirkungen? Worauf muss ich achten?**

Körpereigene Zytokine haben allerdings, ebenso wie die künstlich hergestellten, Nebenwirkungen, die von der Konzentration abhängig sind. ❮

Autologe Zytokine werden aus dem Blut oder aus Blutzellen des Patienten gewonnen. Diese Zytokine sollen, wenn sie in den Körper zurückgespritzt werden, zu einer Wirkung gegen Krebs führen – und dies frei von Nebenwirkungen. Auf Internetseiten finden sich Berichte von Patienten, bei denen angeblich mit dieser Methode Erfolge erzielt wurden. Eine Publikation dieser Fälle in einer wissenschaftlich anerkannten Fachzeitschrift mit einer Überprüfung der Daten ist bisher nicht erfolgt. Auch eine Studie, die diese Therapie prüft und zu einer Anerkennung durch die wissenschaftlichen Fachgesellschaften führt, wurde bisher nicht durchgeführt.

Fazit Es gibt keine von den wissenschaftlichen Fachgesellschaften anerkannte Anwendung für den Einsatz von sogenannten autologen Zytokinen bei Patienten mit Krebserkrankungen.

Ein typisches Beispiel, um die Nebenwirkungen körpereigener Zytokine zu verdeutlichen, sind die Beschwerden bei einer grippalen Erkrankung. Diese beruhen zum Teil auf den im Zuge der Erkrankung gebildeten Zytokinen.

Bach-Blüten

☐ **Edward Bach (1886–1936) entwickelte – basierend auf seinen Erfahrungen an einem englischen Krankenhaus, das mit homöopathischen Methoden arbeitete – eine Sammlung von Blüten, die bei bestimmten Gemütszuständen hilfreich sein sollen.**

Bach-Blüten wurden nicht als Therapeutikum gegen Krebs entwickelt. Die Blütenessenzen werden analog zum homöopathischen Herstellungsprozess (s. Abschnitt »Homöopathie«, S. 62) stark verdünnt. Schon aufgrund dieser Verdünnung sind in den Präparaten keine wirksamen Pflanzenkonzentrationen mehr enthalten. Für keine der von Dr. Bach ausgewählten Blütenpflanzen ist aus der traditionellen Heilkunde eine Wirksamkeit gegen die mit einer Krebserkrankung einhergehenden Beschwerden bekannt.

Einige Patienten fühlen sich nach der Einnahme von Bach-Blüten besser – dieser Effekt hängt vermutlich mit dem Glauben dieser Patienten an eine Besserung zusammen. Die Linderung von Beschwerden und Nebenwirkungen wären dann als Placeboeffekt zu werten.

> ❯ **Gibt es Neben- oder Wechselwirkungen? Worauf muss ich achten?**

Da die Inhaltsstoffe durch die Verdünnung praktisch nicht mehr vorhanden sind, besteht keine Gefahr einer Wechselwirkung. ❮

Fazit Bach-Blüten wirken nicht gegen Krebs – sie ersetzen eine notwendige Behandlung nicht.

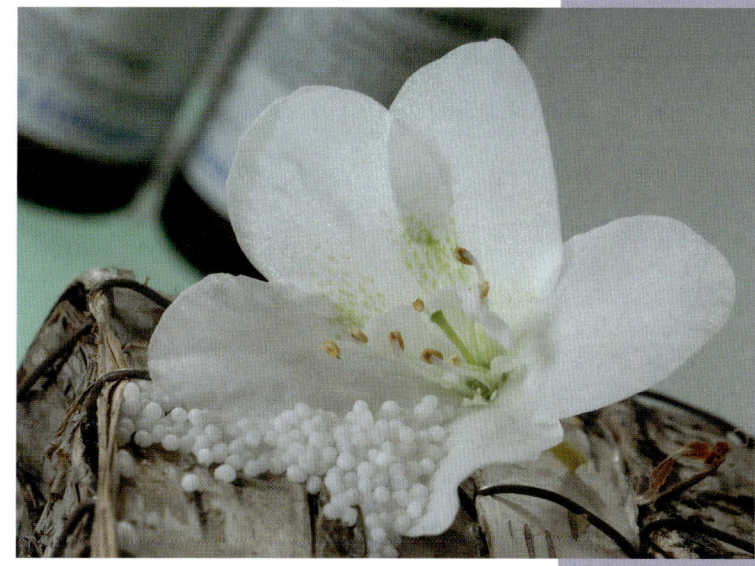

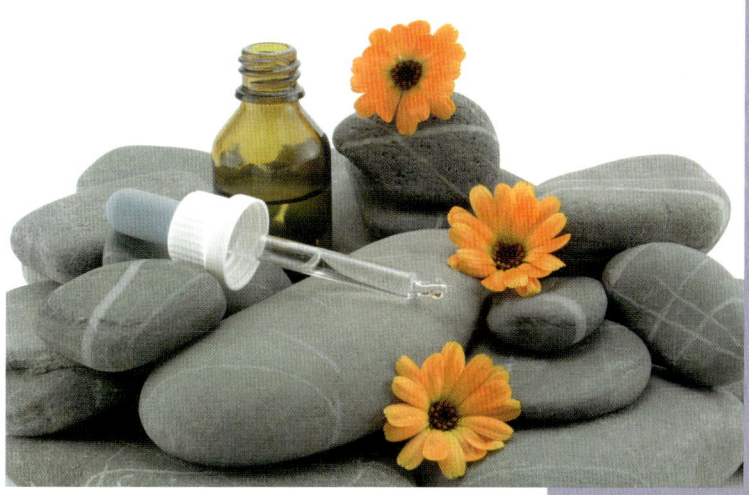

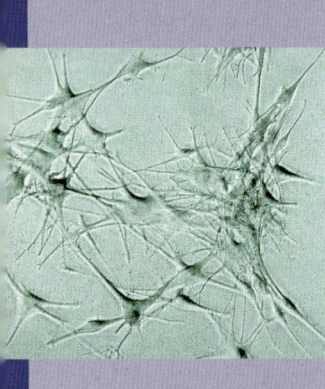

Dendritische Zellen

🔲 **Dendritische Zellen sind spezialisierte Zellen des Immunsystems und haben eine große Bedeutung bei der Abwehr des Tumors.**

Die Forschungsbemühungen konzentrieren sich daher bereits seit vielen Jahren darauf, bei Krebspatienten diese Zellen so zu aktivieren und zu steuern, dass mit ihnen eine Krebstherapie möglich wird.

In Studien wurden erste Erfolge beschrieben. Die bisherigen Erkenntnisse zeigen jedoch auch, wie kompliziert es ist, einen zielgerichteten Eingriff am Immunsystem so durchzuführen, dass das gewünschte Ergebnis eintritt. Bisher konnten noch bei keiner Tumorart dendritische Zellen erfolgreich so angewandt werden, dass sie auch routinemäßig in der Behandlung eingesetzt werden könnten.

Trotzdem werden Patienten private Behandlungen in Praxen und Laboren angeboten. Dort sind Präparate mit dendritischen Zellen erhältlich, mit denen angeblich Heilungen erreicht wurden. Manipulationen am Immunsystem können jedoch auch gegenteilige Folgen und eine Verstärkung des Tumorwachstums bewirken.

Fazit Diese als private Therapie außerhalb wissenschaftlicher Studien durchgeführte Behandlung ist aus wissenschaftlicher Sicht nicht empfehlenswert.

Edelsteintherapie

🔲 **Edelsteinen werden bestimmte Funktionen – beispielsweise Einflüsse auf die Seele und den Organismus – zugeschrieben. Durch das Auflegen oder Tragen von Edelsteinen sollen angeblich deren heilende Funktionen wirksam werden.**

Fazit Es gibt keinen Beleg für die Wirksamkeit einer Edelsteintherapie, insbesondere auch keine Belege für eine Wirkung bei Krebserkrankungen. Eine Edelsteintherapie hat mit Sicherheit keine Wechselwirkungen mit einer notwendigen Krebstherapie.

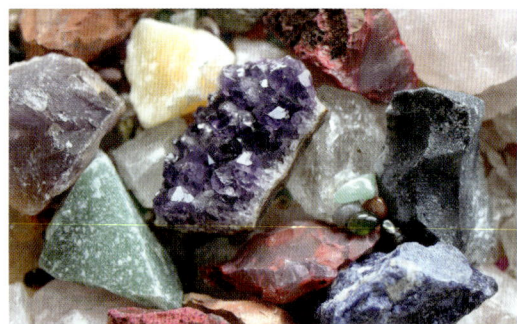

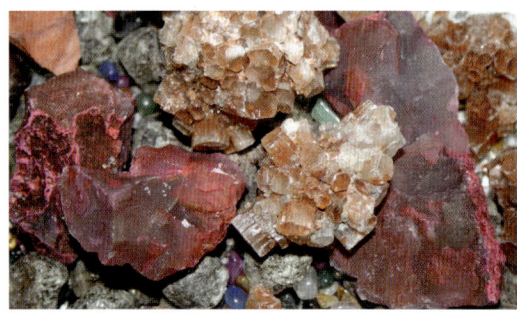

Galavit

🔲 **Galavit stammt angeblich aus der sowjetischen Weltraumforschung und sollte – nach den Angaben der Anbieter – Patienten, auch in weit fortgeschrittenen Erkrankungsstadien, von ihrer Krebserkrankung heilen können.**

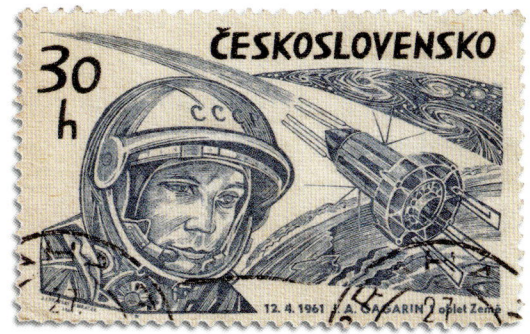

Nachdem Patienten aufgrund dieser Heilsversprechungen die klassische, wissenschaftlich fundierte Therapie verlassen haben und an ihrer Krebserkrankung gestorben sind, wurden in einem umfangreichen Prozess die Wirkungslosigkeit der Therapie belegt und die Anbieter verurteilt.

Fazit Galavit hat in der Behandlung von Krebspatienten keine Bedeutung.

Germanische Neue Medizin® nach Dr. Hamer

🔲 **Die Germanische Neue Medizin® wurde von Dr. Hamer entwickelt. Er behauptet, dass jede Krebserkrankung auf ein sogenanntes »Dirk-Hamer-Syndrom« zurückgeht: Hierbei handelt es sich um einen »allerschwersten, hochakut dramatischen und isolativen Konflikt-Erlebnis-Schock«, der »in der Psyche, im Gehirn und am Organ gleichzeitig wirkt«.**

Dieser »Hamer'sche Herd« ist nach der Lehre der Germanischen Neuen Medizin® in einem Computertomogramm des Gehirns nachzuweisen. Da er auf einem Schockerlebnis beruht, ist die einzig mögliche Heilung durch eine Auflösung dieses Konflikts zu erreichen. Dr. Hamer warnt ausdrücklich vor Strahlentherapien und »chemischen Behandlungen«, da sie den Konflikt eher verschlimmern und damit die Erkrankung nicht bessern, sondern verschlechtern.

Dr. Hamer rät auch von den Vorsorgeuntersuchungen zur Früherkennung von Krebs ab.

Fazit Die Entstehungstheorie von Dr. Hamer für Krebs, die nach seiner Ansicht angeblich die einzig wissenschaftlich erwiesene ist, ist aus wissenschaftlicher Sicht falsch.

Glutathion

🟨 **Glutathion ist ein im Stoffwechsel vorkommendes kleines Molekül, das Enzyme dabei unterstützt, verschiedene Stoffwechselabfallprodukte und Gifte unschädlich zu machen.**

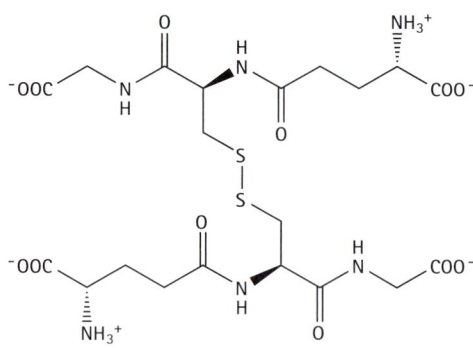

Glutathion zeigte in Laboruntersuchungen, aber auch bei Untersuchungen an Patienten, dass es die Nebenwirkungen einer Chemo- und Strahlentherapie abschwächen kann.

> ❯ **Gibt es Neben- oder Wechselwirkungen? Worauf muss ich achten?**

Leider ergab sich auch, dass Krebszellen, die viel Glutathion oder auch viele Enzyme enthalten, um selbst Glutathion zu produzieren, resistent gegen Chemo- und Strahlentherapie sind. ❮

Fazit Glutathion sollte nicht während einer Chemo- oder Strahlentherapie eingenommen oder infundiert werden.
Eine eigenständige Wirkung gegen Krebszellen ist nicht wahrscheinlich.

Haifischknorpelextrakt

🟨 **Haie gehören zu den Knorpelfischen und haben angeblich selten Krebs. Außerdem entsteht Krebs auch nur ganz selten im Knorpel und metastasiert praktisch nie in den Knorpel. Aus diesem Grund wurde geschlussfolgert, dass Haifischknorpelextrakt eine besonders günstige Wirkung gegen Krebs haben könnte.**

Bereits vor vielen Jahren wurden aus diesen Knorpelextrakten daher Wirkstoffe isoliert, die als Vorläufer der heutigen sogenannten Antiangiogenese-Substanzen (s. S. 13) gelten. Nachdem diese Substanzen aber nicht die gewünschte Wirkung gezeigt haben, hat

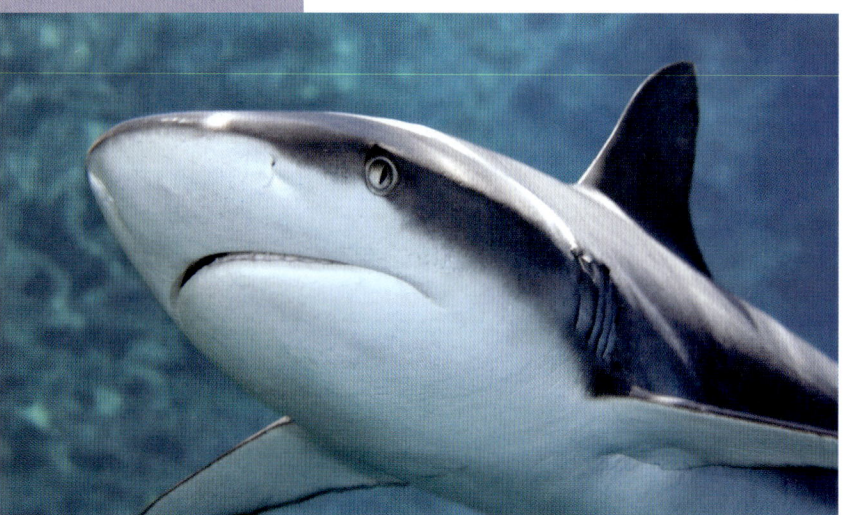

die Forschung andere Substanzen zur Anti-angiogenese entwickelt.

Nach wie vor werden Patienten jedoch im Rahmen einer sogenannten alternativen Therapie die ursprünglichen Haifischknorpelpräparate noch angeboten.

Fazit Haifischknorpelextrakt stellt keine Behandlungsmöglichkeit gegen Krebs dar.

Ganzkörper- und Elektrohyperthermie

Die Anwendung von Wärme (Hyperthermie) bei Krebserkrankungen wird seit Jahrzehnten in unterschiedlicher Weise praktiziert. Ältere Formen sind:
- die Fiebertherapie, bei der dem Patienten Bakterienbestandteile gespritzt werden, um Fieber auszulösen,
- die Ganzkörperhyperthermie, bei der meist über Infrarotstrahler eine Erhitzung des gesamten Körpers durchgeführt wird, und
- verschiedene regionale und lokale Hyperthermieverfahren.

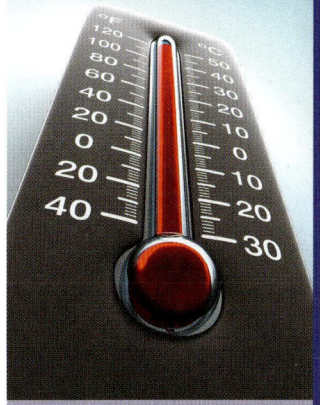

Da alle diese Verfahren unter den Oberbegriff Hyperthermie fallen, ist es sehr schwer, sie in der Beurteilung ihrer Wirksamkeit auseinander zu halten.

In der alternativen Therapie werden den Patienten
- die (moderate) Ganzkörperhyperthermie,
- die Fiebertherapie und
- die regionale Elektrohyperthermie angeboten.

Diese Verfahren werden meist mit Methoden der Schulmedizin wie Chemo- oder Strahlentherapie kombiniert, zum Teil aber auch alleine eingesetzt.

Bei den Hyperthermieverfahren, die zu einem *Anstieg der Körpertemperatur* führen, geht man davon aus, dass sie das Immunsystem stimulieren und die Wirkung der Chemotherapie unterstützen. Dies wurde in Studien bisher nicht belegt. Ein Vorteil für diese Verfahren konnte ebenfalls nicht gezeigt werden.

Bei den *regionalen Hyperthermieverfahren* wird mit verschiedenen Techniken und Frequenzen gearbeitet. Bisher ist keine Studie veröffentlicht worden, die für die in vielen Praxen verwendete Elektrohyperthermie

Diese Formen der Hyperthermie dürfen nicht verwechselt werden mit seriösen Forschungsbemühungen um eine effektive Hyperthermie, die mit sehr aufwändiger Gerätetechnik an wenigen, meist universitären Standorten in Deutschland betrieben wird. Informationen hierzu können bei der Deutschen Krebsgesellschaft eingeholt werden.

nachweist, dass sie bei Patienten mit Krebs-erkrankungen das Tumorwachstum hemmt.

Fazit Unter dem Begriff der Hyperther-mie werden ganz unterschiedlich Therapie-verfahren zusammengefasst. Für die Ganz-körperhyperthermie und die Fiebertherapie existieren keine wissenschaftlichen Beweise für eine Wirkung bei Krebspatienten. Seriö-se Anbieter für die regionale Hyperthermie, die diese Technik auch in der klinischen For-schung untersuchen, sind hauptsächlich an den Universitätskliniken zu finden.

Insulinpotenzierte Therapie

🟨 **Insulin ist ein Hormon, das den Blutzu-ckerspiegel senkt. Bei der insulinpotenzier-ten Therapie wird beim Patienten zunächst eine Unterzuckerung durch Gabe von Insu-lin herbeigeführt. Dann verabreicht man eine Glucoselösung gleichzeitig mit niedrig dosierten Chemotherapie-Medikamenten. Hierdurch kommt es nach Angaben der Be-fürworter zu einer »Öffnung der Schleusen« bei Krebszellen, die besonders gerne Gluco-se verstoffwechseln (s. Abschnitt »Kohlen-hydratarme Kost«).**

Die Chemotherapeutika sollen vor allen Din-gen in die Krebszellen eindringen und dort ihre Wirkung entfalten. Da sie nur in nied-riger Dosierung gegeben werden, kommt es angeblich zu keinen Nebenwirkungen.

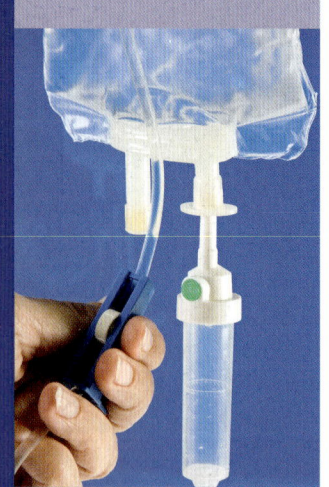

Es gibt keinen wissenschaftlichen Beweis für die Wirksamkeit einer insulinpotenzierten Therapie. Die in niedriger Dosis durchgeführ-ten Chemotherapien sind unwirksam.

❯ Gibt es Neben- oder Wechselwirkungen? Worauf muss ich achten?

Für die Patienten resultiert daraus eine ne-benwirkungsarme, aber leider auch wir-kungslose Therapie. **❮**

Fazit Die insulinpotenzierte Therapie ist bei Krebserkrankungen nicht wirksam.

Kohlenhydratarme Kost

🟨 **Vor vielen Jahren beobachtete der deut-sche Biochemiker Dr. Warburg, dass sich viele Krebszellen in ihrem Stoffwechsel ganz wesentlich von normalen Zellen unter-scheiden und überwiegend Kohlenhydrate für ihre Energiegewinnung verwenden. Selbst in der Verstoffwechslung von Koh-lenhydraten unterscheiden sich diese Krebs-zellen von normalen Zellen.**

Dies lässt sich auch in modernen Zellexperi-menten beobachten – und führte dazu, dass alternative Ernährungsformen für Krebspati-enten entwickelt wurden. Diese basieren auf der Empfehlung, mit der Ernährung nur sehr geringe Mengen von Kohlenhydraten und keinen freien Zucker zu sich zu nehmen. Eine solche Ernährungsform hat Ähnlichkeiten mit der Öl-Eiweiß-Kost von Dr. Budwig.

Für die Reduktion der Kohlenhydratmenge werden unterschiedlich strenge Regeln beschrieben. Daher ist es wichtig zu wissen: Es gibt keine veröffentlichte Studie beim Menschen, die eine Wirksamkeit dieser Ernährung bei Krebserkrankungen beweist.

Die kohlenhydratfreie Ernährung kann bei strenger Umsetzung zu einer Mangelernährung führen. Eine kohlenhydratarme Ernährung kann gerade auch bei Krebspatienten, die bereits mit Gewichtsverlust und schlechtem Appetit kämpfen, zu einer weiteren Gewichtsabnahme und zur Schwächung der körpereigenen Kräfte führen.

Fazit Eine kohlenhydratarme Ernährung ist außerhalb von wissenschaftlichen Studien nicht empfehlenswert.

Ozon- und Eigenbluttherapie

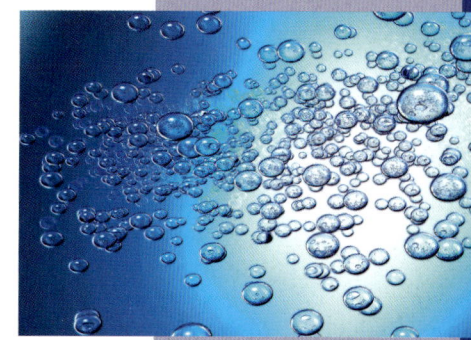

■ **Ozon ist eine besonders reaktive Form von Sauerstoff. Im Internet wird die Ozontherapie daher mit dem Slogan »Mit Sauerstoff gegen den Krebs« beworben.**

In der Ozontherapie wird den Patienten Ozon gespritzt und zwar entweder subkutan – also in das Unterhautfettgewebe –, in den Muskel, in die Vene oder auch in die Arterie.

Eine besondere Form stellt die Kombination mit einer Eigenblutbehandlung dar, bei der dem Patienten zunächst Blut entnommen und dann mit Ozon vermischt wieder in die Vene oder einen Muskel zurückgespritzt wird. Angeblich fördert die Ozontherapie die Entgiftung und Durchblutung der Gewebe. In der Krebstherapie soll hierdurch das Immunsystem des Patienten gestärkt werden.

Die Vertreter der Ozontherapie behaupten, dass es durch eine geeignete Dosierung von Ozon im Körper zu einer Gegenregulation und Stärkung der antioxidativen Kräfte kommt.

Häufig wird im Zusammenhang mit der kohlenhydratarmen Kost auch ein bestimmtes Enzym (TKTL-1) genannt, das angeblich dafür verantwortlich sei, dass diese Tumorzellen mit ihrem Stoffwechsel besonders resistent gegen die Therapie seien und dass daraus besonders aggressive Tumoren resultieren. Diese Behauptungen sind umstritten. Eine Untersuchung des Tumors auf dieses Enzym sollte deshalb nicht erfolgen.

Für die angeblichen Wirkungen der Ozontherapie gibt es keine wissenschaftlichen Beweise.

› **Gibt es Neben- oder Wechselwirkungen? Worauf muss ich achten?**

Ozon gehört zu den schädlichen Substanzen in der Atemluft. Injektionen größerer Mengen oder auch die Injektion von größeren Blutmengen in Venen, Arterien oder Muskeln können gefährliche Nebenwirkungen provozieren. Die Injektion eines Gases in Gefäße kann zu einer Lungenembolie und einem Kreislaufkollaps führen. Injektionen in die Muskulatur können einen Abszess (umkapselte Eiteransammlung) hervorrufen. Wird bei der Arbeit mit Eigenblut nicht absolut steril und sauber gearbeitet, so ist die Übertragung von Krankheiten – beispielsweise einer Virushepatitis (infektiöse Gelbsucht) – von einem Patienten auf den anderen möglich. ‹

Fazit Es gibt keinen Beleg für die positive Wirkung einer Ozon- oder Eigenbluttherapie bei einer Krebserkrankung. Nebenwirkungen sind möglich und können sogar lebensbedrohlich sein! Bei einer fehlenden positiven Wirkung und einer möglichen Gefahr für den Patienten, hat eine Eigenblut- und/oder Ozontherapie keinen Stellenwert in der Behandlung von Krebspatienten.

Redifferenzierungstherapie® nach Dr. Kremer

◼ **Die Redifferenzierungstherapie® oder Cellsymbiosistherapie® nach Dr. Kremer geht von der Annahme aus, dass es sich bei Krebs um eine Fehlregulation der Zelle auf der Ebene der Mitochondrien, der zelleigenen »Kraftwerke«, handelt. Ein von ihm erst kürzlich entdecktes »archaisches Regulationsprinzip« basiert auf der Bildung von Stickstoffmonoxid (NO). Eine Fehlfunktion dieses Regulationsprinzips führt zu Erkrankungen wie Krebs und AIDS.**

Wird Ozon in eine Flüssigkeit gebracht, so zerfällt es biochemisch in ein Sauerstoffmolekül und ein sehr reaktives sogenanntes Sauerstoffradikal, das wiederum zur Oxidation anderer Moleküle führt. Im Körper können diese Oxidationen eine Schädigung der Eiweiß- und Fettbausteine hervorrufen. Sie werden unter anderem für die Entstehung von Krebs, aber auch für Stoffwechselkrankheiten und Arterienverkalkung verantwortlich gemacht.

Nach Ansicht von Dr. Kremer ist AIDS daher keine übertragbare Erkrankung, sondern eine erworbene »Immunzelldysbalance«.

Auf seiner wissenschaftlich ebenfalls nicht haltbaren Erklärung für die Entstehung von Krebs entwickelte er die Redifferenzierungstherapie®, bei der es sich um eine Kombination folgender Punkte handelt:

- Ernährungstherapie,
- Entgiftung,
- Ausgleich von angeblichen Vitalstoffmängeln,
- Eliminierung von Elektrosmog und
- Psychotherapie.

Für die Wirksamkeit dieser Einzeltherapien und deren Kombination gibt es keine Belege.

Fazit Die Cellsymbiosistherapie® ist keine gegen Krebs wirksame Therapie.

Schüßler-Salze

🟨 **Schüßler-Salze sind Präparate von Mineralsalzen in einer homöopathischen Dosierung.**
Dr. Wilhelm Heinrich Schüßler (1821–1898) aus Oldenburg entwickelte eine Heillehre, nach der die Fehlfunktion von Zellen auf der falschen Zusammensetzung der Mineralsalze in diesen Zellen beruhte. Daher kann eine Heilung auch durch die Zufuhr der entsprechenden Salze erreicht werden.

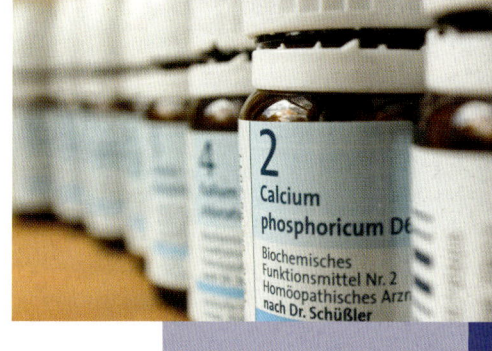

Die Schüßler-Salze wurden zur Selbstmedikation weiterentwickelt und liegen heute in der Regel in stark verdünnten Präparaten, also in homöopathischen Dosierungen, vor. Schüßler selbst distanzierte sich jedoch mit seiner Heillehre strikt von der Homöopathie. Er beschrieb ursprünglich die heilsame Wirkung von *12 verschiedenen Salzen*, sogenannten »*Funktionsmitteln*«, die, so Schüßler, selbst bei einem toten und verbrannten Körper noch in der Asche zu finden seien:

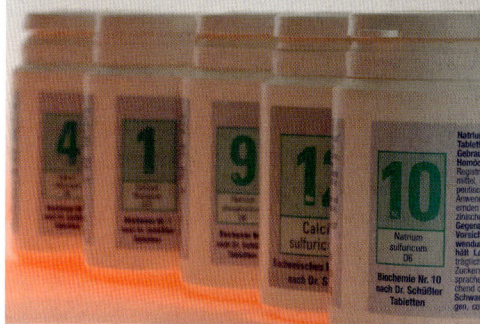

- Eisenphosphat,
- Kaliumchlorid, -phosphat und -sulfat,
- Kalziumfluorid, -phosphat und -sulfat,
- Magnesiumphosphat,
- Natriumchlorid, -phosphat und -sulfat sowie
- Silizium.

Später kamen noch *15 weitere Salze*, sogenannte »*Ergänzungsmittel*«, hinzu.

Die von Schüßler begründete »Biochemie nach Schüßler« hat allerdings mit der wissenschaftlichen Disziplin der Biochemie überhaupt nichts zu tun. Eine Wirksamkeit der Schüßler-Salze wurde wissenschaftlich bisher nicht nachgewiesen.

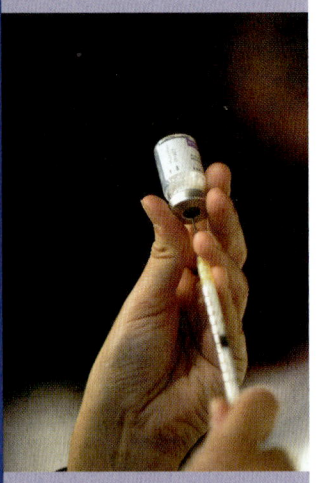

Seine Grundüberlegungen zur Wirkung der Salze entsprechen nicht dem heutigen Stand der Wissenschaft und auch nicht unserem heutigen Verständnis der von Schüßler beschriebenen Erkrankungen.

› Gibt es Neben- oder Wechselwirkungen? Worauf muss ich achten?

Durch Schüßler-Salze besteht andererseits aber auch keine Gefahr einer Wechselwirkung mit der Chemo- oder Strahlentherapie. Allerdings sollten die Schüßler-Salze nicht in größeren Mengen eingenommen werden, da hierdurch Kalzium, Kalium oder Natrium wirksam zugeführt wird, was eventuell zu gefährlichen Konzentrationsveränderungen im Blut führen kann. ‹

Fazit Schüßler-Salze wirken nicht gegen Krebs – sie ersetzen eine notwendige Behandlung nicht. Eine Wirkung gegen Beschwerden durch den Tumor oder die Therapie ist nicht zu erwarten.

Tumorimpfung

Eine direkte Abwehr des Tumors durch das Immunsystem ist das Ziel vieler Forschungsbemühungen. Eine Hoffnung liegt daher auf der Entwicklung von Impfstoffen aus entsprechendem Tumormaterial.

Alle bisherigen Forschungsarbeiten zeigen jedoch, wie kompliziert es ist, Tumormaterial so zu bearbeiten, dass ein zielgerichteter Angriff des Immunsystems erfolgen kann und dieser sich später beim Patienten auch gegen den Tumor richtet. Bisher konnte dieser Therapieansatz noch bei keiner Tumorart mit Erfolg so angewandt werden, dass er routinemäßig auch in der Behandlung eingesetzt werden könnte.

Trotzdem werden Patienten private Behandlungen in Laboren angeboten, bei denen Tumormaterial nach einer Operation bearbeitet und später wie bei einer Impfung wieder gespritzt wird.

Fazit Diese als private Therapie außerhalb wissenschaftlicher Studien durchgeführte Behandlung ist aus wissenschaftlicher Sicht nicht empfehlenswert.

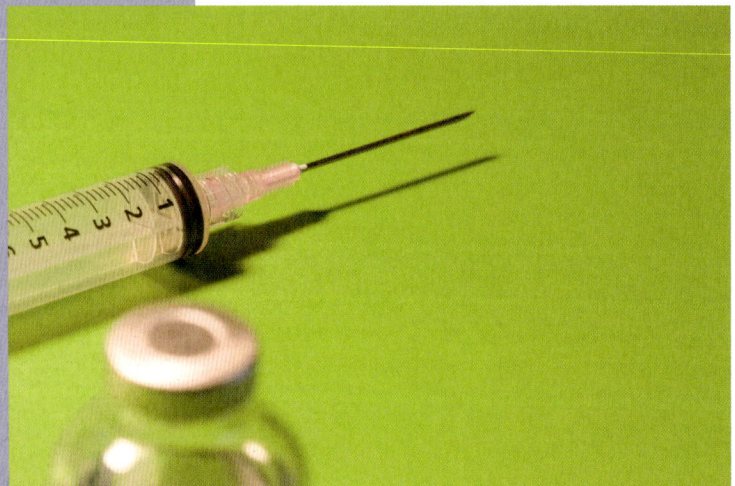

Ukrain

🟨 **Biochemisch stellt Ukrain eine Verbindung dar aus einem Molekül, das sich in Schöllkraut findet, und dem alten Chemotherapeutikum Thiotepa. Es handelt sich also keineswegs um eine »natürliche« Substanz.**

Neben Tierexperimenten wurde eine Reihe von Therapieversuchen an Patienten aus der ehemaligen Sowjetunion veröffentlicht. Alle diese Untersuchungen haben erhebliche wissenschaftliche Mängel und können nicht als Beleg für eine erfolgreiche Therapie bewertet werden. Die einzige Ausnahme stellt eine Veröffentlichung aus Deutschland dar, bei der Patienten mit Bauchspeicheldrüsenkrebs eine Chemotherapie und gleichzeitig Ukrain erhielten, wobei die Kombination aus beidem erfolgreicher war als die reine Chemotherapie. Im Jahr 2008 kamen jedoch Fakten an

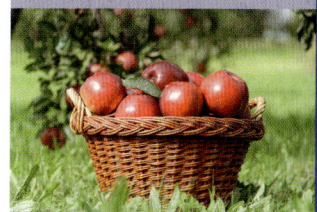

die Öffentlichkeit, die Zweifel an der Glaubwürdigkeit dieser Veröffentlichung aufkommen lassen.

Fazit Für die Wirkung von Ukrain bei Krebserkrankungen gibt es keine Belege.

Vitamin B$_{17}$

🟨 **Die als sogenanntes Vitamin B$_{17}$ bezeichnete Substanz kommt insbesondere in Kernen von Äpfeln, Aprikosen und Bittermandeln vor.**

Vitamin B$_{17}$ wurde vor vielen Jahren bereits als Laetrile in den USA als alternatives Mittel für die Krebsbehandlung propagiert. Die Namensgebung »Vitamin B$_{17}$« suggeriert, dass es sich hierbei um einen lebensnotwendigen Nahrungsbestandteil handelt. Durch die Einnahme des Präparats soll es zu einer Heilung bei Krebs kommen. Die Fallberichte, die diese Heilungen beschreiben und wissenschaftlich überprüft wurden, ergeben bisher keinen Beweis für eine Wirkung von Vitamin B$_{17}$ gegen Krebs.

> **Ein »Vitamin« B$_{17}$ als lebensnotwendigen Stoff gibt es nicht.**

Die im Zusammenhang mit der angeblichen Wirkung von Vitamin B$_{17}$ gemachten Be-

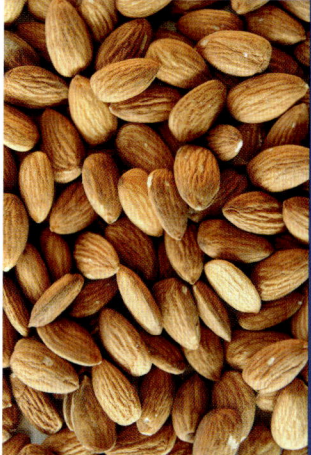

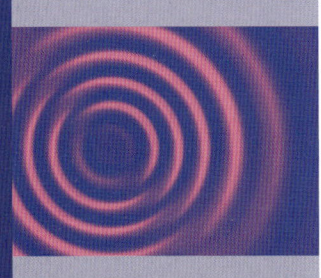

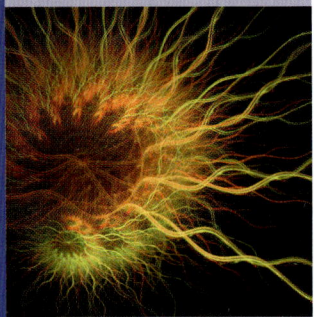

hauptungen über die Entstehung und Heilung von Krebs halten einer wissenschaftlichen Überprüfung nicht stand.

Fazit Für die Wirksamkeit von Vitamin B_{17} gibt es keine Beweise. Bittermandeln enthalten im Prinzip Blausäure. In höheren Dosierungen ist deshalb mit gefährlichen Vergiftungen zu rechnen.

Zapper

◻ **Der Zapper ist ein von Dr. Hulda Clark erfundenes elektrisches Gerät, das angeblich Krebs heilen kann.**

Mit ihm werden auch chronische Infektionen wie HIV behandelt. Nach Angaben der Hersteller ist der Zapper ein Frequenzgenerator, der bei einer Frequenz von 290 000 bis 470 000 Hz arbeitet und damit Parasiten, Viren und Bakterien abtötet. Es wird behauptet, dass Krebs eine durch Parasiten ausgelöste Erkrankung und damit durch den Zapper heilbar sei.

Fazit Allein die Grundüberlegung, dass Krebs eine durch Parasiten ausgelöste Erkrankung sei, ist falsch. Es gibt nur einige sehr seltene Krebserkrankungen in den Tropen, die sich nach langjährigem Parasitenbefall z.B. in der Harnblase entwickeln. Für eine Wirksamkeit dieses Geräts liegt weder für Krebs noch für andere Erkrankungen ein Beleg vor.

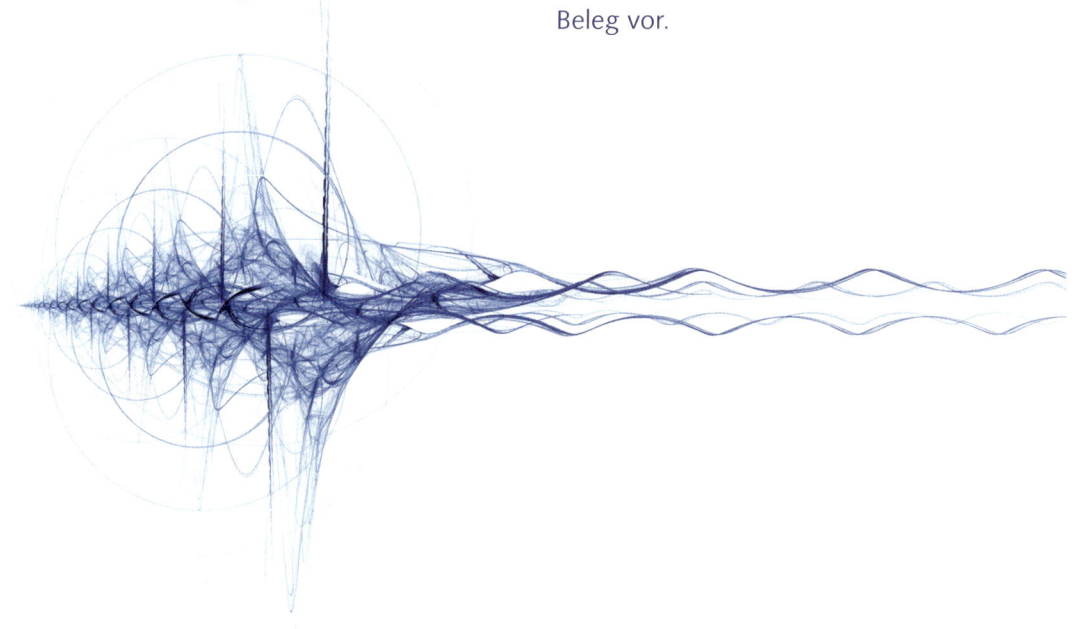

Zell-Vitalstoff-Therapie nach Dr. Rath

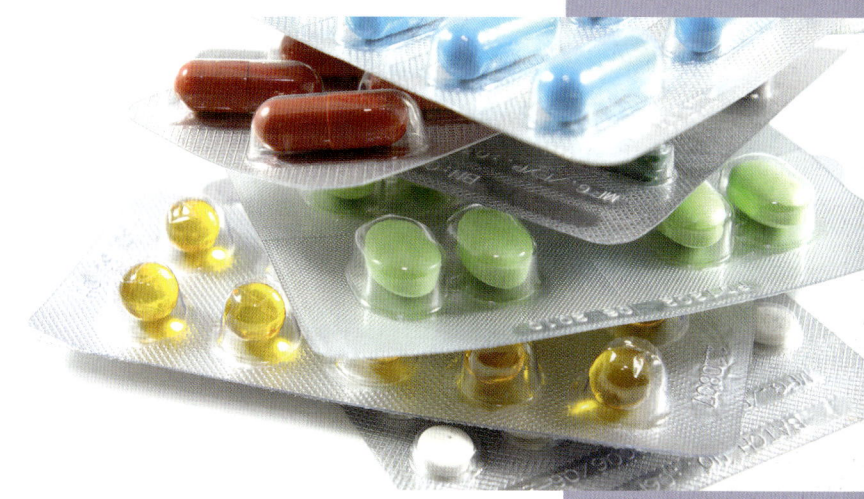

■ **Dr. Rath vertreibt Vitamin- und Spurenelementgemische, die angeblich Krebs heilen können. Die Präparate sind aus normal erhältlichen Vitaminen und Spurenelementen zusammengesetzt, werden jedoch zu einem deutlich höheren Preis angeboten.**

Weder für die einzelnen Vitamine und Spurenelemente noch für ihre Kombination gibt es einen Beweis für eine direkte Wirkung gegen Krebs (s. auch die Abschnitte zu Vitaminen, S. 33, und Zink, S. 38).

Die Einnahme von Vitaminen während der Therapie gegen den Tumor kann die Wirksamkeit dieser Therapie gefährden.

Fazit Die Behauptungen von Dr. Rath und seinen Anhängern sind nach wissenschaftlichen Kriterien nicht bewiesen

Beschwerden durch die Erkrankung oder Therapie – wie Naturheilkunde helfen kann

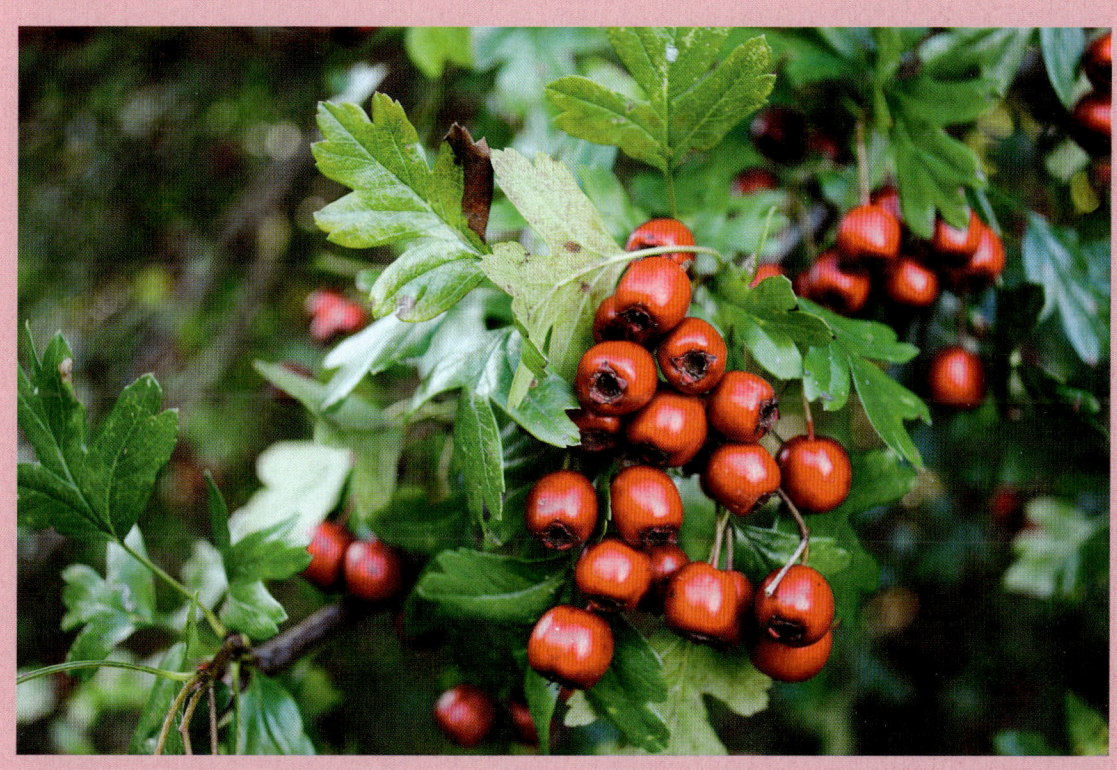

Appetitlosigkeit

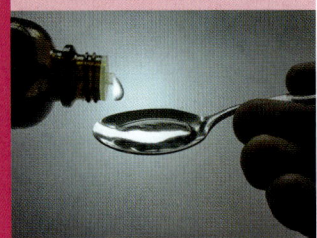

Die Krebserkrankung selbst, aber auch Chemo- und Strahlentherapien sowie Therapien mit den sogenannten neuen Substanzen (s. S. 10) führen bei vielen Patienten zu Appetitlosigkeit und damit leider häufig zu Gewichtsverlust und zunehmender Schwächung.

Die Gründe für diese Appetitlosigkeit sind sehr unterschiedlich und noch nicht in jedem Fall im Detail bekannt. Umso schwieriger ist häufig die Therapie.

> **Für Patienten und auch deren Angehörige ist die Appetitlosigkeit oft eines der am schwersten zu ertragenden Symptome der Krebserkrankung.**

Die Freude am Essen, an der Nahrungsaufnahme in Gemeinschaft vermindert sich, und

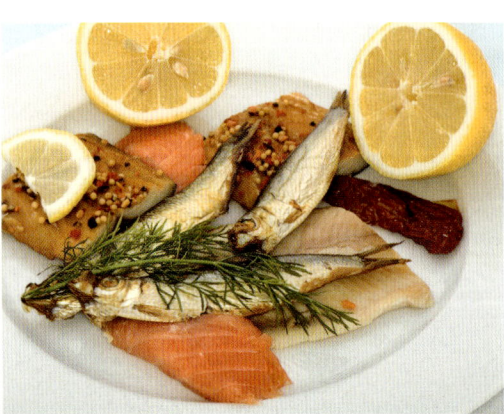

gleichzeitig entsteht ein hoher Druck, etwas essen zu müssen, der die Appetitlosigkeit oft noch verstärkt.

Es gibt eine Reihe von Empfehlungen aus der Ernährungsmedizin, die beachtet werden sollten. Hierzu gehört, dass **kleine Portionen** gut bekömmlicher Speisen zu bevorzugen sind. Starke Gerüche und scharfes Würzen werden oft nicht vertragen. Eine Ausnahme sind lediglich die Patienten, bei denen es aufgrund der Therapie zu einem starken Verlust des Geschmacksempfindens gekommen ist. Dann ist es entscheidend herauszufinden, welche Geschmacksqualitäten wahrgenommen und als angenehm empfunden werden.

Allgemein ist **Bewegung** appetitanregend, so dass Gymnastik, Spaziergänge oder ein Sportprogramm helfen können.

In der klassischen Pflanzenheilkunde werden sogenannte Bittermittel zur Appetitanregung verwendet. Hierzu gehören die **Enzian-** und die **Kalmuswurzel**.

> **Im Einzelfall können Sie eine Anwendung versuchen. Enzian und Kalmus finden sich auch in vielen verdauungsanregenden Säften und Tropfen, die allerdings zum Teil alkoholhaltig sind, die Sie in diesem Fall daher auch nur nach Rücksprache mit Ihrem Arzt verwenden sollten.**

Untersuchungen, ob diese beiden bewährten Pflanzen auch die Appetitlosigkeit bei Tumorpatienten lindern können, gibt es bisher nicht.

Eine Reihe von Untersuchungen hat gezeigt, dass **Ingwer** als Extrakt oder Ingwerwasser hilfreich ist.

Einige Untersuchungen zeigen, dass auch bestimmte ungesättigte Fettsäuren – die sogenannten **Omega-3-Fettsäuren** – aus Fisch und verschiedenen pflanzlichen Ölen helfen können (s. Abschnitt »Omega-3-Fettsäuren«, S. 24).

In Deutschland können auch cannabisartige Substanzen verordnet werden. **Cannabis** wird aus der Mohnpflanze ähnlich wie Opium gewonnen. Untersuchungen, insbesondere bei Patienten mit AIDS, haben gezeigt, dass es durch diese cannabisartigen Stoffe zu einer Verbesserung des Appetits kommen kann.

Es können Nebenwirkungen wie *Müdigkeit* und *Verstopfung* auftreten.

Beschwerden durch Hormonentzug

Bei Patientinnen und Patienten mit hormonabhängigen Tumoren wird häufig versucht, das erneute oder weitere Wachstum durch eine sogenannte »antihormonelle Therapie« zu verhindern. Bei jungen Patientinnen kann auch eine Chemo- oder Strahlentherapie, die die Eierstöcke mitbetrifft, zu einem Hormonausfall führen. Damit einher gehen häufig Nebenwirkungen, die durch den Hormonentzug ausgelöst werden. Die Folgen dieses Hormonentzugs sind bei den Betroffenen ganz unterschiedlich, bei einigen kommt es zu ausgeprägten Symptomen, bei anderen zeigt sich ein eher milder Verlauf und eine rasche Rückbildung der Symptome.

Die bekanntesten Nebenwirkungen sind *Hitzewallungen*, *Stimmungsschwankungen* bis hin zu *Depressionen*, *Glieder- und Gelenkschmerzen* sowie die Ausbildung einer *Osteoporose*.

Die Therapie der Hormonentzugssymptomatik muss immer im Hinblick auf die Grunderkrankung und die Ursache der Symptome durchgeführt werden.

Betroffene können einiges tun, um Beschwerden zu lindern. Hierzu gehören ge-

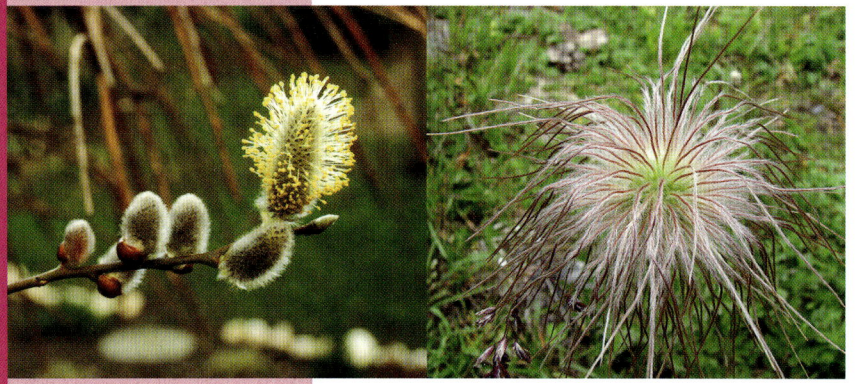

Basis von **Weidenrindenextrakt** oder **Teufelskralle** gelindert werden.

Morgendliche Beschwerden können Sie oft auch durch eine erste warme Dusche oder eine Bürstenmassage deutlich bessern.

sunde Ernährung und Bewegung, womit man viele der genannten Punkte bereits sehr positiv beeinflussen kann.

Bei jungen Patientinnen mit *nicht* hormonabhängigen Tumoren, bei denen es im Rahmen einer Bestrahlung oder Chemotherapie zu Ausfallssymptomen gekommen ist, ist ein kompletter Hormonersatz mit Simulation der natürlichen Zyklen notwendig.

Bei Patientinnen und Patienten mit hormonabhängigen Tumoren ist diese Möglichkeit ausgeschlossen. In so einer Situation können verschiedene Vorgehensweisen angeboten werden. Hierbei gibt es sowohl Möglichkeiten aus der Schulmedizin als auch Ansätze im Rahmen der Naturheilkunde und der Ordnungstherapie, die auf eine »Ordnung des Lebens« und eine gesunde Lebensführung abzielt.

Glieder- und Gelenkbeschwerden können, wie im Abschnitt »Schmerzen« (s. S. 107) beschrieben, durch pflanzliche Präparate auf

Für Hitzewallungen steht eine Reihe von Behandlungsmöglichkeiten zur Verfügung. Hierzu gehören u.a. **Entspannungsverfahren** oder **Salbei**, der als Tee oder besser in höherer Konzentration als Salbeiextrakt für viele Patienten hilfreich ist. Studien zur Wirksamkeit liegen bisher jedoch noch nicht vor.

Die Einnahme von sogenannten **Phytoöstrogenen**, wie sie z.B. die Isoflavone aus Soja oder Rotklee darstellen, ist nicht sinnvoll, da sie das Tumorwachstum verstärken können.

Die klassische Pflanze gegen Wechseljahresbeschwerden ist die **Traubensilberkerze** (Cimicifuga), deren Wirkstoffe lange Zeit ebenfalls als Phytoöstrogene eingestuft wurden (s. Abschnitt »Traubensilberkerze«, S. 43). Neuere Untersuchungen zeigen, dass die Wirkstoffe der Traubensilberkerze eher dem Tamoxifen verwandt sind und das Wachstum von hormonabhängigen Brustkrebszellen sogar vermindern können. Untersuchungen mit großen Patientenzahlen belegen, dass Patientinnen mit hormonabhängigem Brustkrebs, die Traubensilberkerze einnehmen, kein erhöhtes Risiko für einen Rückfall haben.

Eine Reihe von Untersuchungen hat den Einsatz von **Akupunktur** überprüft. Meist handelt es sich nur um kleine Untersuchungen, aber es scheint, dass einige Patientinnen von einer Akupunktur profitieren.

Im Rahmen von Hormonentzugssymptomen kann es zu zum Teil ausgeprägten Schlafstörungen kommen. Diese sind nur teilweise durch die auch nächtlich auftretenden Hitzewallungen und Schweißausbrüche zu erklären.

Unter ganzheitlich-medizinischen Gesichtspunkten können Schlafstörungen auf unterschiedlichem Wege behandelt werden. Hierzu gehören allgemeine Maßnahmen wie Schlafhygiene, regelmäßige Schlafzeiten, relativ frühes Abendessen und anderes. Außerdem sollten koffeinhaltige Getränke, wie auch größere Mengen Alkohol vor dem Schlafengehen vermieden werden.

Auch das Erlernen eines Entspannungsverfahrens kann schlaffördernd wirken. Aus dem Bereich der Pflanzenheilkunde ist die schlaffördernde Wirkung von **Baldrian**, **Hopfen** und **Lavendel** nachgewiesen.

Bei leicht und mittelgradig ausgeprägten depressiven Verstimmungen ist die naturheilkundliche Behandlung mit einem **Johanniskrautpräparat** möglich und in Studien gut belegt. Johanniskraut hat allerdings zahlreiche Wechselwirkungen – vor allem mit Medikamenten in der Onkologie – und darf deshalb nur verwendet werden, wenn der Onkologe dem zugestimmt hat.

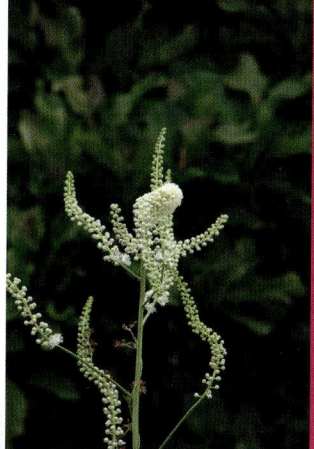

> Die Therapie einer voll ausgeprägten Depression gehört in die Hand des Facharztes und muss entsprechend medikamentös erfolgen.

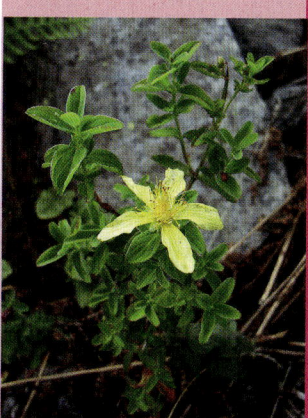

Darüber hinaus gehört eine ausführliche psychologische bzw. psychoonkologische Begleitung, die bei der Krankheitsverarbeitung unterstützt, zur Therapie. Auch die regelmäßige Ausübung von **Sport** kann hilfreich sein.

Grundsätzlich kann allen Patienten mit Hormonentzug eine Osteoporoseprophylaxe empfohlen werden.

> Baldrian und Hopfen können Sie in Tabletten- oder Tropfenform einnehmen, wobei Sie beim Kauf der Präparate auf eine ausreichend hohe Dosierung achten sollten. Lavendel kann auch in Form von Lavendelfußbädern und Lavendelkissen hilfreich sein.

> Ein wesentlicher Baustein zur Prophylaxe einer Osteoporose ist die regelmäßige Belastung der Knochen in Form eines moderaten Ausdauertrainings. Hier bietet sich z.B. Walken allein oder in der Gruppe an.

Zur Osteoporoseprophylaxe gehört auch eine gesunde Ernährung mit ausreichender Zufuhr von Kalzium, gegebenenfalls auch eine Kalziumsubstitution. Der Zielwert liegt bei 1 000–1 500 Milligramm täglich. Außerdem muss rechtzeitig an eine Vitamin-D-Gabe in Form von Vitamin D_3 gedacht werden. Untersuchungen zeigen, dass dies auch zu einer Besserung von Muskel- und Gelenkbeschwerden führen kann.

Blähungen

Blähungen werden von vielen Patienten als sehr unangenehm und quälend erlebt. Auch sie können Ausdruck einer entzündeten Darmschleimhaut sein. Blähungen treten des Weiteren bei Störungen der Darmflora auf, so z.B. nach einer längeren Antibiotikatherapie.

Bei vielen Patienten zeigte die genaue Befragung, dass bereits vor der Erkrankung die Neigung zu Blähungen bestanden hat.

Blähungen können auch Speiseunverträglichkeiten zugrunde liegen. **Hülsenfrüchte** und andere *ballaststoffreiche* Nahrungsmittel werden häufig nicht vertragen. Bei einigen Patienten kommt es aber auch im Rahmen der Therapie und für einige Zeit danach zu einer Unverträglichkeit von **Milchprodukten**, einer sogenannten *Milchzuckerunverträglichkeit* (Laktoseintoleranz). In diesen Fällen müssen Milch und Milchprodukte vermieden werden, wobei sich häufig herausstellt, dass fermentierte Milchprodukte, wie z.B. Joghurt, vertragen werden.

Aus der Pflanzenheilkunde haben sich bei Blähungen Tees aus **Fenchel** und die Mischung aus **Fenchel**, **Kümmel** und **Anis** be-

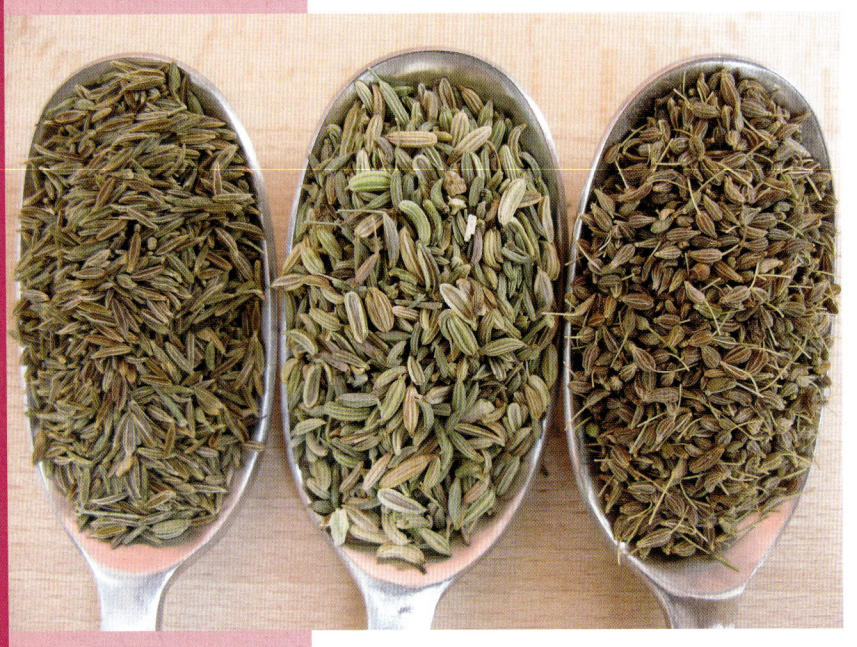

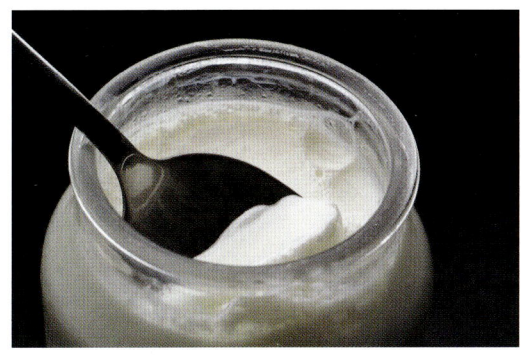

gerung ballaststoffreicher Nahrungsmittel und der Verzehr von Joghurt geeignet. In Ausnahmefällen kann es auch sinnvoll sein, sogenannte **Probiotika**, also Medikamente, die Keime der Darmflora enthalten, zu verwenden.

währt. Beides wirkt krampflösend und verbessert die Beweglichkeit des Darms.

In ausgeprägten Fällen kann es sinnvoll sein, ganz vorsichtig einen Aufbau der Darmflora nach Rücksprache mit dem Arzt durchzuführen. Hierfür sind eine langsame Stei-

> **Probiotika sind nicht geeignet für Patienten mit einer ausgeprägten Schwächung des Immunsystems, da dann auch diese sonst harmlosen Keime zu Infektionen führen können. Deshalb sollten Sie auch eine probiotische Therapie immer mit Ihrem Onkologen abstimmen.**

Depressionen

Traurigkeit ist eine bei einer Krebserkrankung verständliche und natürliche Reaktion – und häufig von einer Depression schwer zu unterscheiden. Viele Patienten möchten keine Psychopharmaka oder Antidepressiva einnehmen und suchen deshalb naturheilkundliche Hilfe.

Untersuchungen zeigten, dass Patienten, die während und nach der Therapie ein **Bewegungs- oder Sportprogramm** durchführen, weniger Depressionen haben.

> **Auch bei depressiver Stimmung und Traurigkeit bewähren sich zunächst einmal ganz allgemeine Maßnahmen wie eine bewusste Lebensführung, die gezielte Vorbereitung und Vorfreude auf kleine Höhepunkte im Tagesverlauf, der Kontakt zu Menschen, die man gerne mag, aber auch die Abgrenzung, wenn man Ruhe benötigt.**

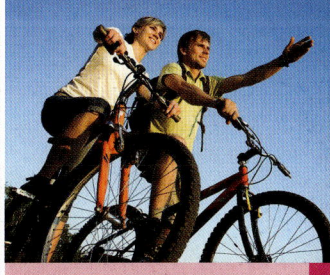

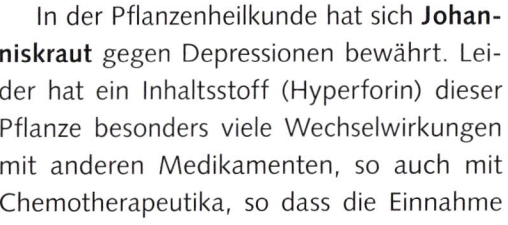

In der Pflanzenheilkunde hat sich **Johanniskraut** gegen Depressionen bewährt. Leider hat ein Inhaltsstoff (Hyperforin) dieser Pflanze besonders viele Wechselwirkungen mit anderen Medikamenten, so auch mit Chemotherapeutika, so dass die Einnahme unbedingt mit dem Arzt abgestimmt werden sollte. Hyperforinfreie Johanniskrautpräparate stellen eine Alternative dar.

Johanniskraut wird im Vergleich zu Psychopharmaka von vielen Patienten praktisch *ohne Nebenwirkungen* vertragen.

Durchfall

Durchfall tritt bei Patienten mit Krebserkrankungen aus sehr unterschiedlichen Gründen auf. Deshalb ist es vor einer Behandlung besonders wichtig, die Zusammenhänge zu verstehen. Im Rahmen einer Chemo- oder Strahlentherapie beruht Durchfall meist auf einer Entzündung der Darmschleimhaut. Wichtig ist in diesem Fall eine **Ernährungsumstellung** auf leicht verdauliche, ballaststoffarme, nicht blähende Speisen. Häufig werden auch **Milchprodukte** nicht vertragen. Darüber hinaus sind auch **saure Speisen**, wie z.B. Zitrusfrüchte, meist nicht geeignet.

Neben diesen Regeln einer vorsichtigen Ernährung haben sich einige Speisen als wirksam gegen Durchfälle erwiesen. Hierzu gehören **geriebener Apfel**, **Banane** und auch **Schokolade**.

> **Durchfälle können naturheilkundlich mit getrockneten Heidelbeeren, die man auch aufkochen kann, behandelt werden. Auch Heidelbeertee oder -saft kann hilfreich sein. Aber Achtung: Frische Beeren wirken abführend!**

Klassische Heilpflanzen gegen Durchfallerkrankungen sind **Tormentilla** und **Uzarawurzeln**, die aber bei Patienten mit Tumorerkrankungen noch nicht näher untersucht worden sind.

Ein sehr starkes Mittel aus der Pflanzenheilkunde stellen **Opiumtropfen** dar, die aber besonderen Verschreibungsvorschriften unterliegen. Oft genügen wenige Tropfen, um auch starke Durchfälle zu hemmen. Diese Therapie kann nur nach Anordnung durch den Arzt durchgeführt werden. Opiumtropfen sollten nur dann verordnet werden, wenn das bewährte Medikament Loperamid nicht ausreichend wirkt.

Bei Durchfällen ist vor allen Dingen die ausreichende Flüssigkeitszufuhr ein wichtiger Punkt, der allerdings während der Therapie häufig schwer fällt. Aus diesem Grund muss rechtzeitig daran gedacht werden, eventuell auch Infusionen einzusetzen, um hohe Flüssigkeitsverluste auszugleichen.

Mit Durchfällen gehen häufig Reizungen der Haut und Schleimhäute im Bereich des Darmausgangs einher.

> Eine gute Säuberung und Hautpflege sowie die Verwendung von weichen Tüchern (z.B. Öltüchern wie bei Säuglingen) kann sehr hilfreich sein. Fetthaltige Salben, auch Zinkpaste, haben sich ebenfalls bewährt.

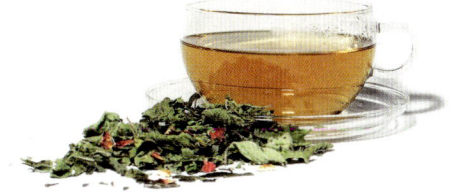

Entzündungen der Harnblase

Eine Entzündung der Harnblase kann durch bestimmte Chemotherapie-Medikamente, aber auch durch eine Bestrahlung des Unterleibs ausgelöst werden. Bei einigen Patienten kommt es außerdem zu einer bakteriellen Entzündung, die dann – insbesondere bei einer Immunschwäche im Verlauf der Therapie – mit einem Antibiotikum behandelt werden muss.

Häufig genügt es bei leichten Beschwerden, die **Trinkmenge** zu erhöhen, z.B. auch

sogenannte Nieren-Blasen-Tees zu trinken, die oft Beerentraubenblätter enthalten.

Eine prophylaktische Wirkung haben **Cranberries** (Moosbeeren).

> Beschwerden beim Wasserlassen sollten Sie auf jeden Fall mit Ihrem Arzt besprechen.

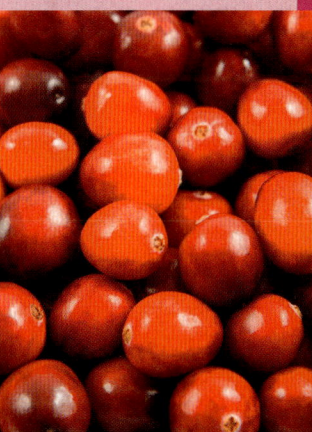

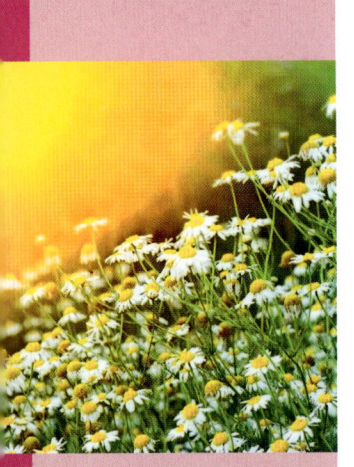

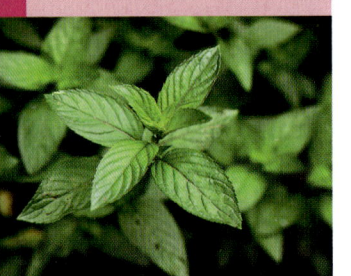

Entzündungen der Magenschleimhaut

Bei Magenschleimhautentzündung (Gastritis) stehen verschiedene traditionelle Heilpflanzen zur Verfügung. Hierzu gehören **Kamille**, **Pfefferminze** und **Melisse**, die vor allen Dingen als Tee sehr hilfreich sein können. Das ätherische Öl der Kamille enthält verschiedene entzündungshemmende, die Wundheilung fördernde und krampflösende Substanzen. Pfefferminze ist ebenfalls krampflösend und fördert gleichzeitig die Gallen- und Lebertätigkeit. Auch die Melisse wirkt krampflösend und verdauungsfördernd und enthält außerdem Bitterstoffe, die die Magen- und Gallensaftsekretion anregen. Außerdem hemmt die Melisse auch Entzündungen. Eine weitere günstige Wirkung von Melisse sind ihre beruhigenden und angstlösenden Effekte.

Hilfreich ist auch Haferschleim.

> **Magenbeschwerden sollten Sie immer mit dem behandelnden Arzt besprechen.**

Diese Heilpflanzen ersetzen keine Medikamente, die die Säurebildung im Magen blockieren, um ein Magengeschwür zu verhindern. Sie können aber unterstützend eingenommen werden.

Entzündungen der Mundschleimhaut

Eine Mundschleimhautentzündung (Mukositis) entwickelt sich vor allen Dingen während einer Chemo- und/oder Strahlentherapie. Bei einigen Patienten ist sie nur leichtgradig, bei anderen allerdings sehr schwer ausgeprägt. Im letzteren Fall kann es sogar sein, dass eine normale Nahrungsaufnahme auch von weichen oder flüssigen Speisen nicht mehr möglich ist.

Aus der Naturheilkunde hat sich bereits zur Vorbeugung das regelmäßige Spülen mit **Kamillen-** und **Salbeitee** bewährt, obwohl es hierzu keine wissenschaftlichen Untersuchungen gibt. Auch **Myrrhetinktur**, die im Zweifelsfall mit einem Wattestäbchen aufgetragen werden kann, ist hilfreich.

Einige Patienten empfinden das Spülen des Mundes mit einem milden **Öl**, z.B. Sonnenblumenöl oder auch Vitamin-E-Öl, hilfreich. Auch dieses kann, wenn man nicht den ganzen Mund ausspülen möchte, mit einem Watteträger vorsichtig auf die entzündeten Stellen aufgetupft werden.

> **Bei leichteren und mittelschweren Mundschleimhautentzündungen ist es zunächst wichtig die Ernährung anzupassen, saure und scharfe Speisen, aber auch harte Speisen zu vermeiden.**
> **Bei der Zahnpflege sollten Sie besonders weiche Zahnbürsten und eventuell eine Munddusche verwenden. Eine regelmäßige Zahn- und Mundreinigung ist besonders wichtig.**

Einige Untersuchungen haben gezeigt, dass **Honig** die Keimflora in der Mundhöhle günstig beeinflusst und insbesondere bei Patienten, die sich einer Strahlentherapie im Kopf-Hals-Bereich unterziehen müssen, schützend wirkt.

> **Zur Prophylaxe sollten Sie Honig schon unmittelbar vor der Strahlentherapie und einige Stunden nach der Behandlung täglich einnehmen und möglichst etwas länger im Mund belassen, bevor Sie ihn schlucken.**

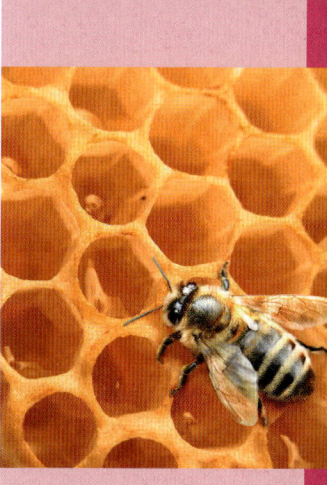

Erschöpfung

Viele Patienten berichten, dass sie eine starke Erschöpfung verspüren. Hierfür kann es Gründe wie beispielsweise eine Blutarmut (Anämie), aber auch eine Störung von Drüsenfunktionen, z.B. der Schilddrüse, geben. Bevor eine sogenannte Fatigue, also die nicht organisch begründete Erschöpfung, diagnostiziert wird, müssen diese Veränderungen ausgeschlossen werden.

Die genauen Gründe für die starke und anhaltende Erschöpfung, die bei einigen Patienten, auch noch Monate nach Beendigung der Therapie das Leben erheblich beeinträchtigen kann, sind noch nicht alle verstanden.

Zur Prophylaxe haben sich regelmäßige **Bewegungsprogramme**, möglichst auch schon während der Zeit einer Chemo- oder Strahlentherapie, bewährt.

Aus der Naturheilkunde wurden verschiedene Substanzen erprobt. Hierzu gehören **Carnitin** (s. S. 22) und **Coenzym Q10** (s. S. 23), zwei natürliche Stoffe, die im Energie-

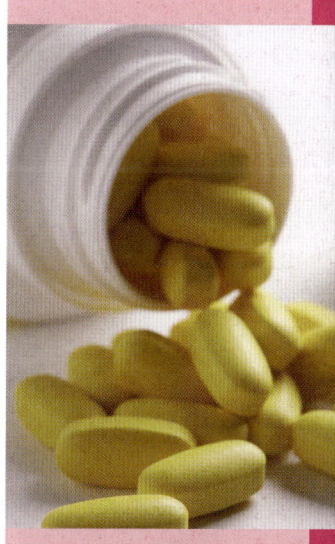

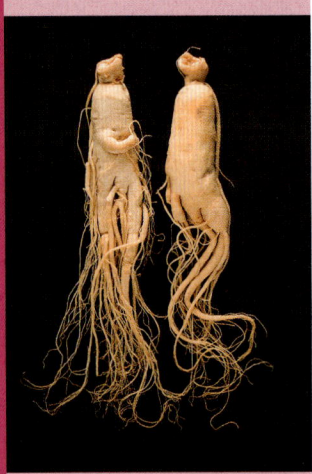

stoffwechsel der Zellen eine Bedeutung haben. Für beide Substanzen liegen erste kleine Untersuchungen vor, die positive Wirkungen gezeigt haben.

> **Da für beide Stoffe möglicherweise Wechselwirkungen mit der Chemotherapie auftreten können, sollten Sie die Anwendung mit dem betreuenden Onkologen absprechen.**

In der Pflanzenheilkunde werden sogenannte Adaptogene, also kräftigende, die »Stressbewältigung erleichternde« pflanzliche Zubereitungen wie **Ginseng**, eingesetzt, um z.B. bei Erschöpfung im Rahmen des natürlichen Alterungsprozesses zu helfen.

Zu Ginseng wurde eine Untersuchung bei Krebspatienten mit einem positiven Ergebnis durchgeführt. Es gibt jedoch Experimente, die darauf hinweisen, dass Ginseng sogenannte Phytoöstrogene beinhaltet. Aus Sicherheitsgründen sollten deshalb – bis nähere Daten vorliegen – Patientinnen mit hormonabhängigen Tumoren, wie z.B. rezeptorpositivem Brustkrebs, Ginsengpräparate nicht einnehmen.

Ein weiteres Adaptogen ist der sogenannte **Sibirische Ginseng** (Eleuterococcus). Allgemein scheint er ähnlich wie der klassische Ginseng zu wirken, allerdings wurde die Wirkung bisher nicht bei Tumorpatienten erprobt.

> **Sie sollten vor jeglichem Einsatz von komplementären Medikamenten und Nahrungsergänzungsstoffen mit Ihrem betreuenden Arzt sprechen.**

Folgen einer Strahlentherapie

Während einer Strahlentherapie entwickelt sich trotz modernster Bestrahlungsplanung oft eine Entzündung der Haut und des darunter liegenden Bindegewebes.

Wichtigste Maßnahme ist zunächst eine Schonung der betroffenen Haut, also eine genaue Befolgung der Empfehlung des Strahlentherapiearztes.

> **Wärmezufuhr, Stauungen, beengende Kleidung, warmes Wasser und Saunagänge sollten Sie vermeiden.**

Viele Patienten empfinden in der akuten Entzündungsphase **Aloe-vera-Gel** als hilfreich, da es kühlend wirkt. Eine Untersuchung hat allerdings keinen Vorteil gezeigt. Dagegen weist eine Untersuchung nach, dass **Calendula-Salbe** hilfreich sein kann.

Die Einnahme von **Selen** in höheren Dosierungen (300–500 Mikrogramm) hat nach den meisten vorliegenden Untersuchungen eine positive Wirkung, ohne die Wirkung der Strahlentherapie abzuschwächen.

Auch der Einsatz von **Enzymen** wurde in einer Reihe von Untersuchungen überprüft. Hier sind die Ergebnisse noch widersprüchlich. Aus diesem Grund sollte der Einsatz eines Enzympräparats mit dem behandelnden Strahlentherapeuten genau abgesprochen werden.

Eine durch Bestrahlung ausgelöste Schädigung der Mundschleimhaut kann auch durch Enzyme wie **Bromelain** vermindert werden. Auch **Honig** hat sich als hilfreich erwiesen (s. Abschnitt »Mundschleimhautentzündung«, S. 98).

Hautveränderungen

Hautveränderungen finden sich bei Krebspatienten aus unterschiedlichen Gründen. Deshalb ist eine genaue Diagnostik erforderlich, bevor eine Therapie empfohlen werden kann.

Einige Hautveränderungen werden durch das Tumorwachstum selbst ausgelöst. Eine Besserung dieser sogenannten paraneoplastischen Hautveränderungen ist am wahrscheinlichsten, wenn die Tumortherapie erfolgreich ist und der Tumor zurückgedrängt wird.

Bei der Einnahme einiger gegen den Tumor gerichteter Medikamente kommt es zu einer erhöhten Empfindlichkeit der Haut an den Händen und Füßen, einem sogenannten Hand-Fuß-Syndrom, oder zu einer erhöhten Empfindlichkeit im Bereich des Nagelbetts und der Fingerkuppen.

Als pflanzliches Heilmittel kann eine fetthaltige Salbe mit **Hamamelis** oder **Calendula** versucht werden.

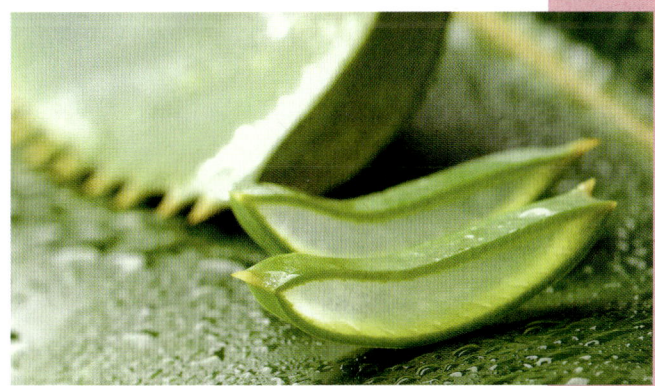

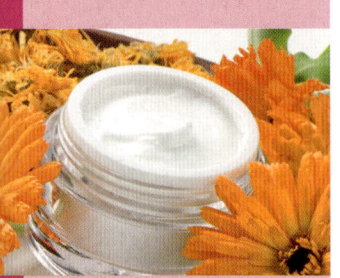

In einigen Fällen ist es sinnvoll, die **Dosis** des Tumormedikaments zu vermindern. Medikamente aus der Gruppe der zielgerichteten Substanzen (s. S. 10) rufen zum Teil und vor allem im Bereich des Gesichts und des Körperstamms akneartige Hautveränderungen hervor, die bei einigen Patienten zu ausgeprägten, auch eitrigen Herden führen können. Die frühzeitige Rücksprache mit dem Arzt und der rechtzeitige Einsatz von Begleitmedikamenten, eventuell in Absprache mit einem erfahrenen Hautarzt, sind wichtig. Bisher gibt es keine Mittel aus der Naturheilkunde, die sich hier bewährt haben.

Hustenreiz

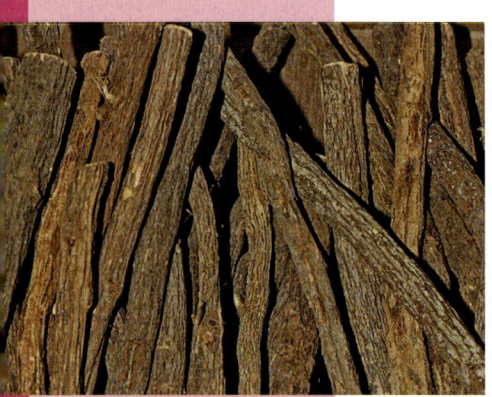

Patienten, die ein Tumorwachstum im Bereich der Lunge oder des Rippenfells aufweisen, klagen häufig über einen unproduktiven, sogenannten »trockenen« Reizhusten, der zum Teil sehr quälend sein und die Nachtruhe erheblich stören kann. Die Schulmedizin bietet verschiedene Medikamente, die den Hustenreiz unterdrücken können. Aus dem Bereich der Pflanzenheilkunde haben sich bei leichtem Reizhusten **Islamoos**, **Thymus** und die **Süßholzwurzel** bewährt. Ein stärkeres Mittel ist das **Noscapin**, ein Abkömmling des Mohns und damit verwandt dem Opium.

Lymphödem

Ein Lymphödem, also ein »Stau« von Lymph-flüssigkeit, kann im Rahmen des Tumor-wachstums durch eine Störung des Lymphab-flusses oder auch in Folge der Therapie, z.B. durch Entfernung von Lymphknoten oder Be-strahlung einer Lymphregion, entstehen.

Häufig wird Patienten in dieser Situation eine Schonung des Arms oder Beins emp-fohlen. Untersuchungen zeigen aber, dass ein **Bewegungstraining** sogar positiv ist. Al-lerdings sollten die Patienten die richtigen Übungen unter Aufsicht eines erfahrenen Therapeuten erlernen.

Grundlage jeglicher Therapie bei einem Lymphödem ist die regelmäßige **Lymph-drainage**, in ausgeprägteren Fällen mit an-schließender Kompression durch angepasste Strümpfe oder Wickel. Die Patienten sollten – wenn der Wickel nicht angelegt werden kann oder wieder abgenommen wird – regelmäßig einen Kompressionsstrumpf tragen.

In der Naturheilkunde hat sich der Einsatz von **Selen** bewährt. Eine Reihe von Untersu-chungen zeigt, dass die regelmäßige Einnah-me von Selenpräparaten die Ödembildung positiv beeinflussen kann und vor allen Din-gen die Entwicklung der gefürchteten Ent-zündungen, der sogenannten Erysipele, ver-mindert.

Auch für die Einnahme von **Enzymen**, z.B. Bromelain (»Ananas-Enzym«), gibt es positi-ve Untersuchungsergebnisse.

Beide Präparate können nach den bisher vorliegenden Untersu-chungen auch während einer ak-tiven Therapiephase, z.B. einer Chemo- oder Strahlentherapie, ein-gesetzt werden.

> **Auch hier gilt: Vor der Einnahme von komplementären Medikamenten und Nahrungsergänzungsstoffen sollten Sie in jedem Fall mit Ihrem betreuenden Arzt sprechen.**

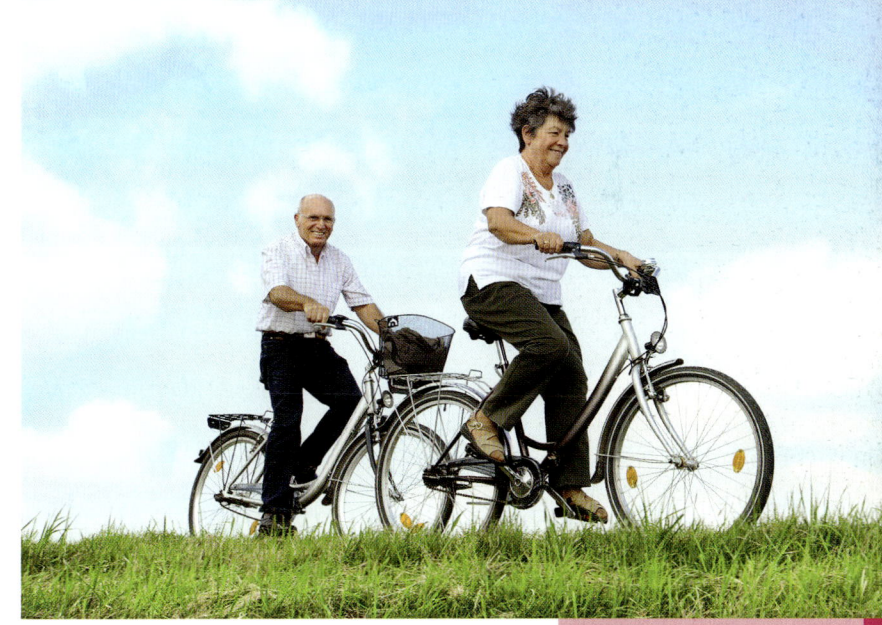

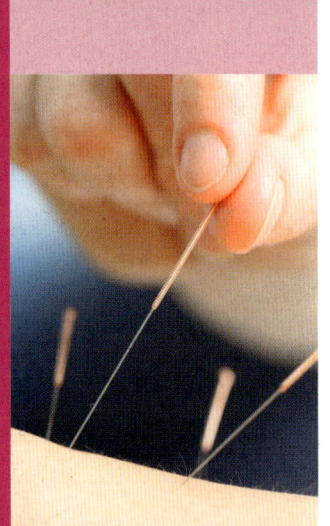

Mundtrockenheit

Mundtrockenheit entsteht durch eine verminderte Speichelbildung nach manchen Chemotherapien, aber vor allen Dingen auch nach Bestrahlungen im Mund-Rachen-Bereich.

Die Mundtrockenheit kann zu Schmerzen, Beschwerden beim Sprechen, Kauen und Schlucken, langfristig aber auch zu einer erhöhten Rate an Zahnfleischentzündungen und Karies führen.

In einigen kleinen Untersuchungen konnte gezeigt werden, dass auch **Akupunktur** hilfreich sein kann.

> **Viele Patienten können sich durch häufiges Trinken jeweils kleiner Schlucke gut helfen. Auch das Lutschen von Pfefferminz-, Salbei- oder Zitronenbonbons oder regelmäßiges Kaugummikauen haben sich bewährt.**

Polyneuropathie

Einige Chemotherapien und moderne Medikamente gegen Krebserkrankungen führen zu einer Schädigung der Nerven. Vor allen Dingen die Sensibilität, also das Tastempfinden im Bereich der Hände und Füße, kann abnehmen und in ausgeprägten Fällen zu erheblichen Beschwerden und Beeinträchtigungen führen. Man spricht dann von einer Polyneuropathie.

Einige Patienten berichten, dass ihre Beschwerden vor allen Dingen bei Kontakt mit kalten Gegenständen schlimmer werden.

> **Aus diesem Grund ist das Berühren von Gegenständen aus dem Kühlschrank oder gar Eisfach ungünstig – gegebenenfalls sollten Sie daher auch Handschuhe tragen. Auch das Trinken von kalten Getränken oder Eisessen sollten Sie dann vermeiden.**

Zur Prävention und für die Behandlung der Polyneuropathie gibt es auch in der wissenschaftlichen Medizin bisher noch keine Empfehlungen.

Erste Ergebnisse aus kleinen Untersuchungen mit **Carnitin** sind vielversprechend, müssen aber noch weiter geprüft werden. Aller Wahrscheinlichkeit nach besteht keine Gefahr, dass die Wirkung der Krebstherapie abgeschwächt wird. Die Einnahme von Carnitin kann deshalb im Einzelfall mit dem Arzt abgesprochen werden.

Beim Chemotherapie-Medikament Oxaliplatin werden begleitende Infusionen mit **Magnesium** und **Kalzium** gegeben, aber auch hier gilt, dass die Wirksamkeit noch nicht ausreichend belegt ist.

Vitamin E wurde dagegen in einer größeren Untersuchung als nicht hilfreich getestet. Für **Glutathion** bestehen Bedenken, da es die Wirkung der Chemotherapie abschwächen und so das Wachstum der Krebszellen fördern kann.

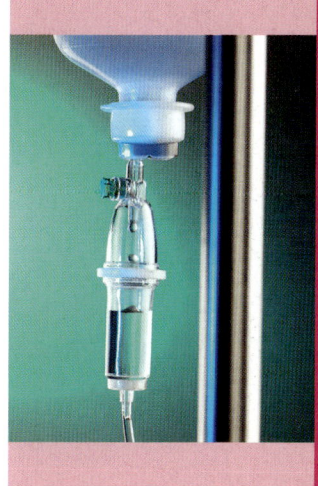

Schädigung des Herzens

Einige Chemotherapie-Medikamente aus der Gruppe der sogenannten Anthrazykline – die meisten von ihnen sind an der roten Färbung der Infusionslösung leicht zu erkennen – sowie der moderne Antikörper Trastuzumab (Herceptin®) und das Mittel Lapatinib (Tyverb®) können zu einer Schädigung des Herzmuskels führen. Seitdem dies erkannt wurde, werden die Patienten, die solche Medikamente bekommen, regelmäßig mit Ultraschall untersucht. Die Therapie wird beendet bzw. unterbrochen, sobald sich erste negative Veränderungen zeigen. Dadurch ist die Sicherheit dieser Therapien wesentlich gestiegen.

Die Naturheilkunde kennt vor allen Dingen **Weißdorn**, der als pflanzliches Mittel gegen Herzmuskelschwäche eingesetzt wird. Bisher gibt es jedoch keine Untersuchung, die sich mit der Frage beschäftigt hat, ob Weißdornpräparate auch bei der Schädigung des Herzmuskels im Rahmen einer Krebstherapie hilfreich sind.

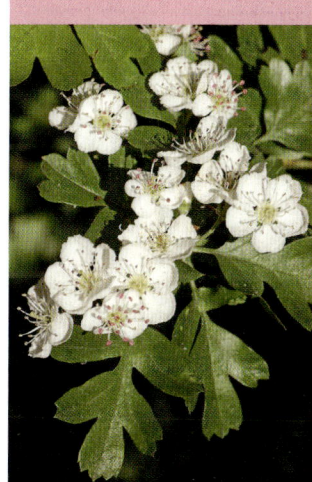

Einige ältere Untersuchungen haben die Frage aufgegriffen, ob **Carnitin** (s. S. 22) oder **Coenzym Q10** (s. S. 23) hilfreich sind. Diese ersten Untersuchungen waren positiv. Allerdings kann die Frage, ob bei einer Gabe während der Chemotherapie auch die Wirkung der Chemotherapie auf die Krebszellen vermindert wird, noch nicht beantwortet werden. Die Untersuchungen wurden vor dem regelmäßigen Einsatz von Herz-Ultraschalluntersuchungen durchgeführt und haben deshalb nur eine vergleichsweise geringe Aussagekraft.

Die Einnahme von Weißdornpräparaten wie auch von Carnitin oder Coenzym Q10 muss aufgrund der möglichen Wechselwirkungen mit dem Onkologen abgesprochen werden.

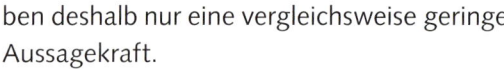

Eine Empfehlung aus dem naturheilkundlichen Bereich zur Prophylaxe oder Behandlung der Herzmuskelschwäche gibt es derzeit nicht.

Schädigung der Leber

Manche Behandlungen, wie z.B. Chemotherapien, aber auch nicht gegen Krebserkran-

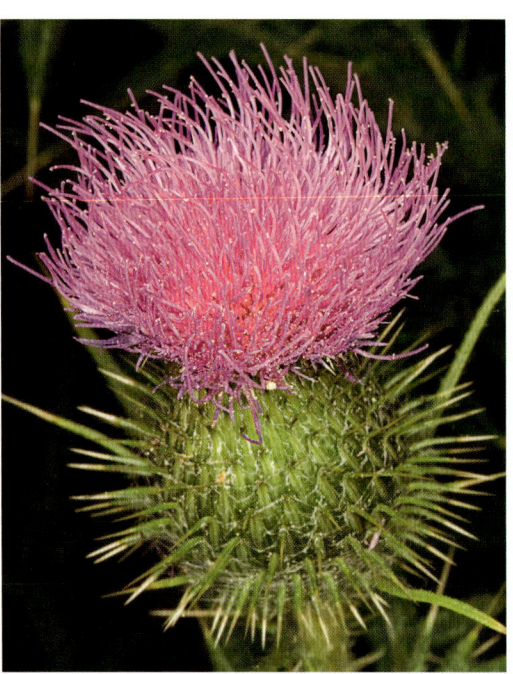

kungen eingesetzte Medikamente, führen zu einer stärkeren Belastung der Leber.

Aus der klassischen Naturheilkunde kommt die Empfehlung, als leberschützende Medikamente die **Mariendistel** oder die **Artischocke** einzusetzen.

Artischocke fördert den Gallenfluss. Ob sie auch bei Krebserkrankungen sinnvoll verwendet werden kann, wurde bisher nicht untersucht.

Die Mariendistel und ihre Inhaltsstoffe Silymarin und Silibinin gelten als klassische Leberschutzpräparate (s. S. 41).

Die Einnahme von Mariendistelpräparaten müssen Sie mit Ihrem Onkologen absprechen, um sicherzugehen, dass keine Wechselwirkungen mit anderen notwendigen Therapien eintreten.

Schmerzen

Schmerzen erleiden zu müssen, ist eine der größten Ängste von Krebspatienten und deren Angehörigen. Die moderne Schmerztherapie kennt eine Vielzahl von Möglichkeiten, Schmerzen sehr gut zu behandeln, in vielen Fällen zum Verschwinden zu bringen oder doch so weit abzumildern, dass sie für den Patienten gut erträglich sind.

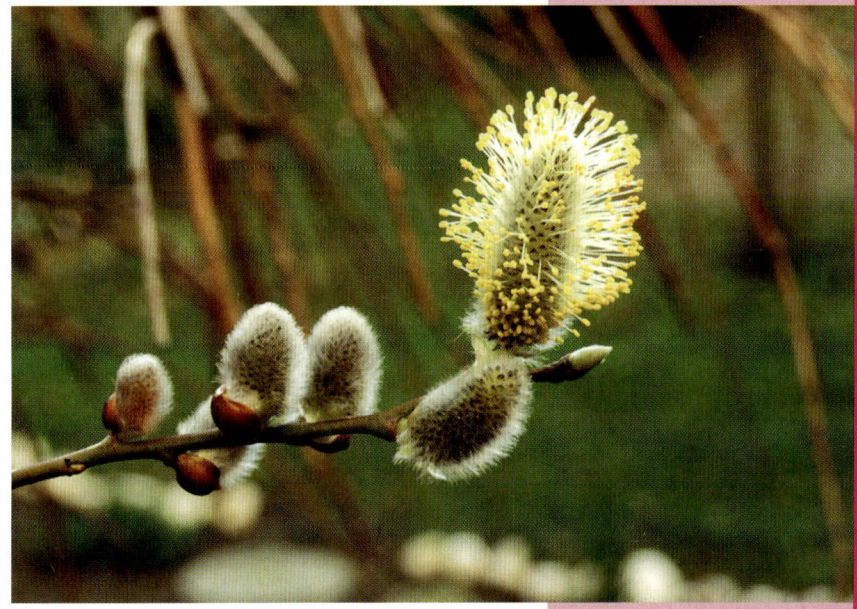

> **Eine gute Schmerztherapie, die in der Regel zu Schmerzfreiheit führen sollte, ist daher ein besonders wichtiger Teil der onkologischen Therapie.**
> **Naturheilkundliche Methoden ersetzen auf keinen Fall die notwendige Schmerztherapie, können aber begleitende Maßnahmen darstellen.**

Chronische Schmerzen führen zur ständigen Konfrontation mit der Diagnose. Sie fördern Angst, Verzweiflung und Hoffnungslosigkeit. Viele Patienten ziehen sich immer mehr in sich selbst zurück, vereinsamen, entwickeln die Symptome einer Depression.

Ständige Schmerzen wirken aber auch auf das vegetative Nervensystem, sie belasten den Körper, führen zu Schlaflosigkeit und physischer wie psychischer Erschöpfung.

Schmerz entsteht durch eine Gewebeschädigung in Folge einer Erkrankung oder einer Therapiemaßnahme. Eine weitere Möglichkeit wie Schmerz ausgelöst wird, beruht darauf, dass der Tumor auf einen Nerv oder andere den Schmerz weiterleitende Strukturen drückt.

Vom Rückenmark ziehen die Nervenfasern ins Gehirn. Dort erfolgt die Verarbeitung, dann die Wahrnehmung des Schmerzes. Die Schmerzwahrnehmung und -bewertung hängen stark von der individuellen und eventuell wechselnden Grundstimmung ab.

Die Basis einer komplementären Schmerztherapie ist eine einfühlsame psychologische Begleitung.

Schmerzen führen bei Patienten häufig zu starker Anspannung. Anspannung kann den Schmerz dann so verstärken, dass ein Teufelskreis entsteht.

> **Ein Entspannungsverfahren zu erlernen und regelmäßig anzuwenden, kann daher sehr hilfreich sein.**
> **In der Selbstbehandlung haben sich auch Wärme- oder Kälteanwendungen bewährt, wobei Sie im Einzelfall prüfen müssen, ob Ihnen Wärme oder eher Kälte hilft. Wärmeanwendungen dürfen Sie nicht im Gebiet von aktiven Entzündungen oder bei Lymphödemen durchführen.**

In der Naturheilkunde werden vor allen Dingen **Weidenrindenextrakt** und **Teufelskralle** bei rheumatischen Schmerzen eingesetzt. Bei einigen Krebspatienten mit Schmerzen im Bereich des Bewegungsapparats sind diese Mittel ebenfalls hilfreich. Die Einnahme sollte allerdings mit dem Arzt abgesprochen werden.

Cannabis ist ein Produkt aus Mohn und dem Opium verwandt. Der schmerzhemmende Effekt ist vergleichbar dem Codein, also eher schwach ausgeprägt. Trotzdem empfinden manche Patienten die Einnahme als wohltuend und nutzen Cannabis parallel zu einer Kombination aus Morphinpräpa-

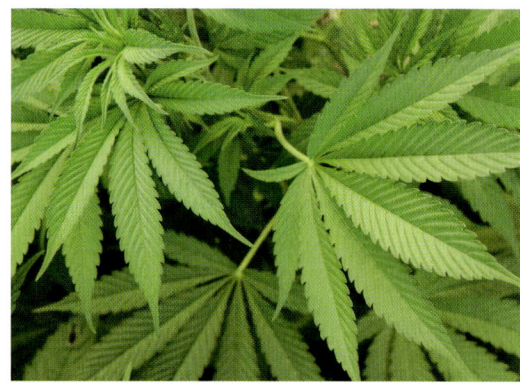

rat und anderen Schmerzmitteln. Cannabis kann allerdings in höheren Dosierungen auch Nebenwirkungen wie ein Opiat haben, beispielsweise zu *Müdigkeit* und *Verstopfung* führen.

> **Cannabishaltige Medikamente können vom Arzt unter besonderen gesetzlichen Regelungen verordnet werden.**

Zur **Akupunktur** wurde eine Reihe von Untersuchungen durchgeführt bei Patienten, die über Schmerzen im Bewegungsapparat klagten (s. Abschnitt »Traditionelle Chinesische Medizin«, S. 65). Akupunktur hat sich hierfür teilweise als wirksam erwiesen. Es gibt jedoch leider kaum Untersuchungen bei Patienten mit Krebserkrankung und dadurch ausgelösten Schmerzen. Für einige Patienten scheint die Akupunktur aber hilfreich zu sein und stellt dann eine gute und nebenwirkungsarme Begleittherapie dar.

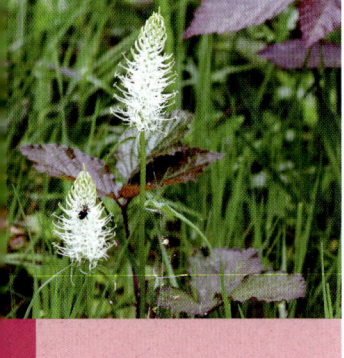

Übelkeit und Erbrechen

Übelkeit und Erbrechen stellen für Krebspatienten eine der größten Belastungen dar. Verschiedene naturheilkundliche Behandlungsmöglichkeiten stehen hierfür aber zur Verfügung.

Auch bei Übelkeit und Erbrechen ist es zunächst einmal wichtig, die Ernährung entsprechend anzupassen. Speisen sollten möglichst geruchsarm sein, die Räume gut gelüftet werden. Lange Aufenthaltszeiten in der Küche sind nicht günstig.

Die moderne Begleitbehandlung zu Chemo- und Strahlentherapie umfasst zahlreiche Medikamente, mit denen Übelkeit und Erbrechen heute bereits sehr effektiv behandelt werden können. Diese werden meist vom Arzt schon vorab für die Begleitung verordnet und sollten Ihnen als Patient, der ambulant betreut wird, auch zu Hause zur Verfügung stehen.

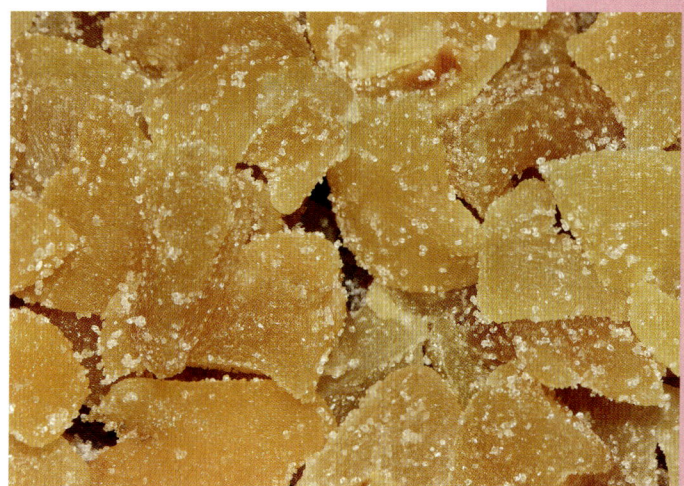

> **Neben einer vorgegebenen festen Medikation sollten Sie auch über eine Bedarfsmedikation verfügen. Wenn Sie diese zu Hause alleine anwenden, ist es besonders wichtig, dass Sie sich von Ihrem Arzt über die verschiedenen Möglichkeiten genau informieren lassen.**

Übelkeit und Erbrechen können mit naturheilkundlichen Methoden erleichtert werden. Diese stellen jedoch keinen Ersatz für eine gute schulmedizinische Therapie dar.

Untersuchungen zeigen, dass Patienten, die ein Entspannungsverfahren erlernt haben, wie beispielsweise die **progressive Muskelentspannung** nach Jacobson oder ein **Visualisierungstraining**, weniger Probleme mit Übelkeit und Erbrechen aufweisen.

Aus der Pflanzenheilkunde haben sich **Ingwerextrakt** bzw. **Ingwerwasser** bewährt.

> **Ingwerwasser können Sie aus einem kleinen Stück Ingwerwurzel durch Überbrühen mit heißem Wasser herstellen.**

Cannabis wirkt nicht nur appetitanregend, sondern kann bei manchen Patienten auch Übelkeit und Erbrechen lindern. Die Verordnung cannabishaltiger Medikamente muss über den Arzt erfolgen und unterliegt in Deutschland bestimmten Regelungen.

Die **Akupunktur** bietet ebenfalls Behandlungsmöglichkeiten. Neben der klassischen Akupunktur mit Nadeln gibt es auch die Möglichkeit der **Akupressur**, die der Patient auch selbst anwenden kann.

> Als besonders wirksam hat sich hierbei ein Punkt erwiesen, der am Unterarm, auf der Innenseite ca. 2 Querfinger oberhalb der Handgelenksbeugefalte zwischen den beiden Unterarmknochen liegt.

Veränderungen des Blutbilds

Bei einer Chemo- oder Strahlentherapie, aber auch bei einer Behandlung mit den sogenannten modernen Substanzen (s. S. 10) kann es zu Veränderungen des Blutbilds kommen. Häufig sind es Verminderungen der weißen Blutkörperchen, der roten Blutkörperchen, des Blutfarbstoffs oder auch der Blutplättchen. Blutkörperchen und Blutplättchen haben folgende Funktionen:

- Die **weißen Blutkörperchen** sind für die Infektabwehr wichtig. Patienten mit einer deutlichen Verminderung der weißen Blutkörperchen sind daher verstärkt infektionsgefährdet.
- Die **roten Blutkörperchen** und der **rote Blutfarbstoff** sind die Sauerstoffträger des Körpers und versorgen Organe und Muskeln mit Sauerstoff zur Energiegewinnung. Patienten mit einer Blutarmut (Anämie) fühlen sich deshalb häufig müde und erschöpft.

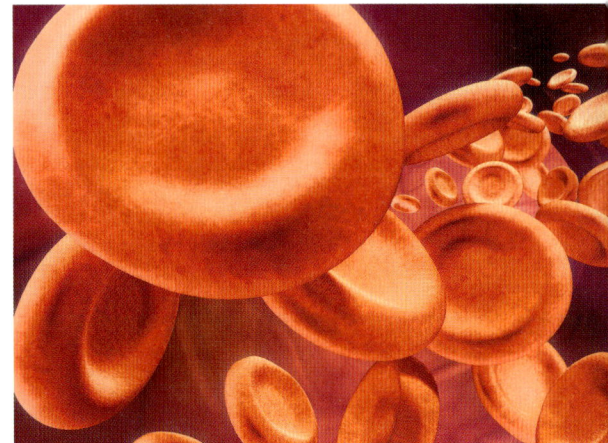

- Die **Blutplättchen** sind für die Blutgerinnung zuständig. Bei einer Verminderung der Blutplättchen können verstärkt Blutungen, beispielsweise nach einer Blutentnahme oder auch bei Verletzungen, auftreten. Bei ausgeprägter Verminderung der Blutplättchen kann es auch zu Nasenbluten, Zahnfleischbluten etc. kommen.

Die Behandlung von Blutbildveränderungen gehört zu den Aufgaben des onkologisch verantwortlichen Arztes. Aus diesem Grund werden während der Therapie auch häufig Blutbildkontrollen durchgeführt. Für die roten und weißen Blutkörperchen bietet die moderne Schulmedizin Wachstumsfaktoren, mit deren Hilfe die verminderten Werte wieder angehoben werden können.

Als Patient können Sie aber auch selbst dazu beitragen, dass Sie die schwierige Zeit besser überstehen.

Es gibt einige Hinweise darauf, dass Patienten, die während der Therapie ein **Bewegungsprogramm** absolvieren, zu weniger Infekten neigen.

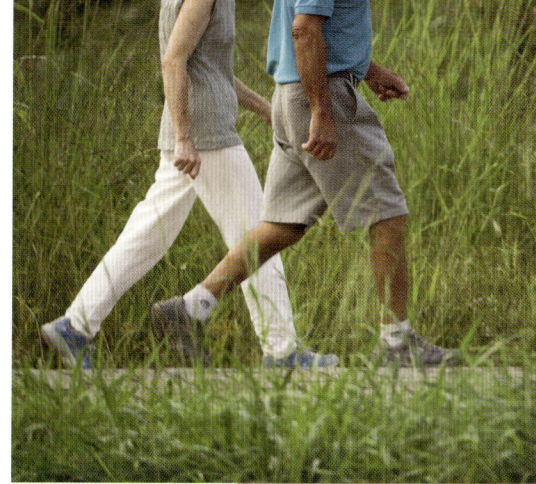

Allerdings sind naturheilkundliche Maßnahmen nicht ausreichend, sobald sich stärkere Symptome einstellen oder Fieber einsetzt. In diesem Fall und bei allen stärker infektionsgefährdeten Patienten ist nach Rücksprache mit dem Arzt umgehend eine antibiotische Therapie erforderlich.

Aus der Naturheilkunde werden zur »Stärkung des Immunsystems« Immunstimulanzien wie zum Beispiel die **Mistel** eingesetzt. Untersuchungen belegen diese Wirkung. Allerdings ist sie nur gering ausgeprägt und führt im Vergleich zu den modernen Wachstumsfaktoren zu keinem Vorteil.

Auch die Verminderung der roten Blutkörperchen und die damit einhergehende Einschränkung der Leistungsfähigkeit kann durch ein **Bewegungsprogramm** etwas gemildert werden.

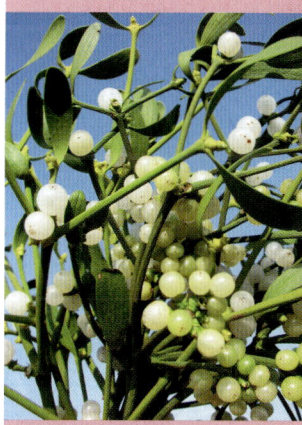

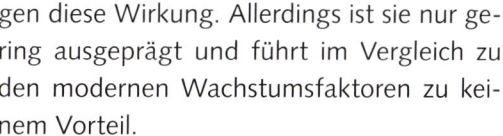

Aufgrund der Infektgefährdung bei einer Verminderung der weißen Blutkörperchen sollten Sie den Kontakt mit erkälteten oder anders erkrankten Personen vermeiden. Das Trinken von heißem Tee oder auch ein heißes Bad erleben viele Patienten als sehr wohltuend.

Mit der Einnahme von eisenhaltigen Präparaten bei Blutarmut sollten Sie jedoch vorsichtig sein. Häufig beruht diese Blutarmut nicht auf einem Eisenmangel, sondern auf einer Eisenverwertungsstörung.

Die »Eisenspeicher« in Leber und Milz sind oft sogar sehr hoch gefüllt, so dass eine weitere Eiseneinnahme ungünstig ist.

Wenn unklar ist, ob eine Eiseneinnahme – beispielsweise durch Nahrungsergänzungsmittel – sinnvoll ist, sollte vorher der Eisenspeicherwert durch eine Blutabnahme kontrolliert werden.

Bei einer Blutungsneigung, die mit einer Verminderung der Blutplättchen einhergeht, gibt es keine naturheilkundlichen Therapiemöglichkeiten. Sie sollten selbstverständlich Verletzungen vermeiden. Beim Zähneputzen ist eine weiche Zahnbürste mit einer milden Zahncreme, eventuell sogar eine Munddusche, sinnvoll. Die Mund- und Nasenschleimhäute sollten besonders gut gepflegt werden (s. Abschnitt »Mukositis«, S. 98).

Verstopfung

Ebenso wie Durchfälle kann auch eine Verstopfung unterschiedliche Gründe haben. Neben dem Tumorwachstum, das die Darmbeweglichkeit oder auch die Darmpassage behindert, führen Medikamente wie Schmerzmittel aus der Gruppe der Morphinpräparate sowie einige Mittel gegen Übelkeit, aber auch manche Chemotherapie-Medikamente zur Verstopfung.

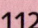

Werden vom Arzt Medikamente eingesetzt, die zu einer Verstopfung führen können, so ist es sinnvoll, dass zusätzlich auch entsprechend abführende Mittel verordnet werden.

Es ist daher wichtig, dass Sie eine auftretende Verstopfung Ihrem Arzt mitteilen.

Wenn eine Behinderung der Darmpassage durch das Tumorwachstum ausgeschlossen ist, sollten bei erschwertem Stuhlgang abführende Maßnahmen ergriffen werden. Hierfür reicht in manchen Fällen eine Anpassung der Ernährung aus. Eine **ballaststoffreiche Kost** mit gleichzeitig **reichlicher Flüssigkeitszufuhr** und eventuell auch der Verzehr von **Trockenfrüchten** (ebenfalls mit reichlich Flüssigkeit) oder von Lein- und Flohsamen haben sich bewährt.

Der Vorteil von **Lein- und Flohsamen** ist die fehlende Reizwirkung. Wie bei den anderen Quellstoffen entsteht die Wirkung durch den mechanischen Effekt. Lein- und Flohsamen eignen sich auch besonders gut zum vorherigen Einweichen oder Einrühren in Joghurt und andere weiche Speisen.

> Sie sollten in jedem Fall aber beachten, dass diese Quellstoffe nur bei ausreichender Flüssigkeitszufuhr wirken können, andernfalls kann es sogar zu einer Verstärkung der Verstopfung kommen.

Zu den Pflanzen, die Stuhlgang fördern, gehören **Sennaeblätter** und **Aloe**, die in der Regel in bestimmten Abführtees auch enthalten sind.

Das früher häufig eingesetzte **Rizinusöl** wird wegen der häufig verursachten Darmkrämpfe heute praktisch nicht mehr verwendet.

Reichen diese Maßnahmen nicht aus, so ist es vor allem bei einer Schmerztherapie mit Opiaten wichtig, medikamentöse Abführmittel einzusetzen.

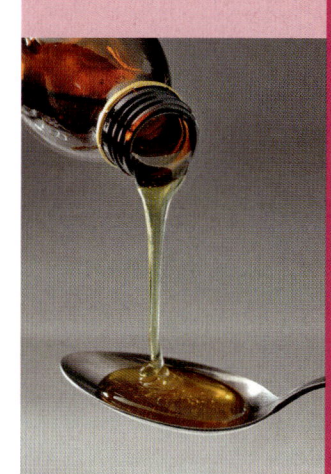

Die Behandlung der einzelnen Krebserkrankungen

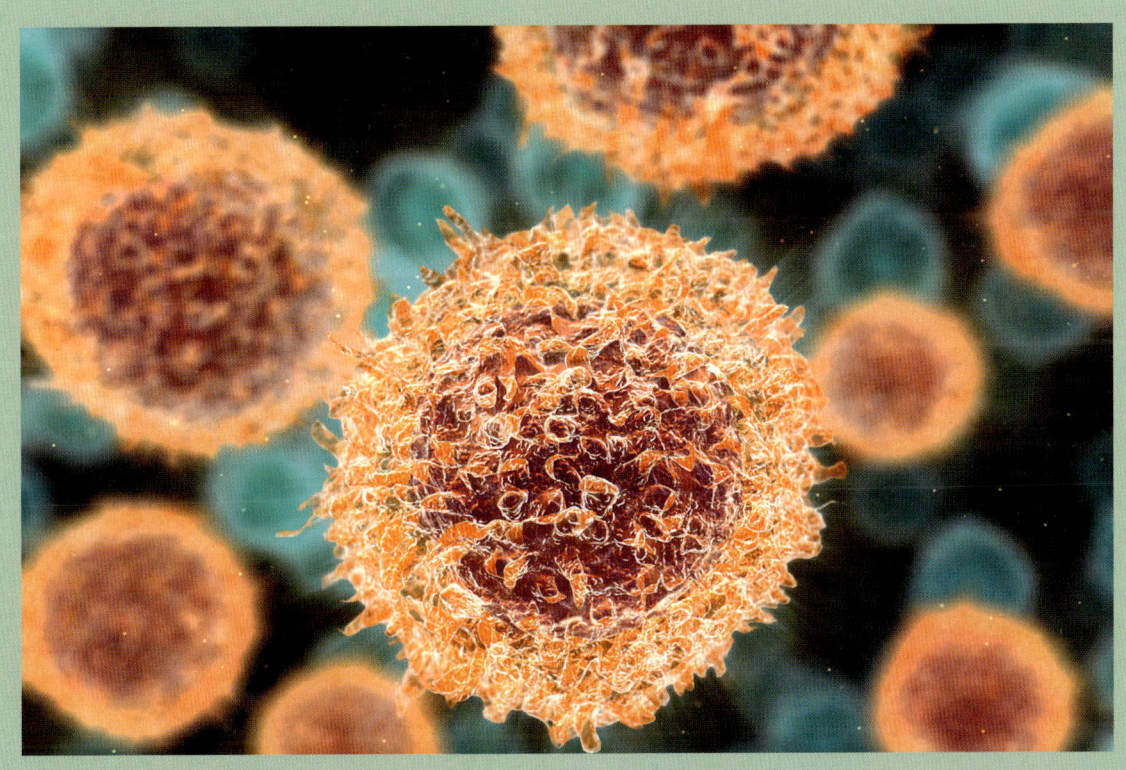

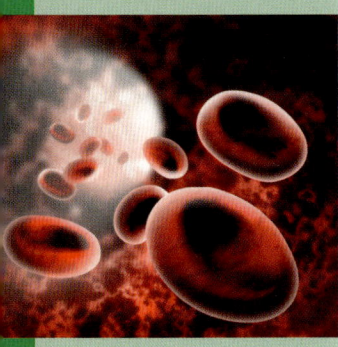

Nachfolgend finden Sie eine kurze Übersicht über die Behandlung der einzelnen Tumorarten und Hinweise zur Anwendung von komplementären und naturheilkundlichen Methoden. Generelle Behandlungsmöglichkeiten der Symptome und Beschwerden, die entweder durch die Tumorerkrankung selbst oder auch durch die Therapie ausgelöst werden, wurden bereits ausführlich im Abschnitt »Beschwerden durch die Erkrankung oder Therapie – wie Naturheilkunde helfen kann« dargestellt.

> **Bitte beachten Sie:** Alle naturheilkundlichen Mittel, mit denen Sie Ihre Beschwerden oder Therapiefolgen lindern möchten, können möglicherweise negative Wechselwirkungen mit der notwendigen Therapie haben. Sie sollten sich daher – bevor Sie komplementäre Medikamente oder Nahrungsergänzungsstoffe einsetzen – mit Ihrem betreuenden Arzt absprechen.

Blut und Immunsystem

Leukämien und Lymphome

Leukämien und Lymphome sind eine große Gruppe von sehr unterschiedlichen Krebserkrankungen. Sie sind insofern aber miteinander verwandt als es bei ihnen zu einer bösartigen Vermehrung von weißen Blutkörperchen und Immunzellen kommt. Je nachdem, welche Zellart betroffen ist, unterscheiden sich die Leukämien und Lymphome jedoch sehr voneinander. Es gibt langsam zunehmende oder sich schnell ausbreitende Formen, die entsprechend bei den Leukämien in *chronische* und *akute*, bei den Lymphomen in *niedrig-* und *hochmaligne* (bösartige) Typen

differenziert werden. Dementsprechend unterscheiden sich auch die Therapien. Im Rahmen dieses Ratgebers können die komplexen

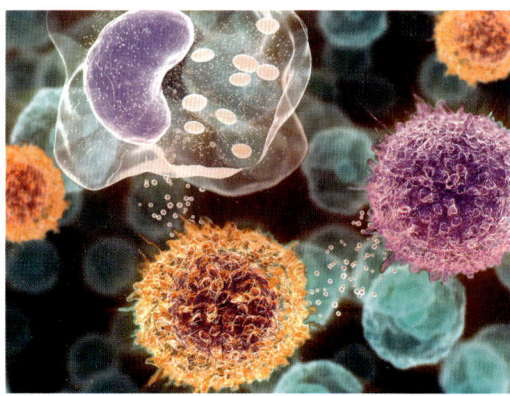

und sich ständig durch neue Forschungsergebnisse verändernden Therapiemöglichkeiten nur sehr vereinfacht dargestellt werden.

❯ **Welche therapeutischen Möglichkeiten gibt es?**

Leukämien und Lymphome werden meist durch eine Kombination von verschiedenen **Chemotherapie-Medikamenten**, manchmal zusammen mit einer **Immuntherapie** mittels Antikörper, behandelt. Eine besondere Form der Behandlung ist die **Hochdosis-Chemotherapie**, bei der anschließend **blutbildende Stammzellen** gegeben werden.

Für einige Leukämie- und Lymphomformen werden auch zielgerichtete Substanzen wie **Antikörper** oder »**small molecules**« (s. S. 10) eingesetzt. Ein Beispiel hierfür ist das bei der chronischen myeloischen Leukämie (CML) eingesetzte Imatinib (Glivec®).

Wird ein niedrigmalignes Lymphom oder eine chronisch lymphatische Leukämie diagnostiziert, muss nicht in jedem Fall sofort mit einer Behandlung begonnen werden. Gelegentlich kann bei fehlenden Symptomen und Beschwerden auch zunächst abgewartet werden. Bei einem Fortschreiten der Erkrankung ist dann meist eine leichte Chemotherapie

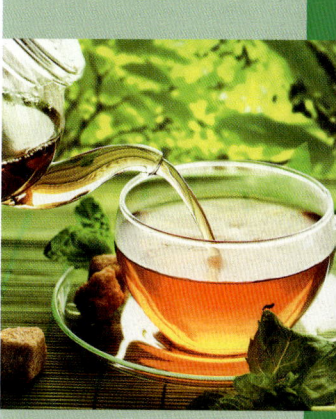

möglich, bei lokalisiertem Befall auch eine Bestrahlung.

❯ **Können Sie mit Naturheilkunde vorbeugen?**

Es sind keine naturheilkundlichen Methoden bekannt, um einer Leukämie oder einem Lymphom vorzubeugen.

❯ **Gibt es Mittel aus der Naturheilkunde, die den Verlauf der Erkrankung oder Ihre Beschwerden lindern können?**

Für eine Reihe von Natursubstanzen liegen erste Untersuchungen vor, die einen möglichen positiven Effekt auf den Verlauf der Krebserkrankung belegen.

Die Einnahme von **Enzymen** (z.B. Bromelain) kann das Wachstum von verschiedenen Leukämiezellen hemmen – dies zeigen Laborexperimente. Aus einer Untersuchung an Patienten mit Knochenmarkskrebs (Plasmozytom) ergaben sich Hinweise, dass bei fortgeschrittener Erkrankung Patienten, die ein Enzympräparat einnahmen, länger überlebten.

Für die **sekundären Pflanzenstoffe** *Curcumin*, *Quercetin* und *Resveratrol* sowie die in **Grüntee-Extrakt** enthaltenen Wirkstoffe zeigten Labor- und Tierexperimente positive

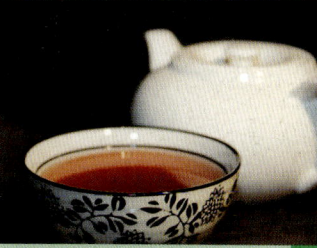

Ist der Patient selbst Spender der Stammzellen – werden diese ihm also vor der Chemotherapie entnommen –, spricht man von einer *autologen* Transplantation. Werden hierfür Stammzellen eines Fremden eingesetzt, wird dies als *allogene* Transplantation bezeichnet.

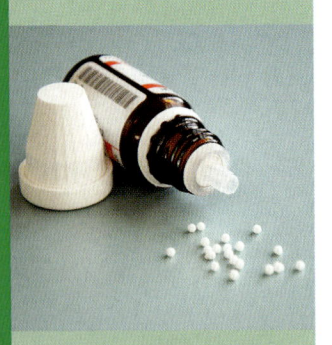

Ergebnisse. Diese Daten sind aber noch nicht so überzeugend, dass der Einsatz dieser Substanzen in Medikamentenform empfohlen werden kann. Bei der chronisch lymphatischen Leukämie erhielten Patienten in einem frühen, noch nicht behandlungsbedüftigen Stadium Grüntee, was dazu führte, dass die Erkrankung langsamer voranschritt.

Wenig beachtet wurden bisher die positiven Ergebnisse bei **Omega-3-Fettsäuren**, die in Labor- und Tierexperimenten das Fortschreiten einer Leukämie hemmen konnten. Zwei Untersuchungen bei Patienten ergaben, dass die Einnahme von Omega-3-Fettsäuren während der Therapie deren Wirkung unterstützt.

In einer amerikanischen Untersuchung zeigte sich, dass Patienten mit Non-Hodgkin-Lymphom, die bei Therapiebeginn einen niedrigen Selenspiegel aufwiesen, schlechtere Therapieergebnisse zeigen. Ob die Einnahme von **Selen** das Ergebnis verbessern könnte, ist noch nicht geklärt.

Bei den Vitaminen gibt es erste positive Laborexperimente für **Vitamin D**, die ebenfalls noch in Untersuchungen bei Patienten bestätigt werden müssen. Insbesondere jüngere Patientinnen leiden nach Abschluss der Therapie noch unter Hormonentzugserscheinungen, da die Bildung der Hormone in den Eierstöcken – zum Teil auch längeranhaltend – unterdrückt ist.

Zwar können komplementäre Methoden in diesen Fällen hilfreich sein, sie ersetzen jedoch keine notwendige Hormontherapie, die nicht nur den Zyklus wieder stabilisiert, sondern auch vor Osteoporose schützt.

> Zusammenfassend gibt es bisher keine wissenschaftlichen Untersuchungen, die beweisen, dass bestimmte Naturstoffe bei Leukämien und Lymphomen den Krankheitsverlauf positiv beeinflussen. Einige Mittel und Methoden der Komplementären Medizin können aber helfen, bestimmte Nebenwirkungen der Therapie zu mildern (s. Abschnitt »Beschwerden durch die Erkrankung oder Therapie«). Bevor Sie komplementäre Medikamente oder Nahrungsergänzungsstoffe einsetzen, sollten Sie Ihren betreuenden Arzt zu Rate ziehen.

❯ Welche komplementären Therapien sind nicht empfehlenswert?

Es ist bisher nicht klar, ob Patienten mit einer Leukämie oder einem Lymphom sogenannte **Probiotika**, also bakterienhaltige Präparate, verwenden dürfen, die stabilisierend auf die Darmflora wirken sollen. In zwei Untersuchungen ergaben sich zwar positive Effekte. Allerdings muss bedacht werden, dass es durch die Keime in den Probiotika auch zu gefährlichen Infektionen kommen kann, da das Immunsystem durch die Erkrankung oder Therapie häufig geschwächt ist.

Patienten mit Lymphomen und Leukämien leiden oft auch außerhalb der aktiven Therapiephasen unter einer Immunschwäche mit häufigen Infekten. **Immunstimulanzien**, wie z.B. *Umckaloabo®* oder *Echinacin*, sollten nicht eingesetzt werden, da nicht bekannt ist, welchen Effekt diese auf Krebszellen haben.

> Sie sollten Probiotika während der Therapie nicht einsetzen und eine Einnahme nach der Therapie mit Ihrem Onkologen besprechen.
> Auf keinen Fall sollten Patienten mit Leukämie oder Lymphom Natursubstanzen verwenden, die das Immunsystem stimulieren. Hierzu gehören Mistel, Heilpilze und Thymuspräparate.

Verdauungstrakt

Bauchspeicheldrüsenkrebs

› Welche therapeutischen Möglichkeiten gibt es?

Die wichtigste Therapie bei Bauchspeicheldrüsenkrebs ist immer noch die **Operation**. Leider wird dieser Tumor häufig erst sehr spät entdeckt, da die Beschwerden oft erst bei größeren Tumoren einsetzen oder uncharakteristisch sind.

Sowohl nach einer Operation, aber auch für den Fall, dass eine Operation nicht möglich ist, kann durch **Chemotherapie** das Wachstum bzw. das Wiederauftreten des Tumors verzögert werden – trotz der Belastung durch diese Therapie kann so eine Verbesserung der Lebensqualität erreicht werden.

Für die Chemotherapie stehen verschiedene Mittel zur Verfügung. Meist wird Gemcitabin eingesetzt, ein in der Regel sehr gut verträgliches Medikament. Aus dem Bereich der neuen Substanzen gibt es ebenfalls eine erste wirksame Substanz (Erlotinib). Seltener wird eine kombinierte **Radiochemotherapie** durchgeführt.

In der **begleitenden Therapie** muss bei Patienten mit Bauchspeicheldrüsenkrebs auch darauf geachtet werden, ob deren Bauchspeicheldrüsenfunktion noch ausreichend ist.

› Können Sie mit Naturheilkunde vorbeugen?

Auch für die Prävention von Bauchspeicheldrüsenkrebs gilt der Hinweis auf eine gesun-

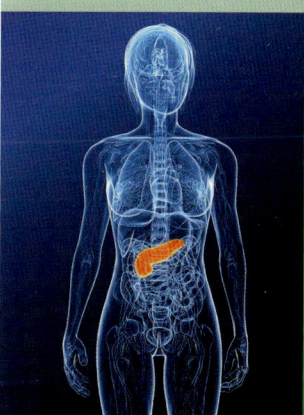

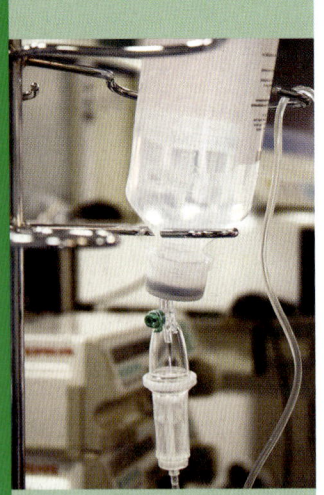

de, ausgewogene Ernährung mit **Vitaminen** und **sekundären Pflanzenstoffen**. Für die einzelnen Vitamine und Pflanzenstoffe sind die Untersuchungsergebnisse jedoch widersprüchlich.

> Die präventive Einnahme eines Nahrungsergänzungsmittels ist nicht sinnvoll.

> **Gibt es Mittel aus der Naturheilkunde, die den Verlauf der Erkrankung oder Ihre Beschwerden lindern können?**

Wenn Sie während oder nach der Therapie eine komplementäre Behandlung wünschen, sollten Sie mit Ihrem Onkologen besprechen, welche Möglichkeiten es gibt. Aus dem Bereich der **sekundären Pflanzenstoffe** wurde insbesondere *Curcumin* intensiver untersucht: Laborexperimente zeigten positive Ergebnisse, und für die Kombination von Curcumin mit *Gemcitabin* ergab sich eine Wirkungsverstärkung. Leider gibt es noch keine Untersuchung, die eine Therapie mit Curcumin beim Menschen mit einer Behandlung ohne Curcumin vergleicht, so dass nicht klar ist, ob Curcumin tatsächlich günstig ist.

> Bis entsprechende Studien vorliegen, sollten Sie Curcumin deshalb nicht in Medikamentenform einnehmen.

Für **EGCG** aus grünem Tee und die **Isoflavone**, beispielsweise aus Soja, gibt es bisher nur Experimente, aber noch keine Untersuchungen an Patienten. Die Laborexperimente sind jedoch günstig verlaufen.

Eine interessante Substanz bei Bauchspeicheldrüsenkrebs stellen die **Omega-3-Fettsäuren** dar. In Laborexperimenten hemmen sie das Wachstum von Bauchspeicheldrüsenkrebszellen. Bei Patienten wurden Omega-3-Fettsäuren bisher mit dem Ziel verabreicht,

Begleitend zur Therapie muss Ihr Arzt immer die Verdauungsfunktion kontrollieren, also prüfen, ob die Bildung der Verdauungsenzyme normal verläuft. Aber auch die ausreichende Bildung des Bauchspeicheldrüsenhormons Insulin, das für die Regulation des Blutzuckerspiegels mit verantwortlich ist, muss geprüft werden. Patienten haben zum Teil große Schwierigkeiten mit der Verdauung, können beispielsweise Fette nur schlecht aufschließen. Eine ausreichende Gabe von Enzymen, die oftmals hoch dosiert verabreicht werden müssen, ist deshalb besonders wichtig. Ist die Insulinbildung nicht ausreichend, muss eventuell auch Insulin gespritzt werden.

vor Gewichtsverlust zu schützen – in mehreren Studien ist dieser Aspekt auch untersucht worden. Allerdings sind die Ergebnisse nicht eindeutig: Es konnten positive Resultate erzielt werden, wenn die Patienten die Omega-3-Fettsäuren, die meist in Kapseln verabreicht werden, tatsächlich auch einnehmen. Viele Patienten entwickeln auf Dauer jedoch einen Widerwillen dagegen, da die Kapsel – wenn sie sich im Magen auflöst – ein unangenehmes Aufstoßen wie nach einer Fischmahlzeit verursacht.

› Welche komplementären Therapien sind nicht empfehlenswert?

Patienten mit Bauchspeicheldrüsenkrebs sollten Vitamin E nicht einnehmen, da mehrere Untersuchungen gezeigt haben, dass die Häufigkeit dieses Tumors, aber auch anderer bösartiger Tumoren wie auch die Sterblichkeit bei regelmäßiger Einnahme erhöht sind.

Darmkrebs

Darmkrebs kann in den verschiedenen Abschnitten des Dick- und Enddarms entstehen, im Dünndarm tritt die Erkrankung dagegen selten auf.

› Welche therapeutischen Möglichkeiten gibt es?

Für die Behandlung von Patienten mit Darmkrebs gibt es in Deutschland eine ausführliche Leitlinie, die für die verschiedenen Erkrankungsstadien die bestmöglichen Behandlungen beschreibt. Meist wird **operiert**. Bei fortgeschrittenen Tumoren schließt sich eine sogenannte **adjuvante**, also einem Rezidiv oder einer Metastasierung vorbeugende **Chemotherapie** an. Bei Tumoren des Enddarms wird die Reihenfolge dieser therapeutischen Maßnahmen häufig umgekehrt, indem zunächst eine Kombination aus Bestrahlungs- und Chemotherapie erfolgt, dann eine Operation angeschlossen wird. Je nach Situation wird anschließend eventuell noch eine reine Chemotherapie durchgeführt.

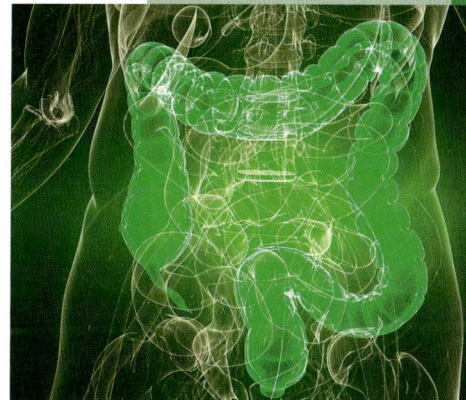

Darmkrebsmetastasen finden sich hauptsächlich in Leber oder Lunge. Liegen sie nur vereinzelt und an günstiger Stelle vor, können sie ebenfalls durch eine Operation entfernt werden. In anderen Fällen oder als Vorbereitung für eine Operation kann eine Chemotherapie, häufig dann in Kombination mit einem Antikörper, sinnvoll sein.

Wenn **Metastasen** so auftreten, dass ihre komplette Entfernung operativ nicht möglich ist, wird eine **palliative Chemotherapie** durchgeführt. Diese erfolgt meist auf Grundlage von 5-Fluorouracil (5-FU), das als Infusion verabreicht wird. Der behandelnde Arzt kann das Medikament aber auch in Tablettenform als Capecitabine (Xeloda®) verordnen. In der Regel wird das Medikament mit einem zweiten Chemotherapeutikum kombiniert – gegebenenfalls auch mit einem Antikörper. Hier sind verschiedene Kombinationen möglich, so dass die Therapie individuell abgestimmt werden kann. Sollte der Tumor im Verlauf der Therapie nicht (mehr) auf diese ansprechen, so kann eine andere Medikamentenkombination gewählt werden.

Während und nach der Therapie haben Patienten manchmal Probleme mit der Ernährung. Blähende, ballaststoffreiche und saure Speisen werden häufig nicht vertragen. Viele Patienten entwickeln vorübergehend auch eine Milchunverträglichkeit (Laktoseintoleranz).

Bei Patienten, bei denen ein künstlicher Darmausgang unumgänglich war, können diese Probleme zum Teil noch ausgeprägter

sein. Sie werden in der Regel durch Diätassistentinnen und Stomatherapeutinnen intensiv beraten.

> **Können Sie mit Naturheilkunde vorbeugen?**

Wie für alle anderen Tumorarten gilt auch für Darmkrebs, dass die beste Prävention eine gesunde, ausgewogene Ernährung mit Vitaminen, Spurenelementen und sekundären Pflanzenstoffen ist.

Insbesondere für die Gruppe der **Anthozyane** und **Flavonoide** (Resveratrol, EGCG, Curcumin) wie auch für **Folsäure** gibt es positive Ergebnisse aus Untersuchungen großer Bevölkerungsgruppen. Alle diese Untersuchungen sprechen aber dafür, diese Nahrungsmittel *nicht* in Form von Nahrungsergänzungsmitteln einzunehmen, sondern als Teil einer gesunden Ernährung.

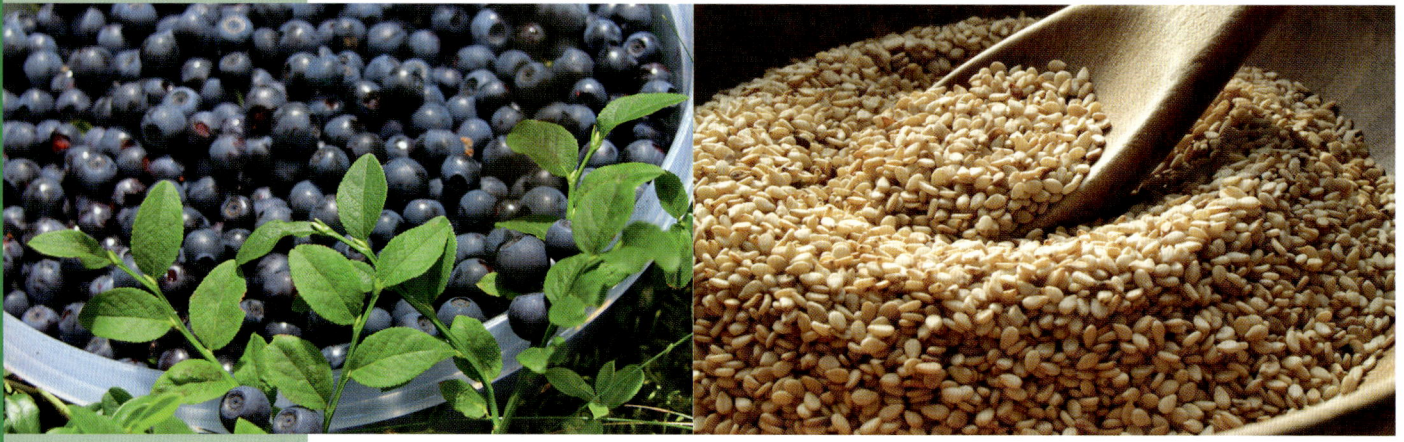

Der Verzehr ausreichender Mengen an **Ballaststoffen**, z.B. in Form von Leinsamen, Vollkornprodukten und Gemüse, schützt ebenfalls vor Darmkrebs. Gleiches gilt für **Omega-3-Fettsäuren**, die beispielsweise über Fischgerichte zugeführt werden können.

> **Gibt es Mittel aus der Naturheilkunde, die den Verlauf der Erkrankung oder Ihre Beschwerden lindern können?**

Für viele **sekundäre Pflanzenstoffe** wurde im Laborexperiment gezeigt, dass sie das Wachstum von Krebszellen hemmen können. Dies gilt für *Anthozyane*, *Curcumin*, *EGCG*, *Lycopin*, *Quercetin* und *Resveratrol*.

Für keine dieser Substanzen gibt es jedoch Beweise, dass dies auch für den Menschen gilt. Deshalb sollten sekundäre Pflanzenstoffe auch nach der Erkrankung durch eine gesunde Ernährung mit möglichst viel Obst und Gemüse zugeführt werden, nicht jedoch in Form von Nahrungsergänzungsmitteln. Nahrungsergänzungsmittel mit diesen Substanzen können möglicherweise die Wirkung einer notwendigen Chemo- oder Strahlentherapie negativ beeinflussen. Über die Wechselwirkungen ist noch zu wenig bekannt.

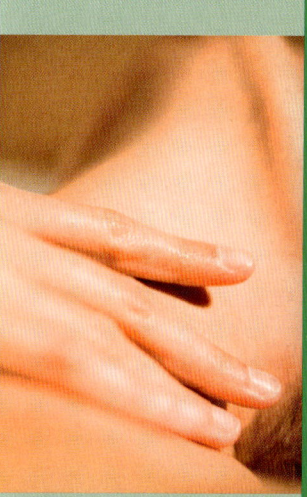

Zu den Wechselwirkungen einer Chemotherapie mit **Selen** liegen Labor- und Tierexperimente vor. Selen scheint die Wirkung der Chemotherapie zu verstärken.

Wenn Sie eine komplementäre Therapie wünschen, können Sie deshalb mit Ihrem Onkologen über den Einsatz von Selen sprechen.

> **Welche komplementären Therapien sind nicht empfehlenswert?**

In vielen Nahrungsergänzungsmitteln, die Tumorpatienten empfohlen werden, sind bestimmte Aminosäuren enthalten, die angeblich das Immunsystem stärken. Hierzu gehört **Arginin**. Experimente zeigen, dass Arginin das Wachstum von Darmkrebszellen vielleicht sogar fördern kann.

Diese Nahrungsergänzungsmittel sollten Sie deshalb auf keinen Fall verwenden.

Kopf-Hals-Tumoren

Kopf-Hals-Tumoren sind an unterschiedlichen Stellen, im Bereich der Mundhöhle, der Zunge, des Rachens oder im Kehlkopfbereich, lokalisiert. Häufig entstehen sie bei Patienten, die rauchen oder größere Alkohol-

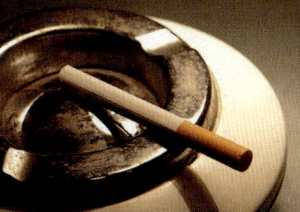

mengen trinken, manchmal entwickeln sie sich aber auch bei einer ganz normalen gesunden Lebensweise. Bei einigen, v.a. jungen Patienten, sind Viren für die Entstehung der Krankheit verantwortlich.

❯ Welche therapeutischen Möglichkeiten gibt es?

Der Tumor wird durch eine **Operation** entfernt, häufig werden hierbei auch die Lymphknoten entnommen, über die die Lymphe abfließt. Eine **Bestrahlung**, meist in Kombination mit einer **Chemotherapie**, eventuell auch mit einem Antikörper, schließt sich daran an.

Durch diese intensive Therapie kommt es zu einer ganzen Reihe von Nebenwirkungen, die Essen, Trinken und Sprechen beeinträchtigen können. Patienten klagen häufig auch über Schleimhautentzündungen und eine verminderte bis fehlende Speichelbildung.

❯ Können Sie mit Naturheilkunde vorbeugen?

Die beste Prävention und der beste Schutz vor Rückfällen besteht darin, nicht zu rauchen und keinen Alkohol zu trinken.

Eine spezielle Vorbeugung mit Naturheilmitteln ist nicht möglich.

❯ Gibt es Mittel aus der Naturheilkunde, die den Verlauf der Erkrankung oder Ihre Beschwerden lindern können?

Bisher wurde noch keine naturheilkundliche Substanz entdeckt, die das Wachstum dieser Tumoren vermindern kann.

Eine Reihe von Substanzen wurde auch daraufhin untersucht, ob sie Nebenwirkungen der Therapie abschwächen können. Die besten Untersuchungsergebnisse liegen für **Honig** vor, der während einer Strahlen- bzw. Strahlenchemotherapie gegeben wurde: Patienten, die vor und nach der Bestrahlung sowie sechs Stunden danach nochmals Honig zu sich nahmen – ca. einen Esslöffel etwas länger im Mund beließen und anschließend hinunterschluckten – litten deutlich weniger an Schleimhautentzündungen und hatten auch weniger mit Infektionen zu kämpfen.

Patienten, die nach dem Abschluss der Bestrahlung ein Ödem entwickeln, können durch die Einnahme von **Selen** eventuell eine Besserung erzielen.

Auch hier gilt: Beraten Sie sich mit Ihrem betreuenden Arzt, bevor Sie komplementäre Medikamente oder Nahrungsergänzungsstoffe einsetzen.

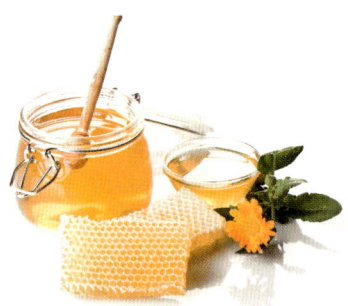

Es ist bekannt, dass **Vitamin A und E** die Nebenwirkungen einer Strahlentherapie vermindern können. In einer großen Untersuchung bei über 500 Patienten mit Kopf-Hals-Tumoren traten allerdings deutlich mehr Rückfälle auf. Patienten, die nach Abschluss der Therapie wieder zu rauchen anfingen, wiesen schlechtere Ergebnisse auf, wenn sie zusätzlich Vitamine einnahmen als ohne diese Vitamineinnahme.

Für zwei **Immunstimulanzien**, *Thymus* und das Peptid *Polyerga*®, zeigten zwei kleine Untersuchungen, dass die Immunwerte verbessert werden. Allerdings wurden diese Untersuchungen nicht mit Untersuchungen verglichen, bei denen **Wachstumsfaktoren** gegeben wurden. Diese moderne Möglichkeit, das Immunsystem während einer Chemo- und Strahlentherapie zu unterstützen, wirkt wesentlich stärker und zuverlässiger.

Eine Untersuchung mit **Mistelpräparaten** zur Immunstimulation ergab keinen Vorteil für Patienten mit Kopf-Hals-Tumoren.

Um Hautentzündungen während der Bestrahlungszeit zu vermindern, wurde die Anwendung von **Aloe-vera-Gel** überprüft. Auch hier zeigte sich kein Vorteil.

Leberzellkrebs

Leberzellkrebs entsteht, indem Leberzellen entarten. Diese Tumorerkrankung unterscheidet sich also ganz grundlegend von *Lebermetastasen*, bei denen es sich um Krebszellen aus anderen Organen handelt, die nachträglich in die Leber eingewandert sind. Leberzellkrebs entsteht häufig infolge einer Viruserkrankung oder einer Leberzirrhose. Die zugrunde liegenden Erkrankungen führen häufig schon selbst zu einer deutlichen Schwächung der Patienten und schränken die Therapiemöglichkeiten dadurch oft ein.

› **Welche therapeutischen Möglichkeiten gibt es?**

Wird Leberzellkrebs frühzeitig entdeckt, so kann man versuchen, eine Heilung dadurch herbeizuführen, dass man den **befallenen Teil der Leber entfernt**. In ausgewählten Fällen kann auch eine **Lebertransplantation** vorgenommen werden. Leider entsteht Leberzellkrebs häufig nicht nur an einer einzelnen

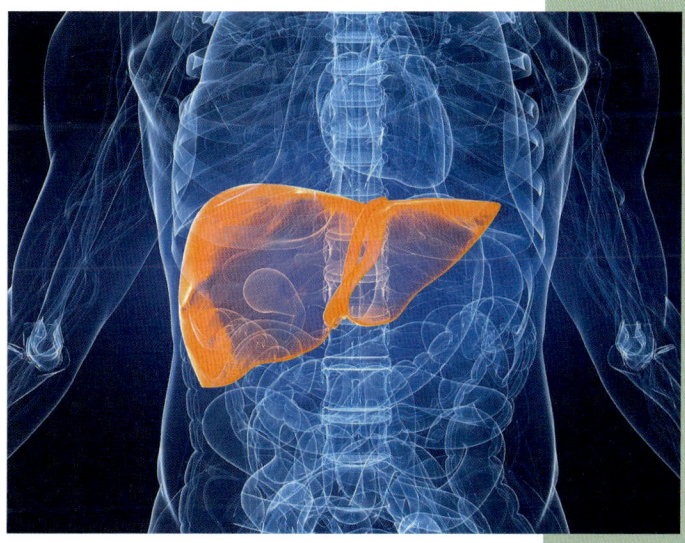

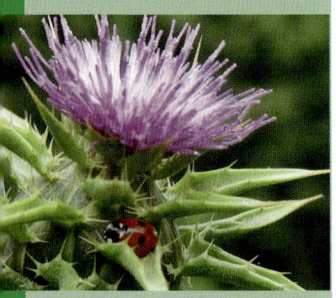

Stelle, sondern an mehreren Stellen gleichzeitig oder nacheinander, so dass für viele Patienten eine Operation nicht in Frage kommt.

Die bei vielen anderen Erkrankungen eingesetzten Chemotherapie-Medikamente sind gegen Leberzellkrebs nur wenig wirksam. Untersuchungen mit neuen Substanzen – sog. Tyrosinkinase-Hemmern – zeigen jedoch erste positive Ergebnisse.

> **Können Sie mit Naturheilkunde vorbeugen?**

Um der Erkrankung vorzubeugen, ist es zunächst wichtig, alles wegzulassen, was die Leber schädigen kann, insbesondere Alkohol.

In der europäischen Pflanzenheilkunde gilt die **Mariendistel** als »Leberschutzmittel«. Im Tierversuch konnte auch bereits eine vor Krebs schützende Wirkung nachgewiesen werden. Ob dies auch für den Menschen zutrifft, wurde bisher jedoch nicht untersucht.

> **Gibt es Mittel aus der Naturheilkunde, die den Verlauf der Erkrankung oder Ihre Beschwerden lindern können?**

Es liegen nur wenige Untersuchungen vor zur komplementären Therapie bei Patienten mit Leberzellkrebs. Eine kleine Untersuchung wurde mit einem **Mistelpräparat** durchgeführt. Eine positive Wirkung ergab sich hierbei nicht.

> **Welche komplementären Therapien sind nicht empfehlenswert?**

Eine erste Untersuchung mit einem **Thymuspräparat** zeigte positive Ergebnisse – die anschließende größere Untersuchung hat diese jedoch nicht bestätigt.

Thymusextrakt ist deshalb nicht empfehlenswert.

Magenkrebs

> **Welche therapeutischen Möglichkeiten gibt es?**

Wird Magenkrebs sehr früh erkannt, so kann eine **Operation** zur Heilung führen. Zeigt sich bei der Magenspiegelung und weiteren Untersuchungen, dass sich der Tumor bereits ausgedehnt hat, so wird heute häufig zuerst eine **Chemotherapie**, dann eine Operation und anschließend noch einmal eine Chemotherapie durchgeführt. In einigen Fällen kann auch eine **Bestrahlung** Teil des Behandlungskonzeptes sein.

Bei der Operation wird der Magen in der Regel komplett entfernt und eine Passage direkt von der Speiseröhre in den Dünndarm hergestellt. Durch diese Maßnahme fehlt jedoch der Magen, der eine ganz entscheidende Funktion für die Ernährung hat. Das Zusammenfließen der verschiedenen Enzyme und Verdauungssäfte (Galle und Bauchspeicheldrüsensekret) verläuft dadurch nicht mehr so koordiniert wie zuvor. Aus diesem Grund haben Patienten mit Magenkrebs häufig größere Probleme bei ihrer Ernährung.

❯ Können Sie mit Naturheilkunde vorbeugen?

Ein wichtiger Punkt, um Magenkrebs zu vermeiden, ist dafür zu sorgen, dass eine Infektion der Magenschleimhaut, die durch das Bakterium Helicobacter pylorus hervorgerufen wurde, behandelt wird.

Diese Magenschleimhautinfektion gibt sich häufig durch Magen- und Oberbauchbeschwerden zu erkennen.

Auch eine gesunde Ernährung mit **Vitaminen** und vielen **sekundären Pflanzenstoffen** ist wichtig. Vor einigen Jahren sprachen einige Untersuchungen dafür, dass **Folsäure**, **Lycopin** sowie **Vitamin A, C und E** vor Magenkrebs schützen können. Dies konnte durch aktuelle Untersuchungen aber nicht mehr bestätigt werden.

Die Einnahme von Nahrungsergänzungsmitteln empfiehlt sich daher nicht.

Umstritten sind die Untersuchungen zu **grünem Tee**. Eine Zusammenfassung aller Untersuchungen bis 2007 erbrachte kein positives

Ergebnis – allerdings wurde in einer neuen Untersuchung die gewohnte Trinktemperatur erfragt und es zeigte sich, dass grüner Tee dann eine schützende Wirkung haben kann, wenn er nicht zu heiß getrunken wird. Die allgemein schädliche Wirkung sehr heißer Getränke ist seit längerem bekannt.

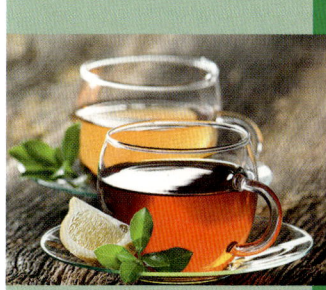

❯ Gibt es Mittel aus der Naturheilkunde, die den Verlauf der Erkrankung oder Ihre Beschwerden lindern können?

Für Patienten, die bereits an Magenkrebs erkrankt sind, gilt die Empfehlung für eine **gesunde Lebensführung** natürlich ebenfalls.

Eine **Anreicherung der Speisen** mit Kalorien über hochkalorische Nahrungsmittelkonzentrate oder auch das Untermischen von Fetten und Kohlenhydraten (Sahne, Maltodextrin) wie auch die Anreicherung mit Eiweißstoffen (Proteinkonzentraten) ist

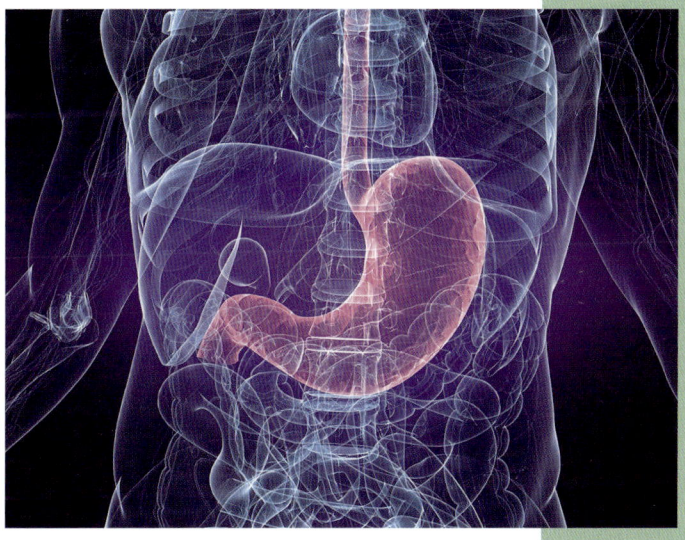

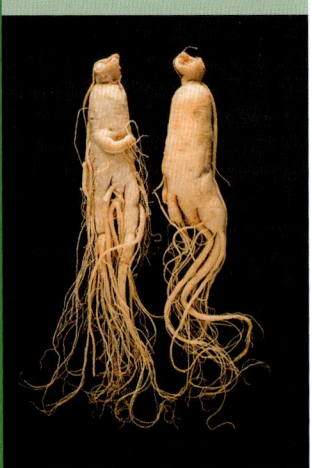

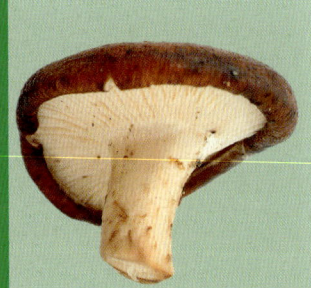

sinnvoll. Wichtig ist, dass dies für Sie geschmacklich ansprechend ist.

Um ausreichend Vitamine und sekundäre Pflanzenstoffe wie auch Spurenelemente zu sich zu nehmen, ist es wichtig, dass Sie häufig kleine Mahlzeiten – oft auch besonders zubereitet – zu sich nehmen. Der Satz, »Sie können alles essen«, trifft ohne Einschränkungen auf die meisten Patienten nicht zu: Speisen sollten leicht verträglich und nicht zu scharf gewürzt sein.
Da große Mengen nicht mehr auf einmal gegessen werden können, sollten Sie Speisen und Getränke nicht gleichzeitig zu sich nehmen.

Patienten, denen der Magen entfernt wurde, müssen regelmäßig **Vitamin-B$_{12}$-Injektionen** erhalten, da ein Co-Faktor aus dem Magensaft, der für die Aufnahme von Vitamin B$_{12}$ im Darm wesentlich ist, nicht mehr bereitgestellt werden kann.

Bei einigen Patienten ist die zusätzliche Einnahme von Enzymen während des Essens hilfreich. In diesem Fall müssen Sie die Enzymkapseln aber vorab öffnen, da sie durch die Entfernung des Magens vom sauren Magensaft nicht mehr aufgelöst werden können.

Aus Japan und anderen asiatischen Ländern stammen Untersuchungen, bei denen Patienten **Heilpilzpräparate** – v. a. aus *Coriolus* und *Shiitake* – entweder allein, meist aber in Kombination mit einer Chemotherapie erhielten. Bei diesen Untersuchungen zeigte sich, dass die gleichzeitige Gabe mit der Chemotherapie zu besseren Therapieergebnissen führte als die alleinige Chemotherapie. Aus den Veröffentlichungen lässt sich aber nicht ableiten, ob die Einnahme von Heilpilzen hilfreich und sicher ist. Hierfür gibt es vor allem zwei wichtige Gründe:

- Die Veröffentlichung der Studien erfolgte so, dass eine wissenschaftliche Überprüfung kaum möglich ist.
- Bei diesen Untersuchungen wurde keine Chemotherapie nach den in Deutschland heute gültigen Standards eingesetzt. Die Patienten erhielten im Vergleich daher eine weniger wirksame Chemotherapie.

In zwei Untersuchungen nahmen Patienten **Ginseng-Extrakt** ein, worauf sich die Funktion der Immunzellen verbesserte.
Allerdings wurde nur in einer der Studien darauf geachtet, ob dies dazu führte, dass die Patienten länger überlebten – dies war tatsächlich der Fall.

Bei Ginseng muss jedoch auf Wechselwirkungen mit der Therapie geachtet werden, deshalb müssen Sie die Einnahme mit Ihrem Onkologen abgestimmen.

Da Patienten mit Magenkrebs häufig sehr stark an Gewicht verlieren, wurden **Omega-3-Fettsäuren** geprüft: Insgesamt liegen zwei positive Untersuchungen für Magenkrebs vor. Ein positives Ergebnis zeigt sich jedoch nur dann, wenn die Patienten Omega-3-Fettsäuren, die meist in Kapseln verabreicht werden, tatsächlich auch einnehmen. Viele Patienten entwickeln auf längere Zeit aber einen Widerwillen dagegen, da die Kapseln zum Teil ein Aufstoßen wie nach einer Fischmahlzeit verursachen.

> **Welche komplementären Therapien sind nicht empfehlenswert?**

Für Patienten mit Magenkrebs sind besondere Krebsdiäten <u>nicht</u> empfehlenswert, da sie häufig zu einer weiteren Gewichtsabnahme führen. Vor allem eine kohlenhydratarme Kost ist nicht geeignet, da Kohlenhydrate für sie ein wichtiger und leicht verdaulicher Nahrungsbestandteil sind.

Allerdings werden einfache Zucker, wie beispielsweise Traubenzucker, häufig nicht vertragen, da sie – wenn sie zu schnell in den Darm gelangen – zu Stoffwechsel- und Blutdruckstörungen führen können (»Dumping-Syndrom«).

Speiseröhrenkrebs

Bei Speiseröhrenkrebs werden zwei Gewebstypen unterschieden:
- im *oberen* und *mittleren* Teil der Speiseröhre finden sich vorwiegend sogenannte Plattenepithel-Karzinome,
- im *unteren* Teil dagegen Adenokarzinome.

> **Welche therapeutischen Möglichkeiten gibt es?**

Die Entscheidung über die Therapiemöglichkeiten hängt von der genauen Lokalisation, der Ausbreitung und dem Gewebetyp des Tumors ab.

Die moderne Behandlung einer Speiseröhrenkrebserkrankung besteht aus **Operation**, **Strahlen-** und **Chemotherapie**. Kleine Tumoren ohne Lymphknotenbefall können direkt operiert werden. Bei fortgeschritteneren Tumorstadien mit Lymphknotenbefall oder bei einem größeren Tumor 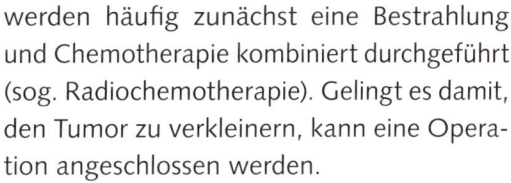 werden häufig zunächst eine Bestrahlung und Chemotherapie kombiniert durchgeführt (sog. Radiochemotherapie). Gelingt es damit, den Tumor zu verkleinern, kann eine Operation angeschlossen werden.

Liegen bei der Erstdiagnose bereits *Metastasen* vor, so setzt die Behandlung direkt mit einer Chemotherapie ein.

Können Sie mit Naturheilkunde vorbeugen?

Es gibt einige Untersuchungen, die zeigen, dass eine **gesunde Ernährung**, insbesondere mit reichlich sekundären Pflanzenstoffen, vor der Entwicklung von Speiseröhrenkrebs schützen kann.

Gibt es Mittel aus der Naturheilkunde, die den Verlauf der Erkrankung oder Ihre Beschwerden lindern können?

Bisher liegen nur wenige Untersuchungen vor, was Patienten während und nach einer Therapie selbst tun können.

Die allgemeinen Empfehlungen für eine **gesunde Ernährung** gelten auch hier, wobei während der Therapie die Ernährung häufig angepasst werden muss. Wichtig ist eine gute Ernährungsberatung. Bei vielen Patienten ist auch eine künstliche Ernährung, entweder über eine Sonde in Magen oder Darm oder über die Vene, erforderlich.

Welche komplementären Therapien sind nicht empfehlenswert?

Eine Untersuchung mit einer kleinen Zahl von an Speiseröhrenkrebs erkrankten Patienten wurde mit der Aminosäure **Glutamin** während der Radiochemotherapie durchgeführt und ergab Hinweise auf positive Effekte für das Immunsystem.

> Da andere Untersuchungen befürchten lassen, dass es gleichzeitig zu einem verstärkten Tumorwachstum kommen kann, ist die Einnahme von Glutamin nicht zu empfehlen.

Weibliche Geschlechtsorgane

Brustkrebs

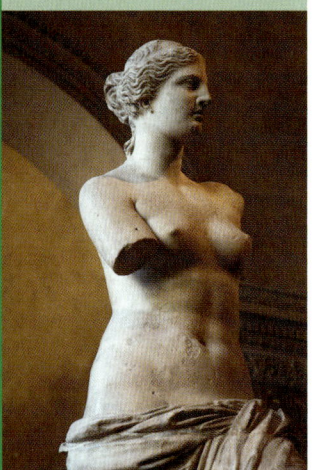

Brustkrebs – das sogenannte Mammakarzinom – ist der häufigste bösartige Tumor bei Frauen. Männer sind dagegen sehr selten von dieser Erkrankung betroffen – lediglich 1% aller Betroffenen sind Männer.

Durch die intensive Aufklärung der Frauen und die Möglichkeiten für eine frühe Diagnostik sind die Aussichten, dass eine Frau mit Brustdrüsenkrebs geheilt wird, heutzutage sehr viel besser als noch vor wenigen Jahren.

Welche therapeutischen Möglichkeiten gibt es?

Die moderne **Brustoperation** wird meist **brusterhaltend** durchgeführt. In wenigen

Fällen muss die Brust jedoch komplett entfernt werden.

Da die Brustkrebszellen über die Lymphknoten in den Körper streuen können, werden die **Lymphknoten** der unteren und mittleren Ebene der Achselhöhle bei der Operation mit entfernt.

Nach einer brusterhaltenden Operation – oder wenn der Tumor bei der Entfernung der gesamten Brustdrüse bis nahe an deren Grenze ausgedehnt war – wird eine **Strahlentherapie** durchgeführt. Sie soll das Risiko, dass in derselben Brust erneut ein Tumor entsteht, so weit wie möglich vermindern.

Besteht ein erhöhtes Risiko, dass Krebszellen schon in den Körper gestreut haben, so wird eine **adjuvante**, also unterstützende **Chemotherapie** empfohlen, die in der Regel aus einer Kombination unterschiedlicher Medikamente besteht. Dabei haben sich verschiedene Kombinationen bewährt, so dass die Auswahl individuell angepasst werden kann.

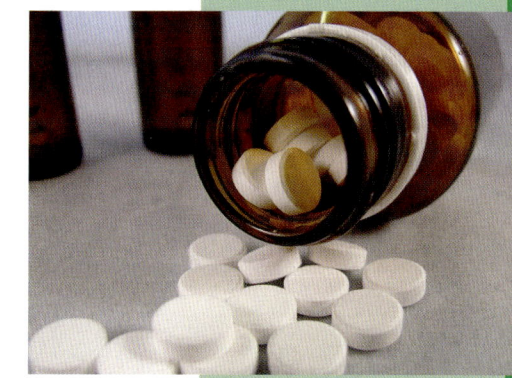

Die Chemotherapie kann auch vor der Operation angesetzt werden, um z.B. eine Verkleinerung des Tumors zu erreichen und damit bessere Voraussetzungen für die Operation zu schaffen. Dies wird insbesondere angestrebt, wenn eine brusterhaltende Operation direkt nicht möglich erscheint oder wenn der Tumor in Form einer Entzündung auf die Haut übergegriffen hat (sog. inflammatorisches Karzinom).

Brustdrüsenzellen tragen auf ihrer Oberfläche häufig Erkennungsmoleküle (Rezeptoren) für die weiblichen Hormone, also Östrogen- oder Progesteronrezeptoren. Daher können sie durch diese Hormone zum Wachstum angeregt werden. Bei diesen Patientinnen empfiehlt sich eine **antihormonelle Therapie**.

Die Untersuchung der entnommenen Achsellymphknoten ist ein unverzichtbarer Bestandteil der Brustkrebsoperation, da das Ergebnis wesentliche Informationen für die weitere Therapie beinhaltet. Allerdings ist mit diesem Eingriff ein Risiko verbunden, da es hierdurch zu einem Lymphödem des Arms kommen kann. Daher wurde ein spezielles modernes Verfahren entwickelt, die *Sentinel-Node-Biopsy*, bei der nur die ersten ableitenden Lymphknoten – die sogenannten *Wächterlymphknoten* – über eine Markierungstechnik identifiziert und entfernt werden. Nur wenn sie in der histologischen Untersuchung einen Befall zeigen, werden eventuell weitere Lymphknoten der Achselhöhle ebenfalls entfernt. Diese Technik kann jedoch nur bei Tumoren bis zu einer *gewissen Größe* durchgeführt werden.

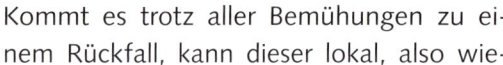

Kommt es trotz aller Bemühungen zu einem Rückfall, kann dieser lokal, also wieder auf den Bereich derselben Brust begrenzt sein, so dass eine zweite Operation und eventuell eine zweite Strahlentherapie nötig werden.

Entwickeln sich **Metastasen**, so entscheiden der Ort der Metastasen und die Geschwindigkeit, mit der sie sich entwickeln, über den weiteren Verlauf der Therapie. Bei *Knochenmetastasen* werden sogenannte Bisphosphonate (s. S. 13) eingesetzt. Häufig reicht eine **antihormonelle Therapie** bzw. ein Wechsel der antihormonellen Therapie.

Finden sich *Organmetastasen*, z.B. in der Leber oder der Lunge, so wird eher eine **Chemotherapie**, eventuell in Kombination mit einem **Antikörper** wie Trastuzumab, empfohlen.

› **Können Sie mit Naturheilkunde vorbeugen?**

Frauen wie Männer können selbst einiges tun, um Brustkrebs vorzubeugen. Hierzu gehören eine gesunde Ernährung und regelmäßige Bewegung oder auch Sport.

Für eine gesunde Ernährung gilt, dass Obst, Gemüse, Vollkornprodukte und das Vermeiden von tierischen Fetten sinnvoll sind. Eine ausgewogene Ernährung liefert genügend Vitamine und sekundäre Pflanzenstoffe, die schützen können. Zu den schützenden **sekundären Pflanzenstoffen** gehören *EGCG*, ein Inhaltsstoff aus grünem Tee, vielleicht auch die **Carotinoide** *Lutein* und *Lycopin*. Neuere Untersuchungen ergaben allerdings für Carotinoide, wie das Beta-Carotin, aber auch für Vitamin C und E keine positiven Ergebnisse mehr.

Einige **Ballaststoffe** zeigen den weiblichen Hormonen verwandte Eigenschaften. Es handelt sich um die *Lignane*, diese finden

---

Her-2-neu ist ein Rezeptor für einen bestimmten Wachstumsfaktor. Patientinnen mit diesem Rezeptor können eine Therapie mit einem gegen Her-2-neu gerichteten Antikörper, dem **Trastuzumab** (Herceptin®), erhalten.

Zelluläre Signalwege, die über den Rezeptor *Her-2-neu* das Krebswachstum fördern, können außer durch den Antikörper gegen Her-2-neu auch durch das zielgerichtete »small molecule« *Lapatinib* ausgeschaltet werden.

sich in ballaststoffreichen Speisen und haben eine deutlich schützende Wirkung.

> **Gibt es Mittel aus der Naturheilkunde, die den Verlauf der Erkrankung oder Ihre Beschwerden lindern können?**

Die **sekundären Pflanzenstoffe** *Curcumin*, *EGCG*, *Lycopin* und *Quercetin* hemmen im Labor das Wachstum von Brustkrebszellen. Allerdings gibt es bisher nur für grünen Tee (EGCG) eine zusammenfassende Auswertung mehrerer Untersuchungen bei Patientinnen. In dieser Zusammenfassung, die eine große Gruppe von Brustkrebserkrankten berücksichtigt, zeigte sich, dass Patientinnen mit einem frühen Krebsstadium sich durch das regelmäßige Trinken von grünem Tee vor einem Rückfall (Rezidiv) schützen können.

In einem Tierexperiment ergab sich für hochdosiertes EGCG jedoch ein Hinweis auf eine ungünstige Wirkung, da es hierdurch zu einer Stimulation am Hormonrezeptor kam.

Aus diesem Grund ist zwar das Trinken von grünem Tee empfehlenswert, die Einnahme von Nahrungsergänzungsmitteln mit hochdosiertem Grüntee-Extrakt wahrscheinlich jedoch nicht. Bevor Sie komplementäre Medikamente oder Nahrungsergänzungsstoffe einsetzen, sollten Sie in jedem Fall Ihren betreuenden Arzt um Rat fragen.

Die anderen sekundären Pflanzenstoffe sollten ebenfalls über Nahrungsmittel und nicht in Form von Tabletten eingenommen werden.

Für **Omega-3-Fettsäuren** gibt es ebenfalls eine Reihe von sehr interessanten Laboruntersuchungen, die belegen, dass Brustkrebszellen durch sie in ihrem Wachstum gehemmt werden. Eine Bestätigung bei Patientinnen fehlt leider. Trotzdem sind Omega-3-Fettsäuren im Rahmen einer gesunden Ernährung (pflanzliche Fette und Fisch) allgemein zu empfehlen.

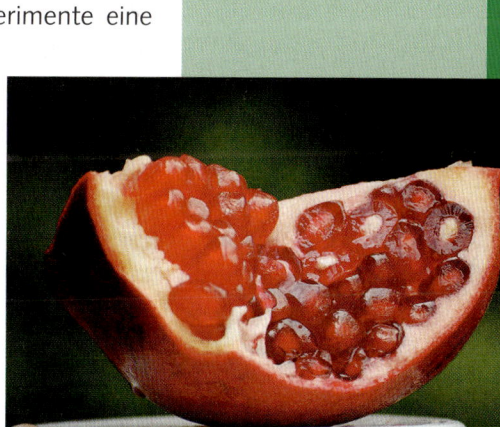

Auch für **Granatapfelextrakt** und **Traubenkernöl** ergaben Laborexperimente eine gegen Brustkrebszellen gerichtete Wirkung – bisher sind diese Befunde bei Patientinnen jedoch ebenfalls noch nicht überprüft.

Häufig wird bei Patientinnen mit Brustkrebs während oder nach der intensiven Behandlungsphase auch eine immunstimulierende Therapie eingesetzt.

Auch der Einsatz von **Thymuspräparaten** wurde bei Frauen mit Brustkrebs untersucht – die Patientinnen lebten hierdurch jedoch nicht länger.

Für die **Misteltherapie** gibt es mehrere Veröffentlichungen, die bei *Krebspatienten* sowohl eine höhere Lebensqualität als auch eine längere Lebensdauer beschreiben. Allerdings sind diese Veröffentlichungen aus wissenschaftlicher Sicht kritisch zu sehen, da die zugrunde liegenden Methoden nicht optimal gewählt waren, so dass die Ergebnisse nicht als Beleg für eine direkte Wirkung gegen Krebs gelten können.
In einer großen Studie zeigte sich sogar, dass mit der Misteltherapie langfristig mehr Patientinnen verstarben als ohne, was von den Autoren darauf zurückgeführt wurde, dass in der Misteltherapiegruppe mehr Patientinnen mit fortgeschrittenenen Tumoren waren.
Ob es durch die Misteltherapie zu einer Verbesserung der Lebensqualität kommen kann, wurde auch speziell für *Patientinnen mit Brustkrebs* untersucht. Die Studien erbrachten positive Ergebnisse, wurden aber wegen ihrer Planung und Durchführung ebenfalls kritisiert.

Da es keine Studien gibt, die die Auswirkungen einer langfristigen Misteltherapie eindeutig klären konnten, sollte die Misteltherapie wenn überhaupt, dann nur für begrenzte Zeit im Anschluss an die Therapie durchgeführt werden. Ein »Muss« für eine Misteltherapie gibt es nicht.

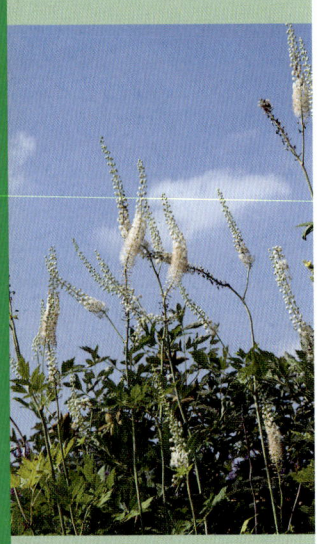

Frauen haben während und nach der Brustkrebstherapie mit verschiedenen Nebenwirkungen zu kämpfen: Hierzu zählen vor allen Dingen Hormonentzugserscheinungen, wie Hitzewallungen, Muskel- und Gelenkbeschwerden, aber auch Schlafstörungen und manchmal depressive Verstimmungen bis hin zu einer ausgeprägten Depression.

Eine bei Wechseljahresbeschwerden in Westeuropa sehr gern eingesetzte Pflanze ist die **Traubensilberkerze** (*Cimicifuga*). Ob der Extrakt Hitzewallungen vermindert und wenn ja, in welchem Ausmaß, ist in verschiedenen Studien mit unterschiedlichen Ergebnissen untersucht worden. Im Einzelfall kann bei Hitzewallungen ein Versuch mit Traubensilberkerzenextrakt unternommen werden.

Die Traubensilberkerze enthält möglicherweise auch Phytoöstrogene (s. Abschnitt »Isoflavone«, S. 27), wobei Untersuchungen zeigen, dass zumindest ein in Deutschland auf dem Markt befindliches Präparat (Remifemin®) das Wachstum von Brustkrebszellen hemmt. In mehreren Untersuchungen wurde auch darauf geachtet, ob es durch die Einnahme von Traubensilberkerzepräparaten bei Brustkrebspatientinnen zu einem höheren Risiko für ein Rezidiv kommt. Dies ist nicht der Fall. Möglicherweise hat Traubensilberkerzenextrakt sogar eine schützende Wirkung.

Traubensilberkerzenextrakt kann eventuell auch vor Osteoporose schützen.

Die Einnahme von Traubensilberkerzen-extrakt sollten Sie aber in jedem Fall mit Ihrem betreuenden Arzt absprechen.

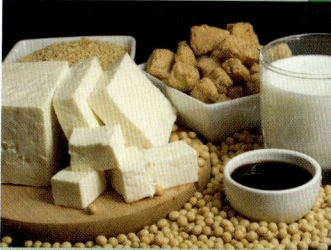

Weitere Hinweise zur Therapie von Hormon-entzugserscheinungen können Sie im Ab-schnitt »Beschwerden durch Hormonentzug« (S. 91) nachlesen.

❯ Welche komplementären Therapien sind nicht empfehlenswert?

Ob der häufige Verzehr von Sojaprodukten, die sogenannte **Isoflavone** – insbesondere Genistein – enthalten, günstig ist, wird in-tensiv diskutiert. In Asien haben Frauen sehr viel seltener Brustkrebs als in Europa. Dies wird auch darauf zurückgeführt, dass dort viel häufiger Sojaprodukte anstelle von tieri-schem Eiweiß verzehrt werden. Neue Unter-suchungen ergaben für Westeuropa jedoch keinen entsprechend positiven Effekt für Iso-flavone. Es gibt sogar Warnungen, dass ins-besondere bei Frauen nach den Wechsel-jahren Isoflavone ungünstig wirken könnten.

Frauen können Sojaprodukte im Rahmen einer gesunden Ernährung zwar ohne Bedenken verzehren – Nahrungsergän-zungsmittel mit Isoflavonen in höherer Konzentration zu sich zu nehmen, ist jedoch nicht sinnvoll.

In vielen Experimenten wurde die Wirkung des Isoflavons **Genistein** auf Brustkrebszel-len untersucht. Die Ergebnisse sind wider-sprüchlich.

Da bisher nicht bekannt ist, welche Kon-zentrationen im Blut und damit auch an den Krebszellen erzielt werden, wenn Patientinnen genisteinhaltige Nahrungs-ergänzungsmittel zu sich nehmen, muss davon dringend abgeraten werden.

Zu den **Phytoöstrogenen** gehören neben Ge-nistein auch *Biochanin* und das verwandte *Beta-Sitosterol*. Für beide Substanzen gibt es Experimente, die eine Wachstumshemmung von Brustkrebszellen zeigen. Leider liegen

In *niedriger Dosis* stimuliert **Genistein** über den Östrogenrezeptor das Wachstum der Krebszellen und hemmt die Wirkung z.B. einer antihormonellen Therapie mit Tamo-xifen. In *sehr hohen Dosierungen* hemmt Genistein selbst jedoch das Wachstum der Krebszellen.

noch keine Untersuchungen bei Patientinnen vor. Daher können Nahrungsergänzungsmittel mit diesen beiden Wirkstoffen nicht empfohlen werden. Auch hier ist eine dosisabhängige Wachstumsförderung denkbar.

> Aus den gleichen Überlegungen ist auch die Teezubereitung aus der phytoöstrogenhaltigen Pflanzenmischung **Flor essence®** für Brustkrebspatientinnen nicht geeignet.

Aus allen bisher veröffentlichten Untersuchungen ergibt sich kein Grund, **Vitamine** zusätzlich in Form von Nahrungsergänzungsmitteln einzunehmen. Für Vitamin E wurde im Labor sogar gezeigt, dass es die Wirkung von Tamoxifen vermindern kann.

Auch für zwei **sekundäre Pflanzenstoffe**, nämlich *Lycopin* und *Resveratrol*, weisen Laborexperimente daraufhin, dass sie möglicherweise ungünstige Wirkungen haben.

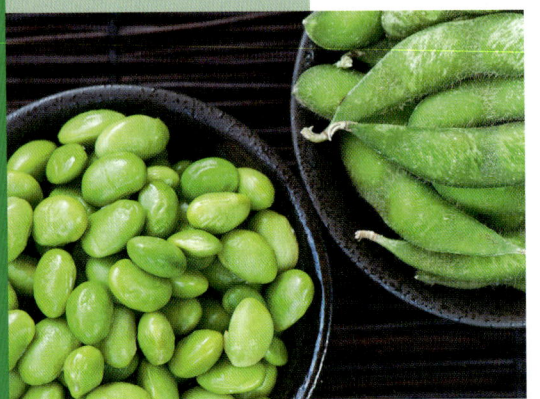

Eierstockkrebs

〉 Welche therapeutischen Möglichkeiten gibt es?

Nach der Erstdiagnose von Eierstockkrebs wird zunächst operiert. Bei dieser **Operation** werden die Eierstöcke, die Eileiter, die Gebärmutter und alles umliegende Gewebe entfernt. Da sich häufig bereits kleine Tochtergeschwüre auf dem Bauchfell angesiedelt haben, wird bei dieser großen Operation auch versucht, alle diese kleinen Herde zu entfernen. Für die meistens Patientinnen schließt sich dann eine **Chemotherapie** an, um eventuell noch übrig gebliebene Tumorzellen abzutöten. Die Medikamente – in der Regel eine Kombination aus Carboplatin und Paclitaxel – werden meist über die Vene zugeführt. In wenigen Fällen werden die Chemotherapeutika auch direkt in den Bauchraum verabreicht.

Nur bei jungen Frauen, die sich noch Kinder wünschen und einen sehr, sehr kleinen Tumor aufweisen, kann man versuchen, lediglich den betroffenen Eierstock zu entfernen und den anderen und die Gebärmutter zu erhalten.

Leider kommt es bei einer Krebserkrankung des Eierstocks häufig zu einem Rückfall, also einer erneuten Ausbreitung von Krebszellen, die sich wiederum vorwiegend im Bauchraum ansiedeln. In diesem Fall kann eine erneute Chemotherapie durchgeführt werden – je nachdem, wann die vorangegan-

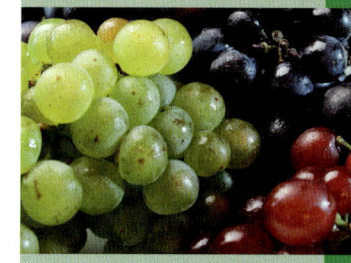

gene stattfand, mit den gleichen oder anderen Medikamenten.

Untersuchungen zeigen, dass die Krebszellen auch auf den **Antikörper Bevacizumab** (Avastin®) ansprechen, der die Gefäßneubildung für die Nährstoffversorgung des Tumors hemmt.

> ❯ **Können Sie mit Naturheilkunde vorbeugen?**

Eine Reihe von Untersuchungen ging der Frage nach, ob eine bestimmte Ernährungsweise oder naturheilkundliche Substanzen vor Eierstockkrebs schützen können. Gute Ergebnisse zeigten sich bei einer **vitaminhaltigen Ernährung**, die Obst, Gemüse und Salate mit vielen sekundären Pflanzenstoffen beinhaltet.

Grüner Tee kann ebenfalls schützend wirken. Nach einer Untersuchung aus Asien hat auch **Ginseng** eine schützende Wirkung.

> ❯ **Gibt es Mittel aus der Naturheilkunde, die den Verlauf der Erkrankung oder Ihre Beschwerden lindern können?**

Für **sekundäre Pflanzenstoffe** zeigen Laborexperimente, dass sie das Wachstum von Eierstockkrebszellen hemmen. Hierzu gehören *Curcumin*, *EGCG* aus grünem Tee, das Isoflavon *Genistein*, *Quercetin* und *Resveratrol*. Labor- und Tierexperimente sprechen auch dafür, dass **Ginseng** eine positive Wirkung hat. Leider gibt es für keinen dieser Stoffe bisher eine Untersuchung bei Patientinnen,

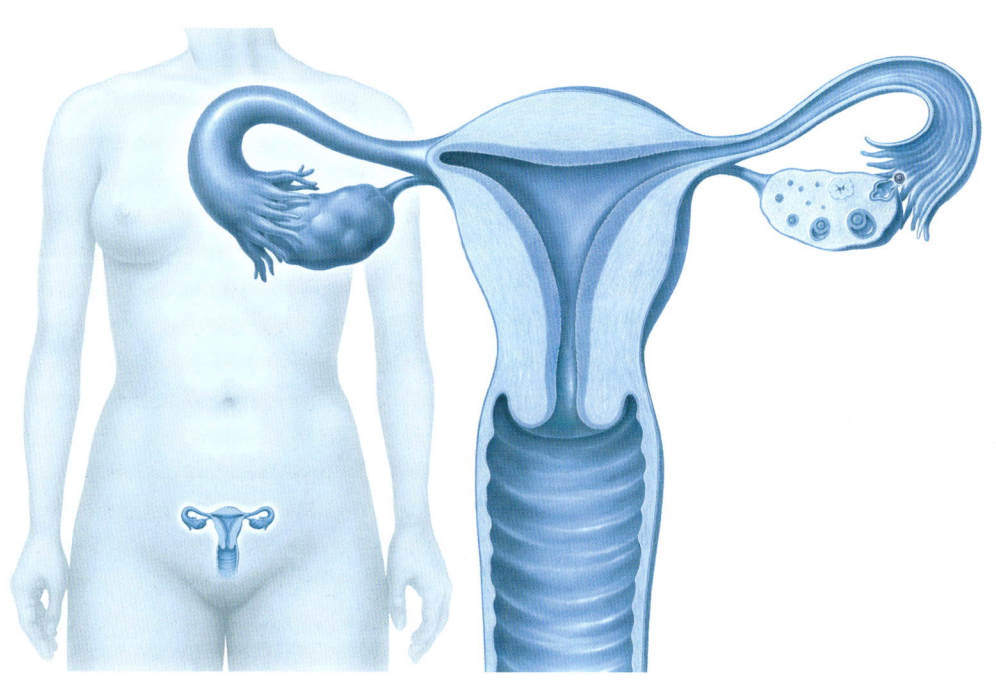

so dass eine zusätzliche Einnahme in Tablettenform nicht empfohlen werden kann, da über deren Dosierung und Sicherheit nichts bekannt ist.

Die Wirkung von Immunstimulanzien wurde auch bei Patientinnen mit Eierstockkrebs untersucht: Zur **Misteltherapie** gibt es eine kleine Untersuchung, die kein eindeutiges Ergebnis zeigte und auch wegen der wissenschaftlich nicht einwandfreien Durchführung in der Kritik steht. Zwei Untersuchungen mit **Thymuspräparaten** haben ebenfalls keinen Vorteil ergeben.

Jüngere Patientinnen mit Eierstockkrebs leiden nach der Entfernung der Eierstöcke an Hormonentzugserscheinungen wie Hitzewallungen, Knochen- und Gelenkbeschwerden, Schlafstörungen oder auch Depressionen. Da noch unklar ist, ob die Einnahme von Hor-

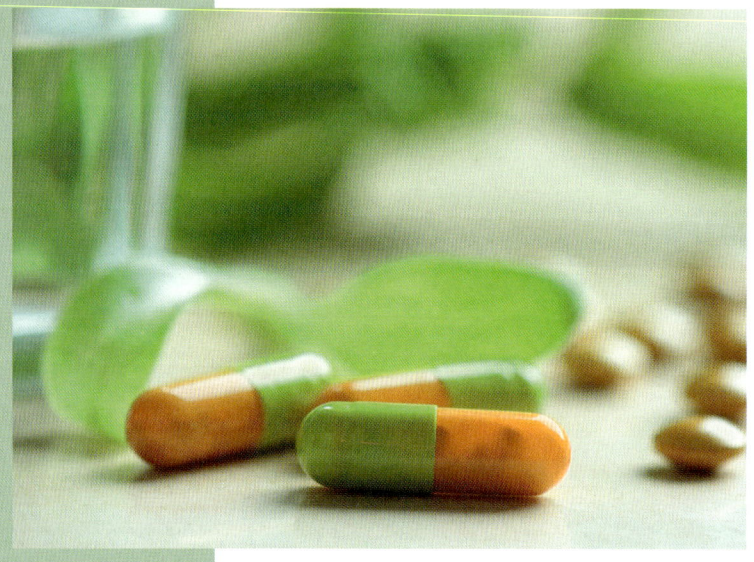

monpräparaten nach der Operation befürwortet werden kann, wünschen sich viele Patientinnen zumindest eine naturheilkundliche Unterstützung, um diese Beschwerden zu lindern.

Welche Naturheilmittel, in welcher Form bei Hormonentzugserscheinungen eingesetzt werden können, finden Sie im Abschnitt »Beschwerden durch Hormonentzug« (S. 91) näher erläutert.

> Auch hier gilt jedoch: Bevor Sie komplementäre Medikamente oder Nahrungsergänzungsstoffe einsetzen, sollten Sie mit Ihrem betreuenden Arzt sprechen.

> **Welche komplementären Therapien sind nicht empfehlenswert?**

Eine zusätzliche Einnahme von **Vitaminen** hat weder vorbeugend noch in der Therapie eine Berechtigung. Im Gegenteil: Für *Vitamin B$_6$* hat sich in einer Untersuchung eine negative Wirkung ergeben.

Gebärmutterhalskrebs

Gebärmutterhalskrebs entsteht meist durch sogenannte HPV-Viren, die durch Geschlechtsverkehr übertragen werden können. Seit kurzem steht eine Impfung zur Verfügung, die vor einer Infektion mit den krebsauslösenden Viren schützen kann. Den größ-

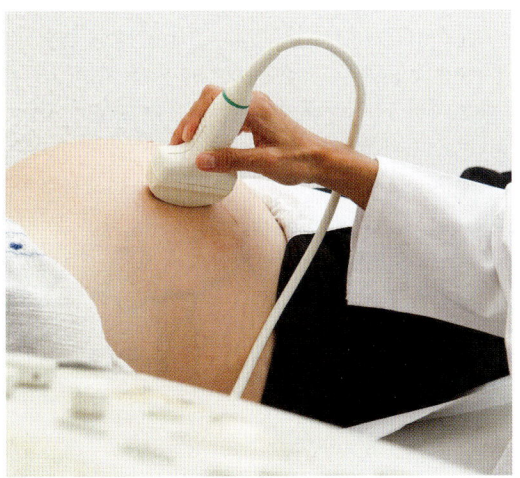

ten Nutzen hat die Impfung bei Frauen, die noch keinen Geschlechtsverkehr hatten.

› Welche therapeutischen Möglichkeiten gibt es?

Gebärmutterhalskrebs wird oft bereits bei einer Früherkennungsuntersuchung beim Frauenarzt entdeckt. Eine frühzeitige **Operation** kann zu einer Heilung führen. Sind die Krebszellen bereits etwas weiter in die Tiefe vorgedrungen, so ist eine **Bestrahlung**, eventuell auch eine **kombinierte Chemo- und Strahlentherapie** notwendig.

Bei einem Rückfall muss überlegt werden, ob eine weitere Operation oder Chemotherapie sinnvoll ist. Auch die **kombinierte Anwendung von Strahlentherapie und Hyperthermie** ist an spezialisierten Zentren möglich. Nebenwirkungen dieser Therapien sind im Abschnitt »Gebärmutterkörperkrebs« (S. 140) beschrieben.

› Können Sie mit Naturheilkunde vorbeugen?

Zu den auch vor Gebärmutterhalskrebs schützenden Faktoren gehören die in einer ausgewogenen Ernährung enthaltenen **Vitamine** und **sekundären Pflanzenstoffe**, insbesondere *Folsäure*, *Vitamin A* und *Carotinode* wie Lycopin sowie *Vitamin C* und *E*. Eine Zufuhr mit der Ernährung ist ausreichend. Spezielle Nahrungsergänzungsmittel sind nicht notwendig.

› Gibt es Mittel aus der Naturheilkunde, die den Verlauf der Erkrankung oder Ihre Beschwerden lindern können?

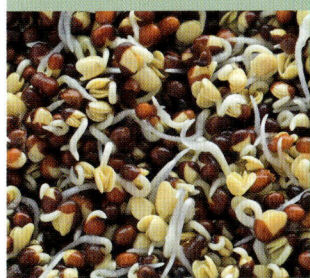

Leider gibt es nur sehr wenige Untersuchungen, die naturheilkundliche Substanzen daraufhin getestet haben, ob sie bei Gebärmutterkrebs sinnvoll eingesetzt werden können.

In ersten Tests wurde überprüft, ob Frauen mit Krebsvorstufen am Gebärmutterhals von naturheilkundlichen Methoden profitieren können: Während die Ergebnisse für **Curcumin** positiv sind, ergaben sich für **Folsäure** widersprüchlich Befunde.

Da es vor allem bei einer Strahlentherapie zu Nebenwirkungen kommen kann, wurde untersucht, ob **Enzyme** (Bromelain) und **Selen** vor diesen schützen können. Bei beiden zeigte sich, dass sie die Nebenwirkungen verringern.

› Welche komplementären Therapien sind nicht empfehlenswert?

Ältere Untersuchungen ergaben eine schützende Wirkung von **Thymuspräparaten**.

Allerdings sind die beiden veröffentlichten Untersuchungen an kleinen Patientinnengruppen durchgeführt und nicht weiter bestätigt worden. Die verwendeten Präparate sind nicht mehr im Handel.

Eine Untersuchung mit einem Thymuspräparat, das nach einer Operation verabreicht wurde, ergab keinen positiven Effekt.

> **Thymuspräparate sind daher nicht zu empfehlen.**

Mehrere kleine Studien aus Asien wurden veröffentlicht, bei denen Patientinnen mit Gebärmutterhalskrebs einen Extrakt aus dem **Heilpilz** *Shizophyllum* erhielten. Die Ergebnisse sind positiv, allerdings bestehen Zweifel an der wissenschaftlichen Durchführung der Studien, so dass die Verwendung dieses Extrakts derzeit nicht empfohlen werden kann. Auch über mögliche Nebenwirkungen ist noch zu wenig bekannt.

Gebärmutterkörper- oder Gebärmutterschleimhautkrebs

Gebärmutterschleimhautkrebs, der im gesamten Bereich des Gebärmutter*körpers* auftreten kann, muss von dem zuvor beschriebenen Krebs des Gebärmutter*halses* (s. S. 138) unterschieden werden. Häufig wird diese Krebserkrankung frühzeitig erkannt, da es meist zu einer Blutung kommt und die Patientinnen sich bei ihrem Frauenarzt vorstellen.

> ❯ **Welche therapeutischen Möglichkeiten gibt es?**

Bei einer frühzeitigen Diagnose und günstigem mikroskopischem Befund des Gewebes wird operiert – die Aussicht auf eine Heilung ist hierbei günstig. Bei dieser **Operation** werden Gebärmutter, Eileiter und Eierstöcke entfernt. Abhängig von Stadium, feingeweblichem Typ des Karzinoms und Gesamtsituation werden auch die Lymphknoten im Becken und entlang der großen Körperschlagader entfernt. Je nach Krankheitsstadium schließt sich dann eventuell auch eine Bestrahlung und/oder Chemotherapie an.

Die Operation und eine eventuelle Bestrahlung führen beim Geschlechtsverkehr, insbesondere am Anfang, zu Beschwerden. Die Schleimhaut ist verändert, leicht verletzlich, häufig treten Schmerzen auf.

> Falls es bei Ihnen zu Schleimhautbeschwerden kommt, sollten Sie diese mit Ihrem betreuenden Frauenarzt ausführlich besprechen. Es gibt eine Reihe von Möglichkeiten, die Schleimhaut zu schützen und langsam wieder aufzubauen. Eine Möglichkeit ist die lokale Anwendung von Vitamin-E-Öl.

Eine **Strahlentherapie** wird durchgeführt, um die Wahrscheinlichkeit eines lokalen Rückfalls zu reduzieren. Häufig ist das operativ verschlossene obere Ende der Scheide von einem Rückfall betroffen. Daher wird in vielen Fällen eine *intravaginale Bestrahlung* im Anschluss an die Operation empfohlen. Diese Therapie ist sehr effektiv, kann jedoch zu unterschiedlich ausgeprägten, meist vorübergehenden Reizungen der Scheide führen.

Eine *Strahlentherapie des gesamten Beckenbereichs von außen* wird bei Lymphknotenmetastasen oder auch bei einer ausgedehnten Erkrankung empfohlen.

In den letzten Jahren hat sich gezeigt, dass die **Chemotherapie** ein wichtiger Bestandteil innerhalb des gesamten Therapiekonzepts ist. Welche **adjuvante**, also unterstützende **The-**rapie gewählt wird, um eine Heilung zu unterstützen, muss jedoch im Einzelfall, bei jeder Patientin neu entschieden werden.

Durch Beschwerden kann es auch in der Partnerschaft zu Problemen kommen. Für viele Frauen verändert sich beispielsweise das Körpergefühl durch die Operation.

> Sie sollten diese Veränderungen möglichst offen mit Ihrem Partner besprechen. Nur wenn er über Ihre Beschwerden und subjektiv empfundenen Veränderungen Bescheid weiß, kann er einfühlsam damit umgehen und Ihnen eine große Hilfestellung bei der Bewältigung sein.

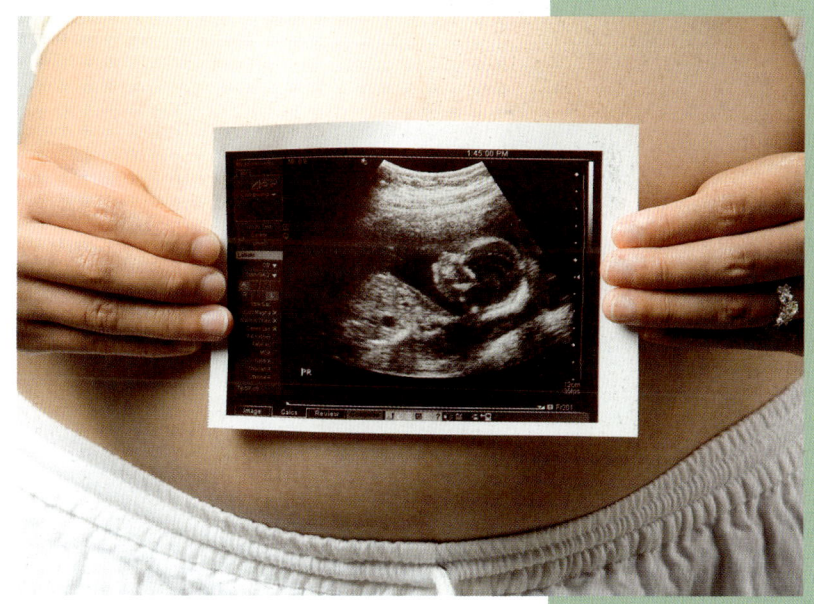

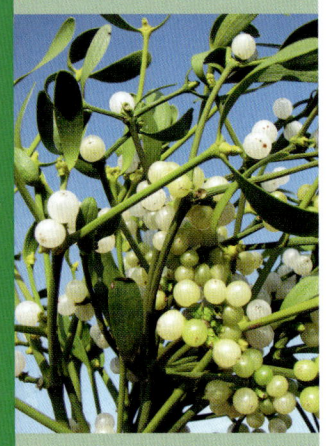

Nach Abschluss der Therapie ist eine regelmäßige Nachsorge beim Frauenarzt wichtig.

Bei einem Rückfall berät sich das behandelnde Ärzteteam darüber, ob eine erneute Operation, eine Bestrahlung oder Chemotherapie – oder möglicherweise auch eine Kombination dieser Verfahren – sinnvoll ist.

〉 Können Sie mit Naturheilkunde vorbeugen?

Leider gibt es nur sehr wenige Untersuchungen, die naturheilkundliche Substanzen im Hinblick auf ihre Wirkung gegen Gebärmutterkrebs getestet haben. Der häufige Verzehr von **Sojaprodukten** anstelle von Fleisch- und Milchprodukten scheint aber schützend zu wirken.

〉 Gibt es Mittel aus der Naturheilkunde, die den Verlauf der Erkrankung oder Ihre Beschwerden lindern können?

Im Hinblick auf Therapienebenwirkungen wurden bisher keine Untersuchungen zur Naturheilkunde bei Gebärmutterkrebs durchgeführt. Lediglich zur **Misteltherapie** gibt es eine Veröffentlichung, die jedoch kein eindeutiges Ergebnis zeigte. Diese Veröffentlichung ist wegen ihrer Planung und Durchführung wissenschaftlich auch sehr kritisch zu sehen.

Im Anschluss an die Therapie kann es zu verschiedensten Beschwerden kommen – unter anderem zu Hormonentzugserscheinungen wie z.B. Hitzewallungen (s. S. 91). Um diese zu lindern, können Sie sich an den Empfehlungen orientieren, die in den entsprechenden Kapiteln bereits beschrieben wurden.

Männliche Geschlechtsorgane

Hodenkrebs

Je nachdem, welche Zellen des Hodengewebes krankhaft vermehrt sind, unterscheidet man verschiedene Formen von Hodenkrebs. Die Therapie richtet sich nach dem Gewebetyp (Seminom oder Nichtseminom) und der Ausbreitung des Tumors. Zur Diagnostik werden die Befunde aus verschiedenen Untersuchungen herangezogen:

- Abtasten des Hodens,
- Ultraschalluntersuchung,
- Computertomographie und

- Nachweis der Tumormarker Beta-HCG und AFP – zwei spezielle Eiweiße, die von dem Hodentumor ins Blut abgegeben werden.

Um die Diagnose abzusichern, wird zusätzlich noch eine Gewebeprobe entnommen.

> ### Welche therapeutischen Möglichkeiten gibt es?

Bei Hodenkrebs wird zunächst der betroffene Hoden **operativ** entfernt. In einem frühen Stadium (I) kann dann unter engmaschiger Kontrolle abgewartet werden. Bei den meisten Patienten kommt es zu keinem Rückfall. In fortgeschrittenem Stadium (IIA) wird bei einem *Seminom* **bestrahlt**, bei einem *Nichtseminom* muss die Entwicklung der Tumormarker bewertet werden. Normalisieren sich diese, kann ebenfalls abgewartet werden. Bei allen Patienten mit noch weiter fortgeschrittenem Krankheitsstadium (IIB) wird für *beide* Tumorarten eine **Chemotherapie** empfohlen, je nach Erkrankungssituation in unterschiedlicher Intensität.

Die Heilungschancen bei früh entdecktem Hodenkrebs sind exzellent, aber auch bei fortgeschrittenen Stadien kann mit einer zweiten Chemotherapie – und gegebenenfalls einer erneuten Operation – oft eine Heilung erzielt werden. Wenn Patienten nur schlecht auf die reguläre Chemotherapie ansprechen, kann eventuell auch eine **Hochdosis-Chemotherapie** versucht werden. Im Anschluss daran erhält der Patient dann seine

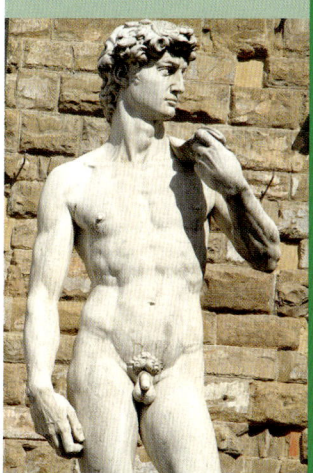

eigenen, zuvor entnommenen Stammzellen wieder zurück (autologe Transplantation, s. auch S. 117).

> ### Können Sie mit Naturheilkunde vorbeugen?

Es gibt keine Untersuchungen, die naturheilkundliche Substanzen im Hinblick auf ihre vorbeugende Wirkung gegen Hodenkrebs getestet haben.

> **Grundsätzlich gelten aber auch hier zwei wichtige Empfehlungen: Gesunde Ernährung und regelmäßige Bewegung wirken generell präventiv.**

> ### Gibt es Mittel aus der Naturheilkunde, die den Verlauf der Erkrankung oder Ihre Beschwerden lindern können?

Auch für die begleitende Therapie existieren keine Untersuchungen mit naturheilkundlichen Substanzen, so dass keine speziellen Empfehlungen möglich sind.

Prostatakrebs

Das Prostatakarzinom ist der häufigste Tumor bei Männern in den westlichen Industrieländern. Mit zunehmendem Alter steigt die Wahrscheinlichkeit, an Prostatakrebs zu erkranken.

Durch diagnostische Verfahren wie
- Tastuntersuchung,

- Bestimmung des PSA-Werts und
- Ultraschalluntersuchung wird der Tumor entdeckt.

Eine Prognose lässt sich nur schwierig stellen. Insbesondere bei älteren Patienten ist es nicht einfach zu entscheiden, ob die Krebserkrankung während der zu erwartenden Lebenszeit des Patienten überhaupt eine Bedeutung bekommen wird und daher behandelt werden muss.

› Welche therapeutischen Möglichkeiten gibt es?

Prostatakrebs kann – wenn der Tumor lokal begrenzt ist – durch **Operation** oder **Strahlentherapie** geheilt werden. Beide Verfahren beinhalten das Risiko von Folgebeschwerden wie beispielsweise Harninkontinenz und Erektionsstörungen, die auch zeitlebens be-

stehen bleiben können. Daher kann es für manche Patienten auch eine sinnvolle Strategie sein, zunächst einmal abzuwarten und den Verlauf der Erkrankung sehr sorgfältig zu beobachten, um dann einzugreifen, wenn die Erkrankung fortschreitet und Beschwerden verursacht. Das Ziel hierbei ist, den weiter wachsenden Tumor gerade so frühzeitig zu behandeln, dass es zu keiner Metastasierung kommt. Diese Strategie nennt sich **aktive Überwachung** (*active surveillance*).

Bei Patienten, denen man eine Operation oder Strahlentherapie aufgrund anderer Erkrankungen nicht zumuten kann, sollte ebenfalls zunächst einmal abgewartet werden. Wenn die Erkrankung weiter fortschreitet, kommt eine **antihormonelle Therapie** in Betracht.

Eine antihormonelle Therapie ist auch dann sinnvoll, wenn es nach der ersten Be-

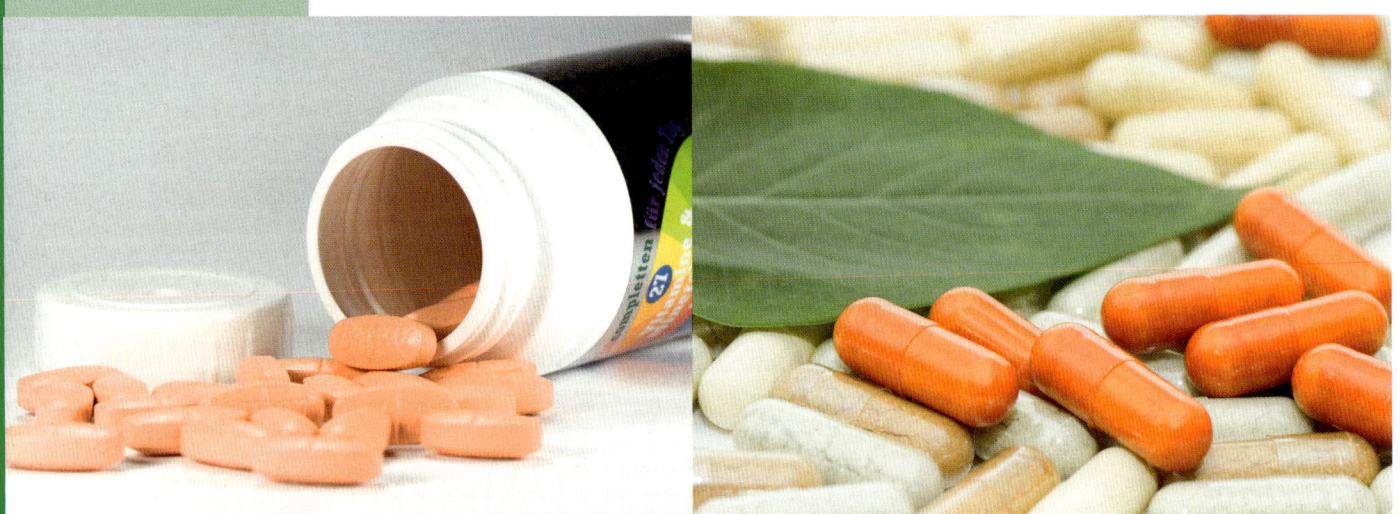

handlung zu einem Rückfall kommt oder wenn ein sehr hohes Risiko für einen Rückfall besteht. Für die antihormonelle Therapie stehen verschiedene Medikamente zur Verfügung. Bei Knochenmetastasen werden außerdem **Bisphosphonate** eingesetzt.

Bei einer weiter fortschreitenden Erkrankung ist auch eine **Chemotherapie** möglich.

› Können Sie mit Naturheilkunde vorbeugen?

Auch für Prostatakrebs gilt, dass eine gesunde, ausgewogene Ernährung mit **Vitaminen** und **sekundären Pflanzenstoffen** schützen kann.

Besonders günstig sind die **Carotinoide** *Lutein*, *Lycopin* und **Vitamin D**. Für **Vitamin E** sind die Ergebnisse aus unterschiedlichen Untersuchungen nicht einheitlich, **Vitamin A** und **C** scheinen keine besondere Bedeutung für die Prävention zu haben.

Grünem Tee wird eine besonders schützende Wirkung zugesprochen. Die wissenschaftlichen Untersuchungen, die dessen präventiver Wirkung im Hinblick auf Prostatakrebs nachgingen, sind jedoch widersprüchlich. Eine schädigende Wirkung konnte

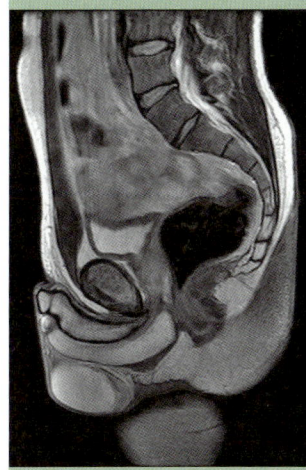

aber nicht nachgewiesen werden. Eine japanische Untersuchung zeigt, dass der Konsum von grünem Tee keinen Einfluss auf das Risiko einer frühen Erkrankung hat. Ein höherer Konsum schützt aber vor dem Fortschreiten der Erkrankung.

Wenn man die Erkrankungshäufigkeit zwischen Männern in Europa und Asien vergleicht, stellt man fest, dass Männer in Asien wesentlich seltener erkranken als in Europa. Dies führen Wissenschaftler auf den hohen Konsum von **Sojaprodukten** anstelle von Fleisch zurück. Untersuchungen zeigen, dass die in Soja enthaltenen **Isoflavone** besonders in der Prostata angereichert werden.

Die präventive Wirkung von **Selen** wurde durch gezielte Untersuchungen überprüft. Hierbei zeigte sich, dass eine Einnahme bei normalem Selenspiegel keinen zusätzlichen Nutzen bringt. Zuvor hatten kleinere Untersuchungen Hinweise auf einen schützenden Effekt ergeben. Wichtig in diesem Zusammenhang ist aber, dass in einer dieser Untersuchungen Prostatakrebs zwar seltener auftrat, wenn die Erkrankung jedoch diag-

---

Auch für das günstig bewertete *Lycopin* liegen unterschiedliche Ergebnisse vor: In einem Tierexperiment konnte gezeigt werden, dass mit Lycopin angereicherte Nahrung nicht schützt, der Verzehr von lycopinreichen Tomatenprodukten aber hilfreich ist. Möglicherweise finden sich in Tomaten also weitere Substanzen, die die schützende Wirkung von Lycopin wesentlich unterstützen. Dies ist auch ein gutes Beispiel dafür, dass nicht die Aufnahme einzelner Nahrungsergänzungsmittel in Tablettenform wichtig ist, sondern eine gesunde ausgewogene Ernährung.

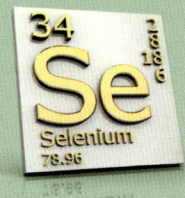

nostiziert wurde, zeigte der Tumor eine größere Aggressivität.

> **Zusammenfassend lässt sich daher sagen, dass Sie Selen nicht vorbeugend einnehmen sollten, sondern nur bei nachgewiesenem Mangel. Beraten Sie sich in jedem Fall mit Ihrem betreuenden Arzt, bevor Sie komplementäre Medikamente oder Nahrungsergänzungsstoffe einsetzen.**

❯ **Gibt es Mittel aus der Naturheilkunde, die den Verlauf der Erkrankung oder Ihre Beschwerden lindern können?**

Bei Patienten, die wegen der Erkrankung eine antihormonelle Therapie erhalten, können unterschiedliche Nebenwirkungen auftreten. Hierzu gehören Veränderungen der Libido, Erektionsstörungen, Stimmungsveränderungen bis hin zur Depression, eine verminderte allgemeine Leistungsfähigkeit und Muskelkraft sowie Osteoporose.

> **Regelmäßige Bewegung und Sport helfen nicht nur gegen die allgemeine Schwäche, sondern stabilisieren auch die Knochen und führen bei vielen Patienten zu einer Stimmungsverbesserung.**

Auch die nach einer Operation auftretende Harninkontinenz kann durch ein gezieltes **krankengymnastisches Übungsprogramm** verbessert werden.

Zumindest bei leicht ausgeprägten Erektionsstörungen kann ein regelmäßiges **sportliches Training** verbunden mit einem **Beckenbodentraining** ebenfalls hilfreich sein.

Für **sekundäre Pflanzenstoffe** wurde eine Reihe von Untersuchungen durchgeführt, um zu zeigen, ob sie das Wachstum von Prostatakrebs verlangsamen können. Dies ist insbesondere bei Männern wichtig, bei denen eine abwartende Strategie verfolgt wird, oder auch für den Fall, dass es zu einem Rezidiv kommt. Laborexperimente sprechen dafür, dass der Inhaltsstoff aus grünem Tee – *EGCG* – und die **Isoflavone** aus Soja sowie *Lycopin* und *Resveratrol* eine Bedeutung haben. Leider wurden bisher nur für Lycopin Untersuchungen bei Patienten durchgeführt. Diese ergaben keinen positiven Effekt.

Während einer antihormonellen Therapie sollte die Knochendichte auf jeden Fall regelmäßig überwacht werden. Zum Schutz vor Osteoporose sind **Kalzium** und **Vitamin D$_3$** hilfreich.

Vitamin D hemmt in Laborexperimenten auch das Wachstum von Prostatatumorzellen. Es wurde bereits in klinischen Studien kombiniert mit *Kortison* oder *Docetaxel* untersucht. Die Ergebnisse sind widersprüchlich, so dass weitere Untersuchungen notwendig sind.

Granatapfelextrakt erfreut sich bei Patienten mit Prostatakrebs besonderer Beliebtheit. Hintergrund hierfür ist eine Untersuchung, bei der es zu einem leicht positiven Effekt bei Patienten kam, die einen ansteigenden PSA-Wert aufwiesen. Allerdings kam es bei diesen nur zu einer Verlangsamung des PSA-Anstiegs, *nicht* zu einem sinkenden Wert.

Granatapfel ersetzt also die notwendige Therapie nicht. Die Wirkung von Granatapfel beruht vermutlich auf den darin enthaltenen sekundären Pflanzenstoffen, die zum Teil auch phytoöstrogenartig wirken.

> **Welche komplementären Therapien sind nicht empfehlenswert?**

Für **Beta-Carotin**, die Vorstufe von Vitamin A, konnte gezeigt werden, dass es das Wachstum von Prostatakrebszellen fördern kann. Zwei Untersuchungen enthüllten außerdem, dass durch Beta-Carotin das Risiko für eine Prostatakrebserkrankung zunimmt, die Patienten eher ein fortgeschrittenes Stadium aufwiesen und auch die Sterblichkeit erhöht ist.

Harnableitende Organe

Harnblasenkrebs

Harnblasenkrebs wird häufig dadurch erkannt, dass sich im Urin Blut findet – dieser dadurch rot gefärbt ist. Eine sogenannte endoskopische Untersuchung beim Urologen, bei der mit einem sehr dünnen Katheter durch die Harnröhre hindurch in die Harnblase gesehen werden kann, bestätigt die Diagnose.

> **Welche therapeutischen Möglichkeiten gibt es?**

Handelt es sich um oberflächlichen Krebs, kann dieser in einer weiteren endoskopischen Untersuchung von innen »ausgeschält« werden. Bei diesem als **transurethrale Resektion (TUR)** bezeichneten Verfahren, kann die Blase mit ihrer Funktion erhalten werden. Die Patienten müssen in den folgenden Monaten und Jahren dann regelmäßig endoskopisch kontrolliert werden.

Leider kommt es bei relativ vielen Patienten nach dieser schonenden Operation zu einem Rückfall. Findet sich ein früh entdecktes Rezidiv, so kann auch dieses wieder endoskopisch abgetragen werden.

Um die Rückfallrate zu senken, wird häufig entweder ein **Chemotherapeutikum** oder auch eine **Lösung mit speziellen abgeschwächte Bakterien** (BCG) in die Blase gegeben (Instillationstherapie). Die Bakterien lösen in der Blase eine Immunreaktion aus, die vor einer erneuten Krebserkrankung schützen soll.

Ist der Tumor bereits weiter fortgeschritten, kann eine Heilung nur noch erreicht werden, indem die Harnblase komplett entfernt wird. Verschiedene operative Techniken erlauben es, dass eine Harnableitung möglich ist.

Bei einer fortgeschrittenen Erkrankung kann eine **Chemotherapie** das Risiko für einen Rückfall vermindern. Eine Chemotherapie ist auch bei einer Erkrankung möglich, bei der sich bereits Metastasen gebildet haben.

Neue Untersuchungen gehen inzwischen der Frage nach, ob eine kombinierte **Radiochemotherapie** auch bei fortgeschrittenem Harnblasenbefall hilft, die **operative Entfernung der Harnblase** zu vermeiden.

› Können Sie mit Naturheilkunde vorbeugen?

Um sich vor Harnblasenkrebs zu schützen, ist es empfehlenswert **viel** zu **trinken**, damit Gift- und Schlackenstoffe möglichst verdünnt sind und die Harnblase regelmäßig entleert wird.

Es gibt keine überzeugenden Untersuchungen beim Menschen, die belegen, dass bestimmte Nahrungsergänzungsmittel eine schützende Wirkung haben.

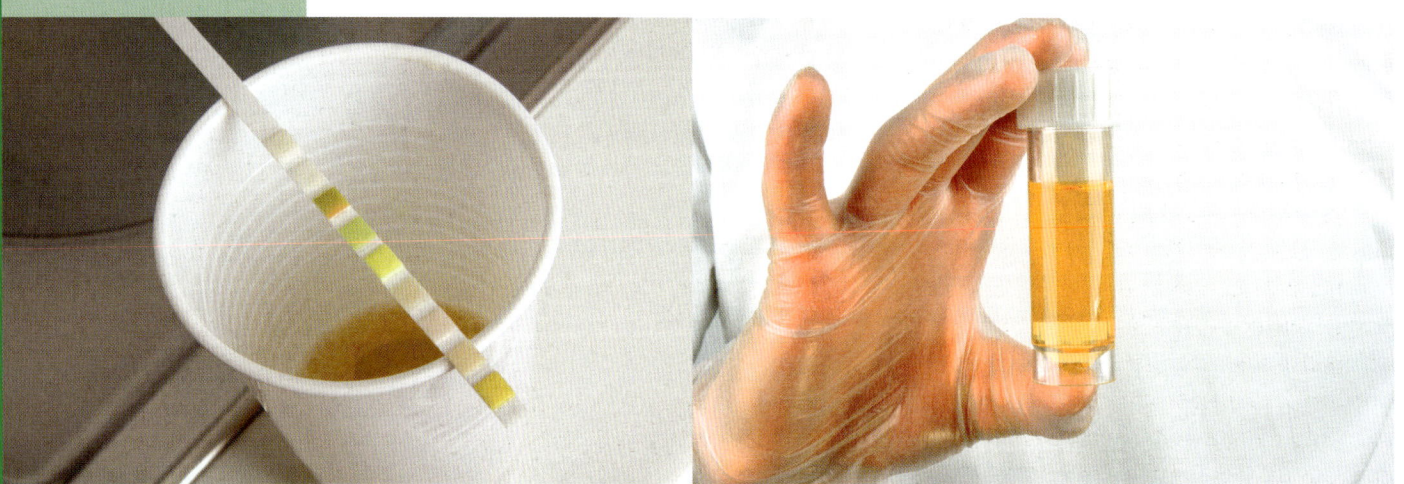

Interessante Hinweise ergaben sich jedoch aus einem Tierexperiment – die Gabe von **Probiotika** schützte die Tiere vor Harnblasenkrebs.

❯ Gibt es Mittel aus der Naturheilkunde, die den Verlauf der Erkrankung oder Ihre Beschwerden lindern können?

Die Wirkung von **sekundären Pflanzenstoffen** wurde in verschiedenen Laborexperimenten untersucht. Positive Ergebnisse zeigten sich bei *Curcumin*, *Isothiocyanaten* und *Flavonoiden*. Für **Curcumin** gibt es auch eine kleine Untersuchung bei Patienten, bei denen eine frühe Karzinombildung operativ ausgeschält wurde. In den ersten Monaten kam es zu keinen Rückfällen. Allerdings ist die Beobachtungszeit zu kurz, um eine anhaltende Wirkung von Curcumin zu belegen. Für die anderen sekundären Pflanzenstoffe wurden bisher keine Untersuchungen an Patienten durchgeführt.

Drei Studien untersuchten die Wirkung von **Probiotika** bei Patienten, bei denen oberflächliche Tumoren bereits endoskopisch abgetragen worden waren. Zwei Studien ergaben positive Ergebnisse. Bei der dritten Untersuchung wurde gleichzeitig eine Spülung mit dem Medikament *Epirubicin* vorgenommen: Auch hier zeigte sich ein positiver Trend. Wie diese Ergebnisse zu erklären sind, ist noch unklar. Möglicherweise handelt es sich um Effekte des Immunsystems der untersuchten Patienten, ähnlich wie man dies auch für die bereits erwähnte BCG-Therapie vermutet.

> **Eine Therapie mit Probiotika stellt keinen Ersatz für die bewährten Instillationstherapien dar, bis diese Frage geklärt ist.**

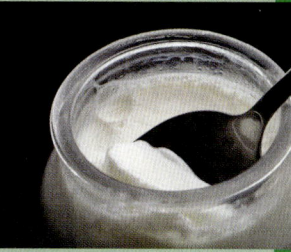

In einer anderen kleinen Studie wurde statt einer BCG-Spülung eine Instillation mit **Mistelextrakt** vorgenommen. Die Wirkung war ebenso gut wie für BCG, die Nebenwirkungen auch geringer. Auch für diese Therapie gilt aber, dass sie durch weitere Studien bestätigt werden muss und bis dahin kein Ersatz für die bewährten Instillationstherapien ist. Eine größere Studie hierzu wird aktuell durchgeführt.

❯ Welche komplementären Therapien sind nicht empfehlenswert?

> **Im Tierversuch hat Vitamin C einen tumorfördernden Effekt auf das Harnblasenkarzinom und sollte daher nicht hochdosiert eingenommen werden.**

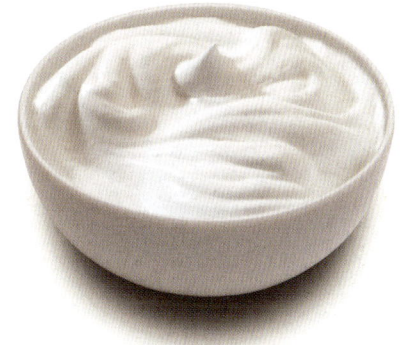

Nierenzellkrebs

In der Niere finden sich ganz unterschiedliche Zellarten, aus denen sich verschiedene Krebsformen entwickeln können. Wahrscheinlich wird sich die zukünftige medikamentöse Therapie der verschiedenen Zellarten daher wesentlich unterscheiden.

> ❯ **Welche therapeutischen Möglichkeiten gibt es?**

Die Basis der Therapie – sofern der Tumor rechtzeitig erkannt wird – ist die **Operation**, bei der meist die gesamte Niere, eventuell auch das umgebende Gewebe, entfernt wird. In ausgewählten Fällen, beispielsweise bei kleinen Tumoren, vor allem aber auch, wenn die andere Niere bereits erheblich geschädigt oder nicht mehr funktionstüchtig ist, kann der Operateur versuchen, nierenerhaltend zu operieren. Falls sich einzelne Metastasen z.B. in der Lunge befinden, ist es sinnvoll auch diese Metastasen operativ zu entfernen – wenn dem Patienten die Operation zugemutet werden kann.

Kommt es trotz Operation zu einem Rückfall oder einer Metastasierung, stehen verschiedene Therapiemöglichkeiten zur Verfügung. Die altbewährte **Immuntherapie** mit Interferon und/oder Interleukin wurde früher mit einer **Chemotherapie** kombiniert. Diese Kombination ist einer alleinigen Immuntherapie jedoch nicht wesentlich überlegen. Eine klassische Chemotherapie zeigt bei Nierenzellkrebs meist keine gute Wirkung. Neue Substanzen, beispielsweise aus der Gruppe der Tyrosinkinase-Hemmer, des Weiteren der Antikörper **Bevacizumab** (Avastin®), der die Gefäßbildung hemmt, sowie die Substanz **Temsirolimus**, sind jedoch wirksam.

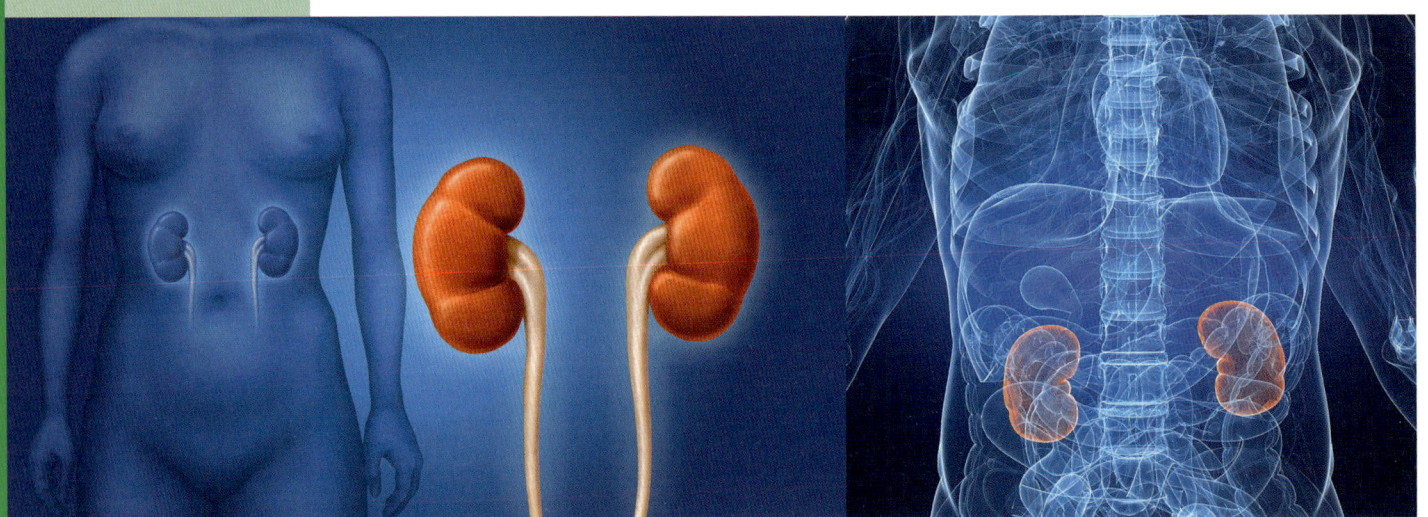

❯ Können Sie mit Naturheilkunde vorbeugen?

Es gibt keine Untersuchungen, die eine vorbeugende Wirkung von natürlichen Substanzen bei der Entstehung von Nierenzellkrebs belegen.

Ob mit bestimmten Ernährungsmaßnahmen eine schützende Wirkung möglich ist, kann für Nierenzellkrebs nicht eindeutig gesagt werden. Wahrscheinlich gilt auch hier, dass eine ausgewogene Ernährung, reich an **sekundären Pflanzenstoffen** wichtig ist.

❯ Gibt es Mittel aus der Naturheilkunde, die den Verlauf der Erkrankung oder Ihre Beschwerden lindern können?

Untersuchungen zur Wirkung von komplementären Therapien bei Nierenzellkrebs erbrachten bisher keinen Erfolg.

Für die Behandlung der Therapienebenwirkungen gelten die Hinweise und Empfehlungen, die Sie in den entsprechenden Kapiteln (ab S. 90) nachlesen können.

❯ Welche komplementären Therapien sind nicht empfehlenswert?

Da Nierenzellkrebs mit einer Immuntherapie (Interferon, Interleukin) positiv beeinflusst werden kann, wurden in der Naturheilkunde **Mistel** und **Thymus** verwendet. Für die Misteltherapie existiert eine Studie, die keinen positiven Einfluss zeigte.

Für die Therapie mit Thymus gibt es zwei Untersuchungen an einer jeweils sehr kleinen Patientengruppe. Ein überzeugender Beleg für die Wirksamkeit ergab sich nicht.

Atemtrakt

Lungenkrebs

In der Lunge finden sich verschiedene Gewebetypen, daher stellt Lungenkrebs keine einheitliche Erkrankung dar. Das Vorgehen bei der Behandlung richtet sich demzufolge nach dem zugrunde liegenden entarteten Zelltyp.

❯ Welche therapeutischen Möglichkeiten gibt es?

Grundsätzlich kommt bei einem frühen und begrenzten, sogenannten lokalen Stadium, eine **Operation** in Frage, eventuell gefolgt von einer **Strahlen-** und/oder **Chemotherapie**. Bei der Operation wird je nach Lage und Größe des Tumors ein Teil des betroffenen

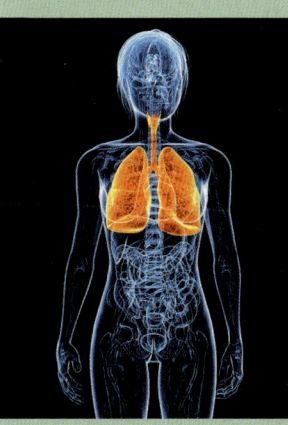

Lungenflügels oder auch der ganze Lungenflügel entfernt.

Bei sehr kleinen Tumoren, aber auch bei Patienten, denen wegen ihrer Begleiterkrankungen keine Operation zugemutet werden kann, wird zunächst bestrahlt, dann mit Chemotherapie behandelt.

Bei einem kleinzelligen Lungentumor wird meist – nachdem die primäre Therapie erst einmal abgeschlossen ist – das Gehirn bestrahlt, da ein erhöhtes Risiko für Hirnmetastasen besteht.

Ist eine Operation nicht möglich, weil der Tumor zu groß und ausgedehnt ist oder bereits entfernte Metastasen vorliegen, oder kommt es später zu einem Rückfall mit Metastasen, stehen verschiedene **Chemotherapie-Medikamente** zur Verfügung. Auch aus der Gruppe der modernen *small molecules* (s. S. 10) können je nach Tumortyp Medikamente ausgewählt werden.

Bei einer Behandlung mit **Pemetrexed** (Alimta®) muss regelmäßig Folsäure eingenommen und Vitamin B$_{12}$ gespritzt werden, um starke Nebenwirkungen zu vermeiden.

❯ Können Sie mit Naturheilkunde vorbeugen?

> Die wichtigste Maßnahme, die vor Lungenkrebs schützt, ist nicht zu rauchen. Auch das passive Einatmen von Zigarettenrauch ist schädlich.

Eine weitere wichtige Möglichkeit sich zu schützen ist eine gesunde Lebensweise mit einer ausgewogenen Ernährung, die ausreichend **Vitamine** und **Spurenelemente** sowie **sekundäre Pflanzenstoffe** enthält.

Insbesondere **Anthocyane** und **Flavonoide** haben eine schützende Wirkung. Auch für **Selen** gibt es positive Ergebnisse. Die Befunde für **Vitamin D** und **E** sind widersprüchlich. Beide Vitamine sollten ebenso wie die sekundären Pflanzenstoffe im Rahmen einer gesunden Ernährung und nicht in Form von Tabletten eingenommen werden.

> Untersuchungen zeigen, dass die zusätzliche Einnahme von Beta-Carotin und Vitamin A sogar schädlich ist.

❯ Gibt es Mittel aus der Naturheilkunde, die den Verlauf der Erkrankung oder Ihre Beschwerden lindern können?

Vitamin D wurde intensiv bei Patienten untersucht, die an Lungenkrebs erkrankt waren. Ob ein durch Nahrungsergänzungsmittel angestiegener Vitamin-D-Spiegel im Blut den Verlauf der Krebserkrankung positiv beeinflusst, ist nach wie vor nicht klar.

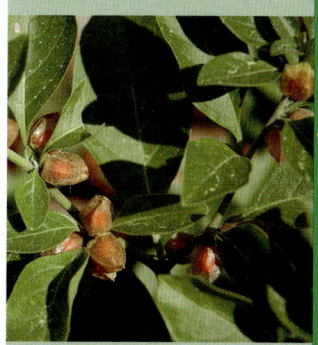

> Da Vitamin D in seltenen Fällen auch Nebenwirkungen haben kann, sollten Sie die Einnahme mit Ihrem Arzt absprechen.

Laboruntersuchungen zeigen, dass **sekundäre Pflanzenstoffe** wie *EGCG* aus grünem Tee und *Quercetin* das Wachstum von Lungenkrebszellen hemmen können. Untersuchungen bei Patienten liegen bisher nicht vor, so dass es nicht sinnvoll ist, zusätzlich Nahrungsergänzungsmittel einzunehmen. Grüner Tee kann als allgemein gesundes Getränk aber natürlich getrunken werden.

Da Patienten mit Lungenkrebs häufig über eine Gewichtsabnahme, schlechten Appetit und zunehmende Schwäche klagen, wurde untersucht, ob **Omega-3-Fettsäuren** hiergegen wirksam sind. Für einige Patienten scheinen sie hilfreich zu sein. Laborexperimente zeigen außerdem, dass Omega-3-Fettsäuren das Wachstum von Lungenkrebszellen vermindern können.

> ### Welche komplementären Therapien sind nicht empfehlenswert?

Als Immunstimulans wurde **Thymusextrakt** in verschiedenen Formen in Kombination mit einer *Chemotherapie* eingesetzt. Die Studienergebnisse beschreiben eine bessere Verträglichkeit der Chemotherapie mit weniger Nebenwirkungen. Zwei Untersuchungen belegen darüber hinaus eine Verbesserung der Therapieergebnisse. Eine dritte Untersuchung ergab jedoch für Thymosin, ein Thymuspeptid, ein schlechteres Therapieergebnis.

> Bis weitere Studien mit positiven Ergebnissen vorliegen, sollten Sie daher keine Thymuspräparate verwenden.

Auch verschiedene Pflanzen aus der traditionellen asiatischen Heilkunde wurden bei Patienten mit Lungenkrebs geprüft. Für die Pflanze **Astragalus** gibt es Hinweise, dass sie die Wirkung einer Chemo- oder Strahlentherapie bei Lungenkrebs verbessern kann. Da man jedoch noch nichts über die Wechselwirkungen zwischen Astragalus und Chemotherapeutika weiß, muss dies erst in weiteren Studien überprüft werden.

> Sie sollten daher kein Astragaluspräparat einnehmen.

Scutellaria hat Inhaltsstoffe, die in Laborexperimenten das Wachstum von Lungenkrebszellen hemmen können. Bisher wurde dies aber weder im Tierexperiment noch beim Menschen überprüft.

Für **Whitania** gibt es bisher nur Zellexperimente, die zwar eine Wirksamkeit zeigen, jedoch keine Untersuchungen beim Menschen.

In wenigen Untersuchungen wurde auch der **Heilpilz** *Coriolus* getestet. Auch hier wurde ein positives Ergebnis beschrieben, allerdings sind die Untersuchungen nicht aussagekräftig genug, um eine Empfehlung für Patienten zu rechtfertigen.

Zentrales Nervensystem

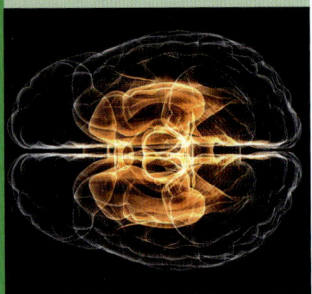

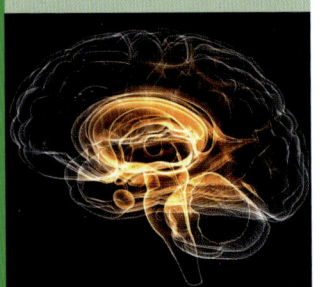

Hirntumoren

Hirntumoren können aus ganz unterschiedlichen Zellarten des Gehirns entstehen. Sie unterscheiden sich in ihrer Wachstumsgeschwindigkeit. Die Beschwerden der Patienten hängen wesentlich davon ab, an welcher Stelle im Gehirn der Tumor wächst und welches Gehirnzentrum durch den Tumor betroffen ist.

Uncharakteristische Beschwerden sind ein Druckgefühl oder auch Kopfschmerzen. Bei manchen Patienten offenbart sich die Erkrankung erstmals durch einen Krampfanfall.

> **Welche therapeutischen Möglichkeiten gibt es?**

Wenn der Tumor früh genug entdeckt wird, so sind die **Operation** und eine eventuell anschließende **Chemo-** und/oder **Strahlentherapie** die wichtigsten Behandlungsmöglichkeiten. Bei einer Strahlentherapie wird in der Regel das *ganze Gehirn* bestrahlt. Ein kleiner Tumorherd kann dagegen in ausgewählten Fällen auch mit einer *streng lokalisierten* Strahlentherapie (*Gammaknife*) behandelt werden.

Durch das Wachstum des Tumors und die Schwellungsreaktion des umgebenden Hirngewebes kommt es zu einem Druck auf umliegende Gehirnzellen. Dieser Druck kann sich am Anfang einer Bestrahlung noch verstärken. Da das Gehirn fest innerhalb des Schädels eingeschlossen ist und sich insgesamt nicht ausdehnen kann, können hierdurch Symptome wie Kopfschmerzen entstehen. Der Druck durch die umgebende Entzündungsreaktion kann durch **Kortisonpräparate** vermindert werden.

> **Können Sie mit Naturheilkunde vorbeugen?**

Bisher sind keine naturheilkundlichen Methoden bekannt, die dabei helfen, Hirntumoren zu verhindern.

> **Gibt es Mittel aus der Naturheilkunde, die den Verlauf der Erkrankung oder Ihre Beschwerden lindern können?**

In der Naturheilkunde wird **Boswellia** (Weihrauchextrakt) bei Hirntumoren eingesetzt. Leider gibt es bisher nur wenige klinische Untersuchungen. Im Tierexperiment hemmt Boswellia das Wachstum von Hirntumorzellen.

Bei kleinen Patientengruppen konnte auch gezeigt werden, dass Boswellia die Ödembildung um den Tumor verhindern kann. Ob auch das Wachstum des Tumors verlangsamt wird, konnte bisher nicht bestätigt werden. Boswelliaextrakt kann nach dem Abschluss einer Chemo- oder Strahlentherapie bei Patienten mit Hirntumoren versuchsweise eingesetzt werden, allerdings kann es die notwendigen Kortisongaben nicht ersetzen.

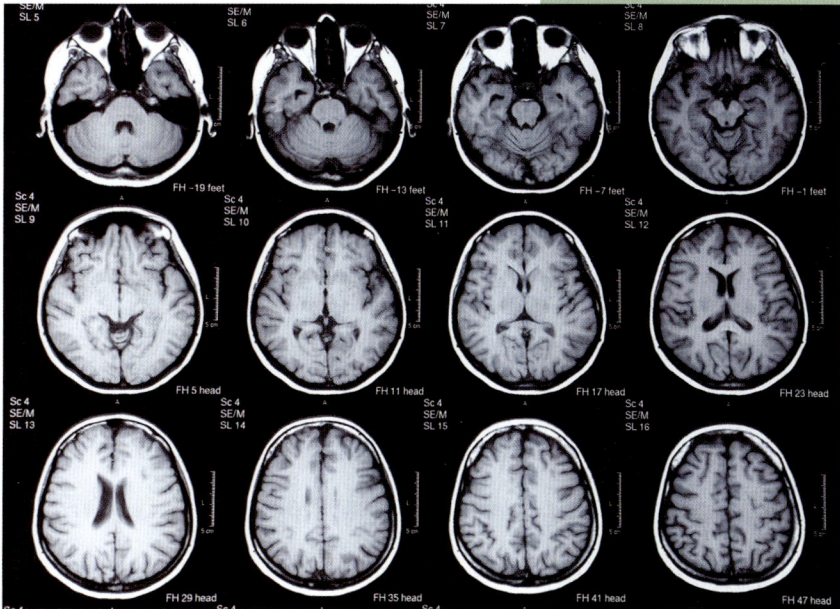

dings wurde diese bisher weder im Tierexperiment noch bei Patienten bestätigt.

> **Welche komplementären Therapien sind nicht empfehlenswert?**

> Möglicherweise gelingt es mit Boswellia aber, die Kortisondosis vorsichtig zu reduzieren. Beraten Sie sich mit Ihrem betreuenden Arzt, ob dies für Sie in Betracht kommen könnte.

> Eine Misteltherapie gilt bei Hirntumoren allgemein als ungeeignet, da es Befürchtungen gibt, dass die Hirnschwellung hierdurch zunehmen könnte.

Für den **sekundären Pflanzenstoff** *Resveratrol* zeigen drei Laborexperimente eine Wachstumshemmung der Krebszellen, aller-

155

Binde- und Stützgewebe

Sarkome

Sarkome sind Tumoren, die sich aus Binde- oder Fettgewebe, aus Knochen- oder Knorpelgewebe entwickeln. Sie können an unterschiedlichen Stellen im Körper entstehen, wachsen häufig sehr aggressiv in das umgebende Gewebe ein und streuen über die Blutbahn.

Die Therapie der Sarkome richtet sich zum einen nach ihrem Ursprungsgewebe, zum anderen nach der Ausbreitung der Erkrankung zum Zeitpunkt der Diagnosestellung.

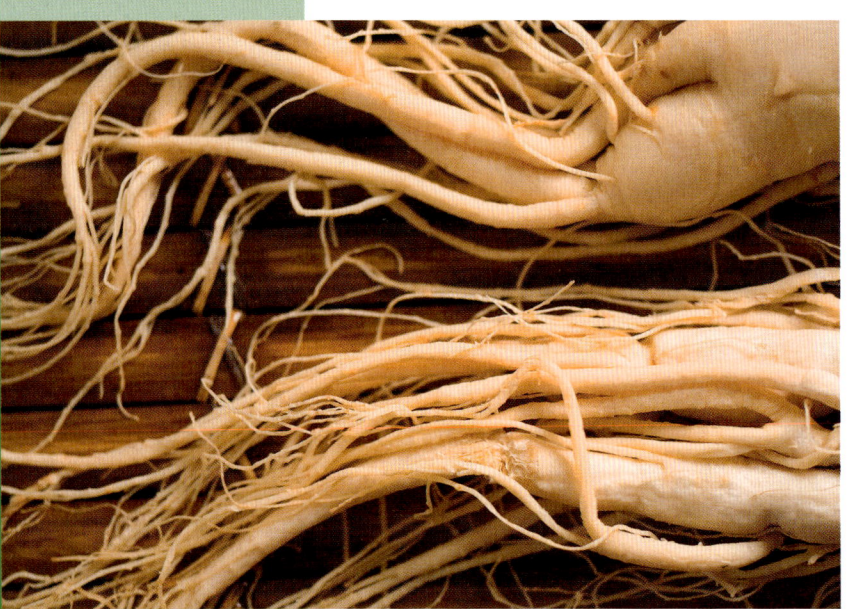

› Welche therapeutischen Möglichkeiten gibt es?

Wird ein Sarkom rechtzeitig erkannt, so ist die **Operation** der wesentliche erste Schritt. Häufig muss eine **Strahlen-** und/oder **Chemotherapie** angeschlossen werden. Dies gilt auch, wenn es bereits zu einer Streuung der Sarkomzellen gekommen ist.

Wird der Tumor erst entdeckt, nachdem er bereits metastasiert hat, so ist in der Regel der erste Behandlungsschritt eine **Chemotherapie**.

› Können Sie mit Naturheilkunde vorbeugen?

Ob es Möglichkeiten gibt, sich vor der Entwicklung von Sarkomen zu schützen, ist bisher nicht bekannt.

› Gibt es Mittel aus der Naturheilkunde, die den Verlauf der Erkrankung oder Ihre Beschwerden lindern können?

Es gibt keine Untersuchungen an Patienten mit Sarkom, bei denen naturheilkundliche Mittel erfolgreich getestet werden konnten.

Ein Labor- und ein Tierexperiment sprechen jedoch dafür, dass **Ginseng** hilfreich sein könnte. Alle diese Experimente sind jedoch wissenschaftlich nicht genügend fundiert, um eine therapeutische Anwendung von Ginseng empfehlen zu können.

Seltene, bisher nicht erwähnte Krebserkrankungen

Es gibt eine ganze Reihe von weiteren, seltener auftretenden Tumorformen, die in den vorangehenden Kapiteln nicht ausführlich erläutert werden konnten.

Für all diese Krebserkrankungen gilt, dass die Therapiemöglichkeiten meist aus **Operation**, **Chemo-** und/oder **Strahlentherapie** bestehen.

> **Können Sie mit Naturheilkunde vorbeugen?**

Da diese Tumorformen sehr selten sind, gibt es praktisch keine Untersuchungen dazu, ob mit naturheilkundlichen Methoden eine Prävention möglich ist.

Vermutlich gilt auch für die meisten dieser Tumorformen, dass eine gesunde Lebensweise mit **ausreichender Bewegung** und einer **ausgewogenen Ernährung** günstig ist.

> **Gibt es Mittel aus der Naturheilkunde, die den Verlauf der Erkrankung oder Ihre Beschwerden lindern können?**

Für keine dieser seltenen Tumorformen wurden bisher gezielt Untersuchungen mit naturheilkundlichen Substanzen durchgeführt. Patienten, die eine komplementäre Begleitung wünschen, sollten die Möglichkeiten mit ihrem betreuenden Onkologen besprechen.

Die Empfehlungen, die bereits bei zuvor geschilderten Beschwerden und Nebenwirkungen gegeben wurden, gelten selbstverständlich auch für entsprechende Symptome und Beschwerdekonstellationen bei diesen seltenen Tumorformen.

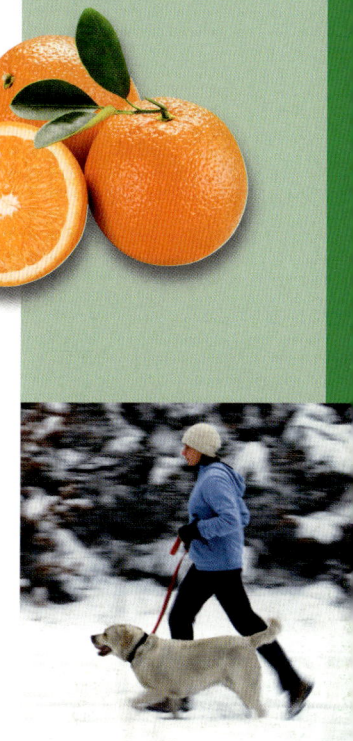

Der palliative Abschnitt – weit mehr als nur der letzte Lebensabschnitt

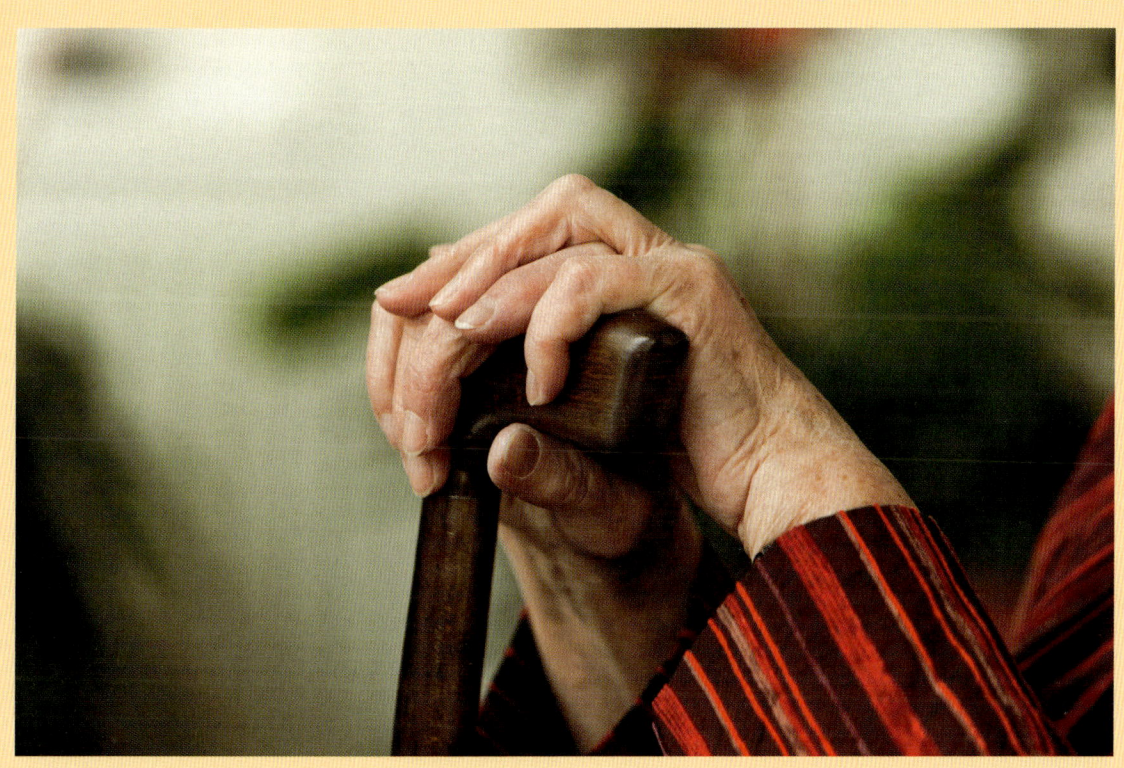

Welche Möglichkeiten bietet die Palliativmedizin?

Die Palliativmedizin löst in unserer Gesellschaft ambivalente Gefühle aus. Einerseits wird ihre hohe Bedeutung anerkannt, andererseits werden die mit ihr verbundenen Gedanken, Maßnahmen und Bedürfnisse wie Tod und Sterben, ärztliche und pflegerische Begleitung ohne Anwendung aller modernen medizinischen Maßnahmen und Therapien, menschliche Zuwendung statt Apparatemedizin, in einen Bereich verdrängt, wo sie möglichst nicht wahrgenommen werden sollen.

Eine der größten Ängste von Krebspatienten ist die Angst vor dem letzten Lebensabschnitt, dem Sterben, das mit einer Krebsdiagnose plötzlich bedrohlich heranrückt.

In der Onkologie hat *palliativ* eine besondere, zweigeteilte Bedeutung.

〉 Palliative tumorgerichtete Therapie

Palliative tumorgerichtete Therapie – beispielsweise eine palliative Chemotherapie oder Bestrahlung – heißt, dass eine gegen den Tumor gerichtete Therapie bei einer Erkrankung eingesetzt wird, die zwar nicht mehr vollständig zu heilen ist, bei der durch diese Behandlung aber eine Lebensverlängerung und eine Verbesserung der Lebensqualität erwartet werden kann. Dies bedeutet, dass der palliative Abschnitt einer Therapie *nicht* mit Leiden und Siechtum einhergehen muss. Moderne Möglichkeiten der Krebsbehandlung führen dazu, dass man Patienten in einer palliativen Situation zum Teil über viele Jahre und bei guter Lebensqualität begleiten kann.

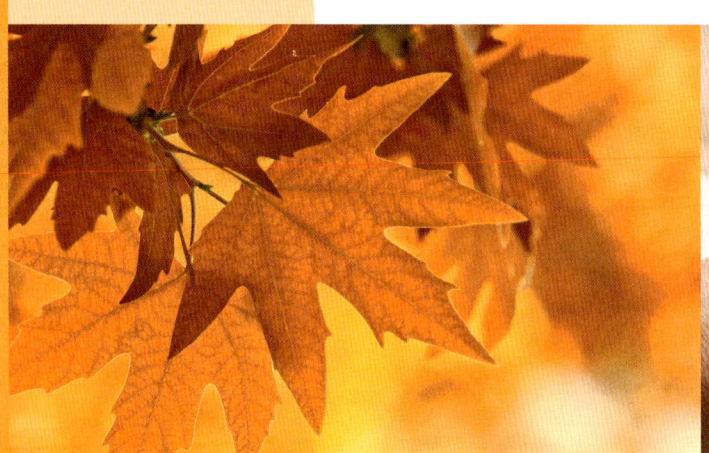

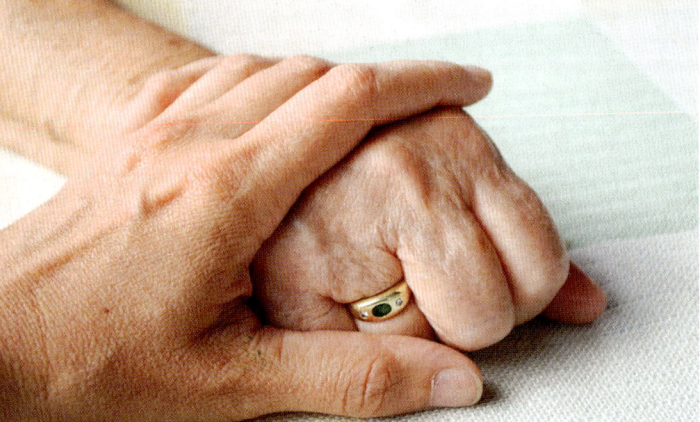

› Palliativmedizin

Die Palliativmedizin beschäftigt sich dagegen mit der letzten Lebensphase eines Menschen. Es steht dabei weniger die gegen den Tumor gerichtete Therapie, sondern vielmehr die Linderung von Symptomen und das Ermöglichen eines würdevollen Sterbens im Vordergrund. Der Wunsch nach einer Linderung von Symptomen kann auch bereits bevor die letzte Lebensphase eintritt, dazu führen, dass es sinnvoll ist, Palliativmediziner in die Versorgung des Patienten mit einzubeziehen.

Für viele Patienten ist ein frühes Gespräch mit einem palliativmedizinisch erfahrenen Arzt in der Auseinandersetzung mit dem möglichen Tod auch deshalb sehr hilfreich, weil sie so zum Beispiel erfahren, welche Hilfsmöglichkeiten es bei Beschwerden gibt, vor denen sie – vielleicht bisher unausgesprochen – Angst haben.

Eine scheinbar hoffnungslose Situation kann so durchaus mit Hoffnung gefüllt werden, nämlich der Hoffnung, dass *kein Mensch im Sterben allein* ist. Angehörige und enge Freunde, Laienhelfer z.B. in der Hospizbewegung und professionelle Helfer wie Schwestern, Ärzte, Psychologen und Seelsorger können den schwer Kranken begleiten.

> **Aufgaben der Palliativmedizin sind die Linderung von Schmerzen, Luftnot, Übelkeit und Erbrechen, das Stillen von Hunger und Durst. Ebenso wichtig ist aber auch das Vermitteln von Geborgenheit und Zuverlässigkeit.**

Es ist wichtig, Bedingungen zu schaffen, unter denen eine Bilanz des eigenen Lebens gezogen werden kann, die es dem Kranken ermöglichen, zu spüren, dass vieles gut und richtig war und ihm so den Abschied zu

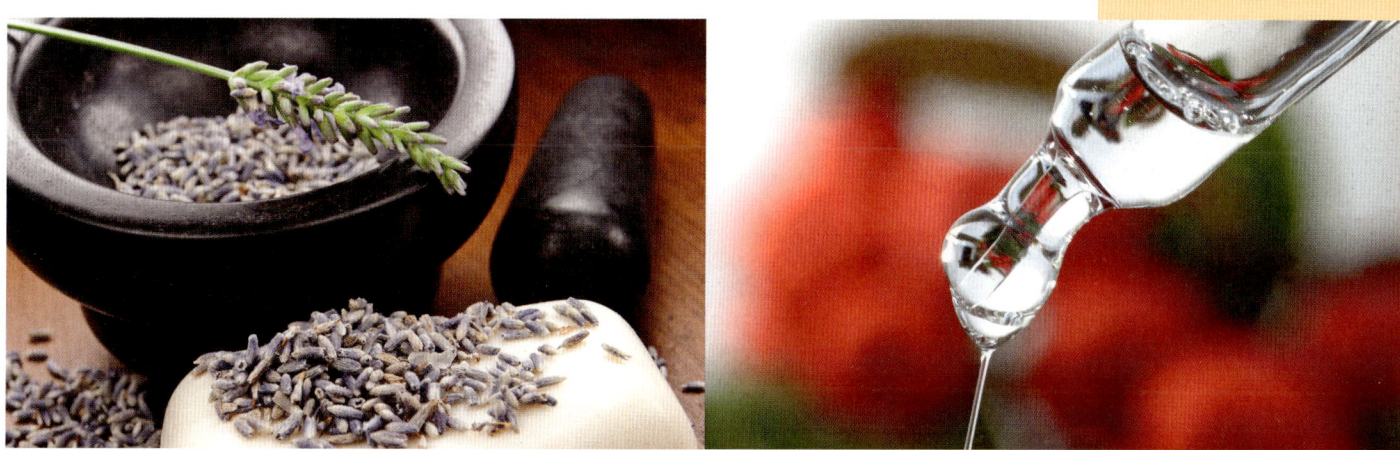

erleichtern. Würdevolles Sterben gibt aber auch den Angehörigen die Möglichkeit zum Abschiednehmen, die sie dringend benötigen. Dabei sind die zeitlichen Räume unterschiedlich bemessen, die dem Einzelnen und dem ihn umgebenden Kreis gegeben sind.

Die meisten Menschen wünschen sich, zu Hause in der eigenen Wohnung zu sterben. Deshalb wird die Versorgung mit ambulanten Palliativteams und Hospizdiensten gefördert. Manchmal ist allerdings eine ambulante Versorgung wegen der starken Beschwerden des Patienten oder der fehlenden Unterstützung durch Familie und Angehörige nicht machbar. Bei einigen Patienten sind die Beschwerden auch so stark, dass sie nicht allein ambulant behandelt werden können. In diesen Fällen stehen an vielen Orten in Deutschland mittlerweile Hospize zur Verfügung.

Die ebenfalls zunehmend geschaffenen Palliativstationen haben dagegen den Auftrag, während eines (kurzen) Aufenthalts ganz gezielt Beschwerden wie z.B. Schmerzen durch eine veränderte Medikamenteneinstellung zu lindern und dann die Entlassung nach Hause oder in ein Hospiz zu ermöglichen.

Die ärztliche palliative Betreuung kann über engagierte und entsprechend weitergebildete Hausärzte und, falls erforderlich, in Verbindung mit ambulanten Pflegeteams erfolgen. Für den Fall, dass der Patient einer besonderen Versorgung bedarf, werden spezialisierte ambulante Palliativteams aus

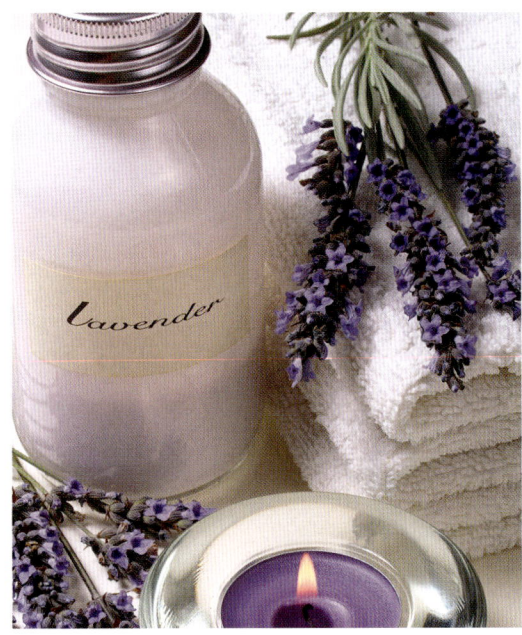

Ärzten und Pflegekräften eingerichtet – die sogenannte **spezialisierte ambulante Palliativversorgung** (SAPV).

Die SAPV-Betreuung kann vom Hausarzt verordnet werden und ist dann Teil der Leistungen der gesetzlichen Krankenversicherung.

Naturheilkunde im weiteren Sinne kann für Patienten, die palliativ betreut werden, hilfreich sein. Entspannende, wohltuende Maßnahmen wie leichte **Berührungen** oder **Massagen** oder auch eine **Aromatherapie** können Spannungen lösen und Schmerzen, Übel-

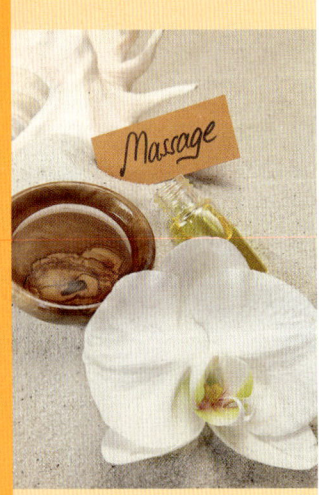

keit und andere Symptome lindern. Welche Möglichkeiten die Naturheilkunde bietet, ist in den Kapiteln zu den verschiedenen Beschwerden dargestellt.

Wichtig auch hier: Naturheilkunde ist auch in der Palliativmedizin kein Ersatz für eine wissenschaftlich abgesicherte Therapie, aber eine gute Ergänzung.

Symptom	Therapiemöglichkeiten
Schmerz	<ul><li>Musik, Entspannungsübungen oder leichte Berührungen</li><li>menschliche Begleitung</li><li>Massagen und Reflextherapie</li><li>Aromatherapie</li><li>Wärme- oder Kälteanwendungen</li><li>pflanzliche Mittel (Weidenrinde, Teufelskralle) sind meist zu schwach</li><li>Cannabis</li></ul>
Luftnot	<ul><li>Krankengymnastik zur Verbesserung von Atmung und Muskelkraft</li><li>Musik, Entspannungsübungen oder leichte Berührungen</li><li>Massagen und Reflextherapie</li></ul>
Angst, Unruhe	<ul><li>Musik, Entspannungsübungen oder leichte Berührungen</li></ul>
Schlafstörungen	<ul><li>Lavendelbäder und andere Aromatherapien</li><li>Baldrian, Hopfen/Melisse</li><li>Musik, Entspannungsübungen oder leichte Berührungen</li></ul>

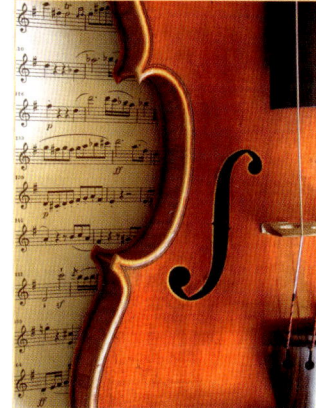

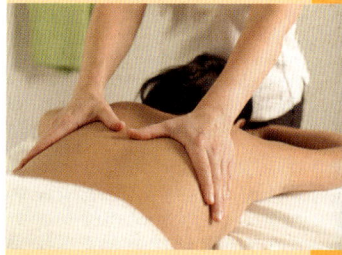

Anhang

Kleines Wörterbuch wichtiger medizinischer Fachbegriffe

A

Ablatio mammae	operative Entfernung der Brustdrüse
Alopezie	Haarausfall; kann durch einige Chemotherapeutika oder eine Strahlentherapie des Kopfes ausgelöst werden
Anämie	Blutarmut, Verminderung der roten Blutkörperchen, also der Sauerstoffträger; geht meist mit einer mehr oder minder deutlichen Erschöpfung einher
Anamnese	Vorgeschichte des Patienten
Angiogenese	Neubildung von Blutgefäßen; dies erfolgt auch in einem Tumorknoten, so dass die Tumorzellen während Wachstum und Vermehrung ausreichend ernährt werden können
Antiemetika	Medikamente, die die Übelkeit unterdrücken, die durch Chemo- oder Strahlentherapie ausgelöst werden kann
antihormonelle Therapie	Behandlung, bei der Medikamente verabreicht werden, die die wachstumsstimulierende Wirkung von Hormonen auf bestimmte Krebsarten, wie z.B. Brust- und Prostatakrebs, unterdrücken
Antikörper	spezielle Eiweiße, die von bestimmten weißen Blutkörperchen gebildet werden und als Abwehrstoffe fungieren; in der Krebstherapie werden auch künstlich hergestellte Antikörper gegen bestimmte Oberflächenstrukturen von z.B. Tumorzellen eingesetzt
Antioxidans	Oxidationshemmer; verhindern die Oxidation empfindlicher Moleküle und schützen so z.B. auch Zellen vor einer Schädigung durch aggressive Substanzen
Arteriosklerose, Atherosklerose	Ablagerung von z.B. Blutfetten auf der Innenseite von Arterien, die sich so zunehmend verengen und verhärten

Aromatase	Enzym, das aus inaktiven Vorstufen das aktive Hormon Östrogen bildet
Aromatasehemmer	spezielle Enzyme (s. dort), die die Aktivierung der inaktiven Östrogenvorstufen verhindern

B

bilateral	auf beiden Seiten auftretend
Biopsie	Probeentnahme von Körpergewebe für die histologische Untersuchung (s. dort)

C

Computertomographie (CT)	spezielles bildgebendes Verfahren, bei dem viele Röntgenbilder einer bestimmten Körperstruktur aus unterschiedlichsten Richtungen erstellt werden, wodurch nachträglich ein gewissermaßen dreidimensionales Bild rekonstruiert werden kann, das sehr viel mehr Informationen enthält als eine übliche zweidimensionale Röntgenaufnahme

E

Enzym	spezielle Eiweißmoleküle, die ganz unterschiedliche Aufgaben im Stoffwechsel haben; Enzyme erleichtern oder beschleunigen einzelne biochemische Reaktionen, ohne selbst dabei biochemisch verändert oder verbraucht zu werden

F

Fatigue	starke Erschöpfung bzw. Ermüdung, die infolge einer Krebser-krankung oder als Therapiefolge auftritt und nicht alleine auf Blutarmut oder bestimmte Organschädigungen zurückzuführen ist

H

Hämoglobin (Hb)	roter Blutfarbstoff
Histologie, histologi-sche Untersuchung	mikroskopischer, feingeweblicher Befund aus einer Probe des Tumorgewebes oder aus dem gesamten entfernten Tumor
Hormone	spezielle Botenstoffe aus Hormondrüsen, die zumeist über den Blutweg eine Stoffwechselaktivität in bestimmten Zielzellen auslösen oder zu deren Wachstum führen; beides erfolgt über die Bindung an bestimmte Oberflächeneiweiße dieser Zielzellen, sogenannte Hormonrezeptoren
hormonrezeptor-positiv	eine bestimmte Eigenschaft von Zellen, nämlich einen Hormon-rezeptor aufzuweisen; einige Krebszellen tragen ebenfalls spezi-elle Hormonrezeptoren, z.B. können Brustkrebszellen mit Östro-gen- und Progesteronrezeptoren ausgestattet sein
Hormontherapie	eigentlich eine antihormonelle Therapie durch die Unterdrü-ckung der Hormonwirkung an der Tumorzelle; gleichzeitig wird meist auch die Hormonwirkung an den gesunden Zellen unter-drückt, wodurch die bekannten Nebenwirkungen entstehen

K

Karzinom	Krebs, bösartiger Tumor
Katheter	biegsame Kunststoff- oder Metallröhrchen, die in Hohlorgane (z.B. Herz, Harnblase, Magen etc.) oder Blutgefäße aus diagno-stischen oder therapeutischen Gründen eingebracht werden

komplementäre Therapie	Behandlung, die die Chemo- oder Strahlentherapie unterstützt oder die Nebenwirkungen dieser Therapien abschwächt; meist auf der Basis von naturheilkundlichen Wirkstoffen oder Methoden; diese Behandlung versteht sich nicht als Alternative, sondern als Ergänzung zur schulmedizinischen Therapie
Kontraindikation	Situation, in der ein bestimmtes Medikament nicht angewendet werden darf oder, falls dies unbedingt erforderlich ist, nur unter bestimmten Vorsichtsmaßnahmen
kurativ	auf Heilung ausgerichtet

L

Leukopenie, Leukozytopenie	Verminderung der weißen Blutkörperchen
Leukozyten	weiße Blutkörperchen, die in verschiedene Untergruppen eingeteilt werden; sie sind ein Bestandteil des Immunsystems und dienen zur Abwehr von Krankheitserregern
Lokalrezidiv	Wiederauftreten des Tumors an der gleichen Stelle
Lymphödem	Wassereinlagerung in das Gewebe; Grund hierfür ist der fehlende oder unzureichende Rückfluss über die Lymphbahnen

M

Magnetresonanztomographie, Kernspintomographie (MRT)	spezielles bildgebendes Verfahren, das v.a. in der Medizin eingesetzt wird; bei diesem Verfahren werden ohne Röntgenstrahlen, dafür durch die Verwendung starker Magnetfelder Schnittbilder des Körpers erzeugt, die eine Beurteilung von Organen und krankhaften Organveränderungen ermöglichen
Malignom	bösartiger Tumor, Krebs
Mammographie	Röntgenuntersuchung der Brust

Menopause	Zeitpunkt der letzten spontanen Menstruation im Leben einer Frau
Metastasen	Tochtergeschwülste, Streuherde von Tumoren, Absiedlung der Tumorzellen in einem anderen Organ
Mortalität	Sterblichkeit
Mukositis	Schleimhautentzündung, hervorgerufen z.B. durch eine Chemo- oder Strahlentherapie

N

neoadjuvante Chemo-therapie	Chemotherapie vor einer Operation, die eine Verkleinerung des Tumorknotens bewirken soll
Neoplasie	bös- oder gutartige Neubildung von Gewebe; im medizinischen Sprachgebrauch meist bei bösartigen Neubildungen verwendet
Neuropathie	Erkrankung von Nerven oder Nervenzellen, z.B. in Form einer Schädigung nach einer Chemotherapie; meist mit Störungen des Tastempfindens verbunden, z.T. auch mit Kribbeln, »Ameisenlaufen« oder einer Schmerzempfindung bei Berührung einhergehend, z.T. auch mit einer erhöhten Kälteempfindlichkeit verbunden
Neutropenie	Verminderung einer bestimmten Untergruppe der weißen Blutkörperchen; in ausgeprägten Fällen kann dies mit einer erhöhten Infektionsgefahr einhergehen
nodal	die Lymphknoten betreffend

O

Osteoporose	Verminderung der Knochensubstanz, so dass die Knochen anfälliger für Brüche werden; Osteoporose wird v.a. durch eine antihormonelle Therapie oder häufige Kortisongaben ausgelöst, aber auch dadurch, dass es in den Eierstöcken oder Hoden nach einer Chemotherapie zum Erlöschen der Geschlechtshormonbildung kommt
Ovarialkarzinom	Eierstockkrebs

P

palliativ	lindernd, im Gegensatz zu heilend; unter palliativer Therapie versteht man daher alle therapeutischen Maßnahmen, die nicht auf die Heilung einer Erkrankung ausgerichtet sind, sondern die Linderung der Krankheitsbeschwerden zum Ziel haben
Pankreas	Bauchspeicheldrüse
parenterale Ernährung	Ernährung durch Zufuhr über eine große Vene; je nach Bedarf des Patienten können dabei alle oder lediglich ein Teil der benötigten Nährstoffe zugeführt werden
Pleuraerguss	Flüssigkeitsansammlung zwischen Lunge und Rippenfell; durch die Verdrängung der Lunge kann dies zu Atembeschwerden führen
Polyneuropathie	Erkrankung von mehreren Nerven oder Nervenzellen, z.B. als Schädigung infolge einer Chemotherapie; hierdurch kann es zu Störungen des Tastempfindens kommen, die z.T. auch mit Kribbeln, »Ameisenlaufen« oder einer Schmerzempfindung bei Berührung, z.T. auch mit einer erhöhten Kälteempfindlichkeit verbunden sein können
Port	zentralvenöser Katheter (s. dort), der permanent unter die Haut implantiert ist

Positronenemissionstomographie (PET)	spezielles bildgebendes Verfahren, bei dem die Verteilung einer zuvor verabreichten, schwach radioaktiv markierten Substanz sichtbar gemacht wird, wodurch bestimmte Stoffwechselfunktionen abgebildet werden können
Postmenopause	Lebensabschnitt nach den Wechseljahren
präoperativ	vor der Operation
Primärtumor	ursprünglicher Krebsherd, der als erster in einem Organ entstanden ist; im Gegensatz zur Metastase (s. dort)
Probeexzission (PE)	kleine operative Gewebeentnahme, um eine genaue Diagnose stellen oder absichern zu können
Prognose	Vorhersage des Krankheitsverlaufs
Prognosefaktoren	Eigenschaften, die etwas über den möglichen weiteren Krankheitsverlauf aussagen
progredient	fortschreitend
Progression	Fortschreiten der Tumorerkrankung
prophylaktisch	vorbeugend
PSA-Wert	Konzentration eines bestimmten Eiweißes, des sog. prostataspezifischen Antigens, im Blut; PSA ist ein Tumormarker (s. dort), der bei Verdacht auf Prostatakrebs oder bei bestehender Erkrankung gemessen wird; ein erhöhter Wert kann ein Hinweis auf eine Krebserkrankung sein, muss es aber nicht, da auch harmlose Gründe zu einem leicht erhöhten Wert führen können

R

Radiatio, Radiotherapie	Strahlentherapie
Radiochemotherapie	Kombination aus Strahlen- und Chemotherapie

Randomisierung	zufällige Zuteilung von Patients, die an einer Studie teilnehmen, zu einer der verschiedenen Studiengruppen; die verschiedenen Studiengruppen unterscheiden sich durch die unterschiedlichen Behandlungsverfahren voneinander
Remission	Rückbildung des Tumors; unter einer kompletten Remission versteht man eine vollständige Rückbildung des Tumors, d.h. der Tumor ist nicht mehr nachweisbar; bei einer partiellen Remission oder Teilremission kommt es dagegen nur teilweise zu einer Rückbildung
Remissionsrate	statistischer Begriff, der eine Aussage darüber macht, wie viele Patients im Rahmen einer bestimmten Therapie eine Rückbildung des Tumors erleben
Resektion	operative Entfernung von erkranktem Gewebe
Rezeptor	spezielle Eiweißmoleküle auf der Oberfläche von Zellen, an die lediglich die »passenden« Botenstoffe andocken können und dadurch dann ganz spezielle Reaktionen oder Signale auslösen
Rezidiv	Rückfall

S

Screening	systematische Reihenuntersuchung, um Krankheiten bereits in einem frühen Stadium feststellen zu können
Sentinel-Lymphknoten	Wächterlymphknoten; der oder die ersten Lymphknoten, die zu einem bestimmten Organ gehören
small molecules	kleine Moleküle mit einfacher Struktur, die spezielle Reaktionsabläufe in den Tumorzellen hemmen und daher als moderne Krebsmedikamente eingesetzt werden können

Stammzellen	unspezialisierte »Urzellen« des menschlichen Körpers, die noch ein großes Entwicklungspotenzial besitzen und damit ganz unterschiedliche, spezielle Funktionen übernehmen können – im Gegensatz zu sehr spezialisierten Zellen, wie z.B. Nerven-, Herzmuskel-, Drüsenzellen etc.; je nach Stammzelltyp kann diese sich in alle Gewebe (embryonale Stammzelle) oder in bestimmte festgelegte Gewebetypen (adulte Stammzelle) entwickeln

T

targeted therapy	zielgerichtete Therapie; bei diesem Behandlungsansatz werden bestimmte Eiweißmoleküle, die typisch für die Tumorzelle sind, durch spezielle Medikamente angegriffen
Thrombozyten	Blutplättchen; sie spielen eine wichtige Rolle bei der Blutgerinnung
Tumormarker	meist spezielle Eiweißstoffe, die sich im Blut nachweisen lassen und häufig von den Tumorzellen selbst gebildet werden; die Hoffnung durch Tumormarker den genauen Verlauf von Tumorerkrankungen einschätzen zu können, hat sich leider nur in wenigen Fällen erfüllt
Tumorstammzelle	Ursprungszellen, aus denen sich der Tumorknoten vermutlich entwickelt hat; diese sind auch für das Überleben und Sterben des Tumors verantwortlich – und zurzeit intensiver Gegenstand der Forschung
Tyrosinkinase	ein spezielles Enzym (s. dort) der Zelle, das als Teil eines komplexen Rezeptorsystems eine wichtige Aufgabe bei der Vermittlung und Weiterleitung von Signalen hat
Tyrosinkinase-Hemmer	Gruppe von bestimmten Medikamenten, die ganz gezielt die Funktion der Tyrosinkinase stören, d.h. die Vermittlung und Weiterleitung von Signalen unterbinden

W

Wächterlymph-knotentechnik	bei diesem operativen Verfahren werden nicht alle zu einem Tumorgebiet gehörenden Lymphknoten entfernt, sondern nur die, zu denen die Lymphe zunächst abfließt; erweisen sich diese »vorgeschalteten« Wächterlymphknoten in der Biopsie (s. dort) als tumorzellfrei, können die weiteren (gesunden) Lymphknoten des Tumorgebiets verbleiben
Wachstumsfaktoren	körpereigene Stoffe, aber auch Medikamente, die das Wachstum von bestimmten Zellen anregen, z.B. Wachstumsfaktoren für rote und weiße Blutkörperchen

Z

zentralvenöser Katheter, Zentralvenenkatheter (ZVK)	Katheter (s. dort), der in eine große Vene in unmittelbarer Nähe des Herzens eingebracht wird
Zytostatika	Chemotherapie-Medikamente, die das Wachstum von Krebszellen hemmen, leider aber auch andere, sich teilende (gesunde) Zellen am Wachstum hindern und damit auch Nebenwirkungen auslösen

Wichtige Kontaktadressen

Oft ergeben sich für die von einer Krebserkrankung Betroffenen oder deren Angehörige spezielle Fragen, für die der Rat von Experten oder sogar eine weitergehende Beratung notwendig ist.

Wenn ich von Beratung schreibe, so kann dies aus meiner Sicht nie ausschließlich auf Grundlage von zugesandten Fragen und auch noch so umfangreichen Krankenunterlagen erfolgen. Alle Erfahrungen zeigen, dass viele Empfehlungen, die ich aufgrund der mir zugesandten Unterlagen aussprechen würde, im persönlichen Gespräch in der Ambulanz dann ganz anders ausfallen, gerade wenn es um Fragen zur komplementären Onkologie geht.

Mit den nachfolgend zusammengestellten Adressen habe ich Ihnen eine Auswahl von Ansprechpartnern zusammengestellt, über die Sie Informationen zu speziellen Fragestellungen erhalten.

Informationsdienste und andere Quellen für Fachinformationen

Deutsche Krebsgesellschaft e.V.
Straße des 17. Juni 106–108 , 10623 Berlin
Tel. (030) 3 22 93 29 00,
Fax (030) 3 22 93 29 66
web@krebsgesellschaft.de,
www.krebsgesellschaft.de

Deutsche Krebshilfe e.V.
Buschstraße 32, 53113 Bonn
Tel. (0228) 72 99 00,
Fax (0228) 7 29 90 11
deutsche@krebshilfe.de, www.krebshilfe.de

Deutsche Gesellschaft für Palliativmedizin e.V.
Aachener Straße 5, 10713 Berlin
Tel. (030) 81 82 68 85,
Fax (030) 81 82 67 76
dgp@dgpalliativmedizin.de,
www.dgpalliativmedizin.de

Krebsinformationsdienst (KID) des Deutschen Krebsforschungszentrums (DKFZ)
Im Neuenheimer Feld 280,
69120 Heidelberg
Tel. (0800) 4 20 30 40
krebsinformationsdienst@dkfz.de,
www.krebsinformationsdienst.de

Tumorzentrum Ludwig Heilmeyer
Comprehensive Cancer Center Freiburg
Hugstetter Straße 55, 79106 Freiburg
Tel. (0761) 2 70 71 51,
Fax (0761) 2 70 33 98 oder -71 52
kontakt@tumorzentrum-freiburg.de,
www.krebs-webweiser.de

Tumorzentrum München (TZM)
Klinikum Großhadern
Marchioninistraße 15, 81377 München
Tel. (089) 70 95 47 52,
Fax (089) 70 95 47 53
tumor@ibe.med.uni-muenchen.de,
www.krebsinfo.de

Universitäres Centrum für Tumor-
erkrankungen Frankfurt (UCT)
Klinikum der Johann-Wolfgang-
Goethe Universität
Theodor-Stern-Kai 7,
60590 Frankfurt/Main
Tel. (069) 6 30 18 73 33,
Fax (069) 6 30 18 38 33
info-uct@kgu.de, www.uct-frankfurt.de

Selbsthilfegruppen

Arbeitskreis der Pankreatektomierten e.V.
Haus der Krebs-Selbsthilfe
Thomas-Mann-Straße 40, 53111 Bonn
Tel. (0228) 33 88 92 51,
Fax (0228) 33 88 92 53
adp-bonn@t-online.de,
www.adp-dormagen.de

Bundesverband der
Kehlkopfoperierten e.V.
Thomas-Mann-Straße 40, 53111 Bonn
Tel. (0228) 33 88 93 00,
Fax (0228) 33 88 93 10
geschaeftsstelle@kehlkopfoperiert-bv.de,
www.kehlkopfoperiert-bv.de

Bundesverband Prostatakrebs
Selbsthilfe e.V. (BPS)
Alte Straße 4, 30989 Gehrden
Tel. (05108) 92 66 46,
Fax (05108) 92 66 47
bpsev@t-online.de,
www.prostatakrebs-bps.de

Das Lebenshaus e.V.
Selbsthilfe für GIST-Patienten und
Patienten mit Nierenkrebs
Usa-Straße 1, 61231 Bad Nauheim
Tel. (06032) 9 49 24 37,
Fax (06032) 9 49 28 85
www.daslebenshaus.org

Deutsche Hirntumorhilfe e.V.
Karl-Heine-Straße 27, 04229 Leipzig
Tel. (0341) 5 90 93 96,
Fax (0341) 5 90 93 97
info@hirntumorhilfe.de,
www.hirntumorhilfe.de

Deutsche ILCO e.V.
Solidargemeinschaft von Stomaträgern
und Menschen mit Darmkrebs
Thomas-Mann-Straße 40, 53111 Bonn
Tel. (0228) 33 88 94 50,
Fax (0228) 33 88 94 75
info@ilco.de, www.ilco.de

Deutsche Kontinenz Gesellschaft e.V.
Friedrich-Ebert-Straße 124, 34119 Kassel
Tel. (0561) 78 06 04,
Fax (0561) 77 67 70
info@kontinenz-gesellschaft.de,
www.kontinenz-gesellschaft.de

Deutsche Leukämie- und
Lymphomhilfe e.V.
Thomas-Mann-Straße 40, 53111 Bonn
Tel. (0228) 33 88 92 00,
Fax (0228) 33 88 92 22
info@leukaemie-hilfe.de,
www.leukaemie-hilfe.de

Deutsche Schmerzhilfe e.V. (DSH)
Sietwende 20, 21720 Grünendeich
Tel. (04142) 81 04 34,
Fax (04142) 81 04 35
www.schmerzhilfe.org

Deutsche Schmerzliga e.V.
Adenauerallee 18, 61440 Oberursel
Tel. (0700) 3 75 37 53 75,
Fax (0700) 37 53 75 38
info@schmerzliga.de, www.schmerzliga.de

Frauenselbsthilfe nach Krebs e.V.
(Bundesverband)
Haus der Krebs-Selbsthilfe
Thomas-Mann-Straße 40, 53111 Bonn
Tel. (0228) 33 88 94 00,
Fax (0228) 33 88 94 01
kontakt@frauenselbsthilfe.de,
www.frauenselbsthilfe.de

Nationale Kontakt- und Informationsstelle
zur Anregung und Unterstützung von
Selbsthilfegruppen (NAKOS)
Wilmersdorfer Straße 39, 10627 Berlin
Tel. (030) 31 01 89 60,
Fax (030) 31 01 89 70
selbsthilfe@nakos.de, www.nakos.de

Selbsthilfe-Bund Blasenkrebs e.V.
Siepmanns Hof 9, 45479 Mülheim/Ruhr
Tel. (0208) 6219 60 41,
Fax (0208) 42 25 17
schroeder@selbsthilfe-bund-blasenkrebs.de,
www.blasenkrebs-shb.de

Selbsthilfegruppe für Erektile Dysfunktion
Weiherweg 30 A, 82194 Gröbenzell
Tel. (08142) 59 70 99
kontakt@impotenz-selbsthilfe.de,
www.impotenz-selbsthilfe.de

Bildnachweise

Wir bedanken uns herzlich bei den nachfolgend aufgeführten Personen und Institutionen für die freundlicherweise zur Verfügung gestellten Fotos.

Titelei: S. I, III Miroslawa Drozdowski © www.fotolia.com; S. VII Witold Krasowski © www.fotolia.com; S. IX Pologir © www.fotolia.com; S. X © sunpic/PIXELIO; S. XI gornist © www.fotolia.com; S. XII Sven Hoppe © www.fotolia.com; S. XIII © Kellermeister/PIXELIO; S. XIV Sebastian Kaulitzki © www.fotolia.com; S. XV javarman © www.fotolia.com; S. 1 Vladimir Semenov © www.fotolia.com; S. 2 unten links NiDerLander © www.fotolia.com; S. 2 unten rechts Max Tactic © www.fotolia.com; S. 3 Fishking © www.fotolia.com; S. 4 oben links Sven Hoppe © www.fotolia.com; S. 4 unten links jerome berquez © www.fotolia.com; S. 5 oben rechts Christian Jung © www.fotolia.com; S. 5 unten rechts Elena Ray © www.fotolia.com; S. 6 oben links Bergringfoto © www.fotolia.com; S. 6 unten links Mikhail Basov © www.fotolia.com; S. 7 unten links beerkoff © www.fotolia.com; S. 7 oben rechts beerkoff © www.fotolia.com; S. 8 oben links beerkoff © www.fotolia.com; S. 8 unten contrastwerkstatt © www.fotolia.com; S. 9 Bestrahlungsplanung © Klinik für Strahlentherapie, Klinikum der J.W.-Goethe-Universität, Direktor: Prof. Dr. med. Rödel; S. 10 links weim © www.fotolia.com; S. 10 rechts Sven Hoppe © www.fotolia.com; S. 11 cglightNing © www.fotolia.com; S. 12 unten links Sebastian Kaulitzki © www.fotolia.com; S. 12 unten rechts Sashkin © www.fotolia.com; S. 13 Sebastian Kaulitzki © www.fotolia.com; S. 14 links Sebastian Kaulitzki © www.fotolia.com; S. 14 rechts Photo_Ma © www.fotolia.com; S. 15 Denis Pepin © www.fotolia.com; S. 16 oben links Liv Friislarsen © www.fotolia.com; S. 16 unten links Henne Desing © www.fotolia.com; S. 17 oben rechts Simone van den Berg © www.fotolia.com; S. 17 unten rechts somenski © www.fotolia.com; S. 18 oben links Siggi © www.fotolia.com; S. 18 unten David Davis © www.fotolia.com; S. 21 petrabarz © www.fotolia.com; S. 22 full image © www.fotolia.com; S. 23 © mirco1/PIXELIO; S. 24 oben links romvo © www.fotolia.com; S. 24 unten links LockStockBob © www.fotolia.com; S. 25 ExQuisine © www.fotolia.com; S. 26 GRAIG MCATEER © www.fotolia.com; S. 27 Elenathewise © www.fotolia.com; S. 28 Claudio Baldini © www.fotolia.com; S. 29 oben links Norbert Wilhelmi © www.fotolia.com; S. 29 oben rechts Rudolf Ullrich © www.fotolia.com; S. 29 Mitte rechts Michelle Robek © www.fotolia.com; S. 29 unten rechts © Maren Beßler/PIXELIO; S. 30 unten links Olga Lyubkin © www.fotolia.com; S. 30 oben rechts © Markus Hein/PIXELIO; S. 31 unten links Torsten Schon © www.fotolia.com; S. 31 oben rechts LA © www.fotolia.com; S. 32 www.fzd.it © www.fotolia.com; S. 33 © Harald Wanetschka/PIXELIO; S. 34 BVDC © www.fotolia.com; S. 36 ArtmannWitte © www.fotolia.com; S. 27 Udo Kroener © www.fotolia.com; S. 38 www.fzd.it © www.fotolia.com; S. 39 oben rechts Andre © www.fotolia.com; S. 39 unten rechts © wrw/PIXELIO; S. 40 hvoya © www.fotolia.com; S. 41 melkerw © www.fotolia.com; S. 42 oben links abcmedia © www.fotolia.com; S. 42 unten rechts Benjamin Haas © www.fotolia.com;

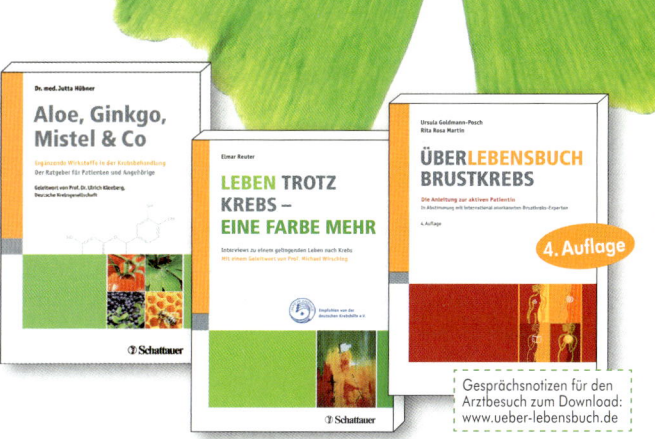
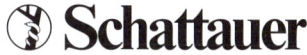

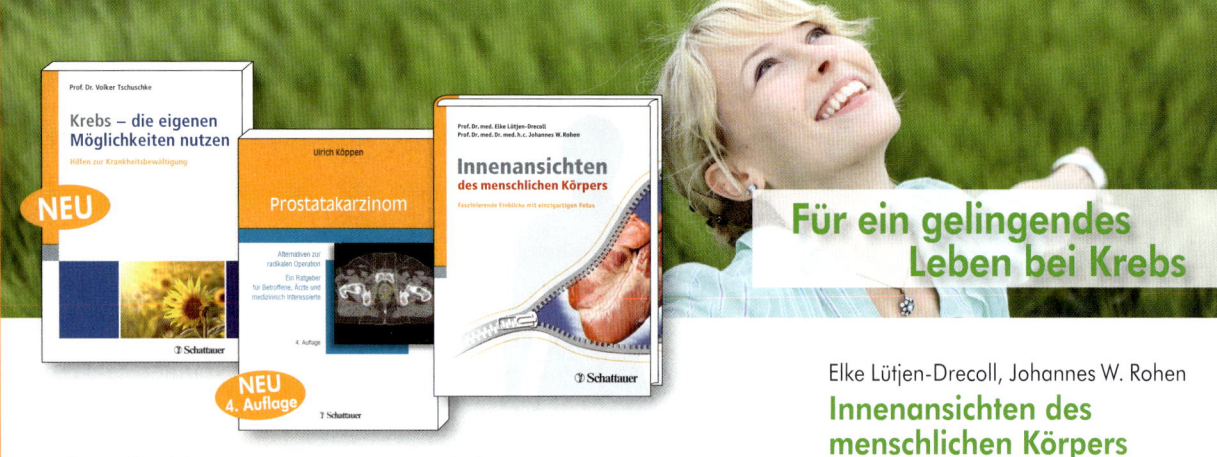
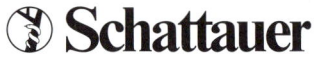